强直性脊柱炎外科治疗

主　编　徐卫东　朱晓东　李　甲
副主编　张国宁　李志鲲　童文文　刘德琳

科学出版社
北　京

内 容 简 介

　　本书分为三篇17章。上篇为强直性脊柱炎基础研究，介绍了强直性脊柱炎的流行病学、发病机制、发病特点、诊断与分类标准、治疗与评估。中篇为脊柱截骨矫形手术，详细介绍了脊柱病变影像学及分型标准，脊柱截骨矫形术的适应证、禁忌证、术前准备、常用手术技术、疗效评估和并发症。下篇为髋关节置换手术，内容包括髋关节受累的危险因素、髋关节病变影像学表现、髋关节置换术术前准备、常用手术技术、术后并发症和术后康复计划等。

　　本书系统全面、内容丰富、语言精练，适合关节外科、脊柱外科临床医师，骨科研究生，患者及其家属学习参考。

图书在版编目 (CIP) 数据

强直性脊柱炎外科治疗 / 徐卫东，朱晓东，李甲主编 . —北京：科学出版社，2018.12

　　ISBN 978-7-03-059466-2

　　Ⅰ . ①强⋯　Ⅱ . ①徐⋯　②朱⋯　③李⋯　Ⅲ . ①脊椎炎－外科学　Ⅳ . ① R681.5

　　中国版本图书馆 CIP 数据核字 (2018) 第 255550 号

责任编辑：程晓红 / 责任校对：赵桂芬
责任印制：肖　兴 / 封面设计：吴朝洪

科 学 出 版 社 出版
北京东黄城根北街 16 号
邮政编码：100717
http://www.sciencep.com

三河市春园印刷有限公司　印刷
科学出版社发行　各地新华书店经销

*

2018 年 12 月第　一　版　开本：787×1092　1/16
2018 年 12 月第一次印刷　印张：12　彩插：1
字数：270 000
定价：72.00 元
（如有印装质量问题，我社负责调换）

主 编 简 介

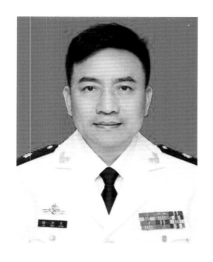

徐卫东　海军军医大学附属长海医院关节骨病外科主任，主任医师，教授，博士生导师，中央军委保健委员会第三届会诊专家，全军首席科学家。担任上海市医学会运动医疗分会主任委员、中华医学会运动医疗分会常委、《中华关节外科杂志》副总编、中国医师协会内镜学会关节镜分会副主任委员、中国医师协会骨科分会关节外科专家委员会委员、全军关节外科分会副主任委员、全军康复学会副主任委员、上海康复学会康复工程分会副主任委员、全国中西医学会骨科分会关节镜学组副主任委员等学术职务，为国内著名关节外科及运动医学专家。

从事人工关节置换外科和关节镜微创外科近30年，在强直性脊柱炎髋关节置换、复杂髋关节置换、膝关节置换、关节镜外科（膝、肩、踝）等方面，技术精湛，造诣极高。

第一主编/主译出版著作共13部。以第一作者或通讯作者在国际专业期刊发表SCI论文49篇、国内中文核心期刊80余篇。以第一作者承担国家自然科学基金3项，军队重大科研专项及军队重点项目各1项，上海市科委和上海市体育局等科研项目多项。

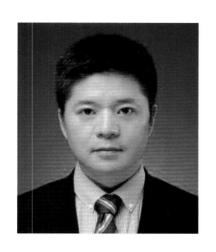

朱晓东　上海交通大学医学院附属同仁医院骨科主任，副主任医师，副教授，医学博士，硕士生导师。担任中国医促会脊柱侧凸研究分会委员、中国老年学学会脊柱关节疾病委员会委员、上海市医学会疼痛学分会青年委员会副主任委员、上海中西医结合学会脊柱专委会常委、上海市社会医疗机构协会骨科专委会常委等学术职务。

从事脊柱外科基础研究与临床工作20年，有3000余例脊柱外科特大手术经验。已累计为1000余例脊柱畸形患者成功进行手术，其中临床实施强直性脊柱炎后凸畸形的各类截骨矫形手术已有10余年经验。先后赴中国香港大学、美国圣路易斯华盛顿大学学习脊柱矫形技术。多次在全球性脊柱外科顶级会议上做大会发言，如脊柱侧凸研究协会（SRS）年会，其中在第42届（英国爱丁堡）、46届（美国路易斯维尔）SRS年会上受邀做大会演讲，成为SRS年会上迄今为止极少数受邀的中国专家之一。多次赴西藏、宁夏等地帮带支医，为当地患者服务。

发表SCI论文40余篇，参编专著12部，主持科研基金项目4项，拥有实用新型专利6个；曾获国家科技进步二等奖、中华医学科技奖一等奖、上海医学科技奖一等奖、上海科技进步奖一等奖等重要奖项。

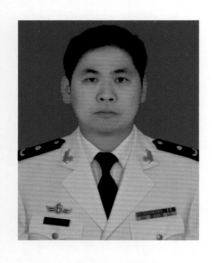

李　甲　海军军医大学附属长海医院关节骨病外科主治医师，医学博士。担任全军骨科专业委员会关节镜与运动医学分会海军学组秘书长、中国研究型医院学会关节外科学专业委员会髋关节微创研究学组委员兼秘书，全军骨科专业委员会基础与转化医学学组委员。

从事关节外科的诊治10余年，在股骨头坏死、先天性髋关节发育不良、髋关节骨性关节炎的人工关节置换方面，积累了丰富的临床经验，尤其专注于强直性脊柱炎髋关节功能重建的基础与临床研究，在强直性脊柱炎的内外科综合治疗以及复杂强直性髋关节重建方面探索出了新的方向。

主持国家自然科学基金青年基金和上海市卫健委临床专科课题各1项，获得解放军总后勤部军队医疗成果二等奖、上海医学科技奖各1项，以第一或通讯作者发表SCI论文12篇。

编著者名单

主　　编　徐卫东　朱晓东　李　甲

副 主 编　张国宁　李志鲲　童文文　刘德琳

编　　者　（按姓氏笔画排序）

丁瑞芳（海军军医大学附属长海医院）

王　琛（海军军医大学附属长海医院）

方凡夫（海军军医大学附属长海医院）

朱晓东（上海交通大学医学院附属同仁医院）

朱善邦（海军军医大学附属长海医院）

刘德琳（海军军医大学附属长海医院）

杨　涛（海军军医大学长海医院）

李　甲（海军军医大学附属长海医院）

李　硕（海军军医大学附属长海医院）

李一凡（上海交通大学医学院附属同仁医院）

李志鲲（上海交通大学医学院附属同仁医院）

邹一鸣（海军军医大学附属东方肝胆外科医院）

张　宸（海军军医大学附属长海医院）

张国宁（上海交通大学医学院附属同仁医院）

陈　超（上海交通大学医学院附属同仁医院）

郝　强（海军军医大学附属长海医院）

徐　炜（上海交通大学医学院附属同仁医院）

徐一宏（海军军医大学附属长海医院）

徐卫东（海军军医大学附属长海医院）

桑　尚（上海交通大学医学院附属同仁医院）

傅利勤（海军军医大学附属长海医院）

童　强（上海交通大学附属第六人民医院）

童文文（海军军医大学附属长海医院）

蔡　青（海军军医大学附属长海医院）

前　言

　　强直性脊柱炎是一种以慢性炎症和异常骨化为特征的自身免疫性疾病。我国强直性脊柱炎患病率约为0.3%，该病患者数量接近400万。强直性脊柱炎好发于20～40岁的年轻人，临床诊断主要依据1984年修订的纽约标准，并需综合患者的临床症状、体征、关节外表现，以及影像学改变。然而，强直性脊柱炎患者从首次出现症状到明确诊断，仍有平均7年的延迟，因此，在明确诊断前多数患者已经出现了脊柱和关节畸形及骨性强直，严重影响生活质量。

　　脊柱截骨矫形和人工髋关节置换是治疗强直性脊柱炎患者脊柱及髋关节固定畸形的有效手段。随着专科手术技术的发展，催生出了许多临床治疗的新术式，与此同时，脊柱外科和关节外科的医师已经关注到腰椎与髋关节的整体关系，在进行专科手术的同时，需兼顾邻近椎体或关节的生物力学，从而达到更好的手术重建，获得更好的术后康复效果。

　　基于强直性脊柱炎的发病现状、病理进展及诊断和治疗的困难性，本书专门针对强直性脊柱炎的外科治疗进行讲述，从基础研究到脊柱、髋关节矫形手术，力图将现代外科理念和治疗手段呈现给读者。尽管国内强直性脊柱炎相关的专著已有多部，但系统的专门针对外科治疗的书还是比较少。本书编写的目的是将作者的经验与读者分享，帮助有志从事强直性脊柱炎外科诊治的骨科医师进行系统的学习。

　　在本书问世之际，我衷心地感谢为此付出努力的每位作者。每一个章节都凝聚了他们对强直性脊柱炎理论的理解和临床实践的探索；每一个字的校正、每一幅图的绘制，都饱含了参编者们的辛勤劳动。本书的出版，是对他们辛勤和卓越工作的最大肯定。

　　希望本书的出版能为临床强直性脊柱炎的诊治起到一定的促进作用，从而提高强直性脊柱炎患者的生活质量。

海军军医大学附属长海医院　徐卫东

2018年7月

目 录

下篇　髋关节置换手术

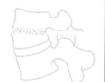

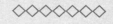

强直性脊柱炎基础研究

第1章　强直性脊柱炎流行病学

强直性脊柱炎（ankylosing spondylitis，AS）是脊柱关节病（spondyloarthropathies），或称脊柱关节炎（spondyloarthritides）家族中的一种。"强直性脊柱炎"一词来源于希腊词根"ankylos"（僵直）或"bent"（弯曲）（虽然现在一般指融合或粘连），和"spondylos"（脊柱）或"vertebraldisk"（椎间盘）。放射学表现的骶髂关节炎是AS的标志性特点，见于90%以上患者。骶髂关节和脊柱炎症最终可导致骨性强直，严重危害患者的健康。为了加强对本病的认识，需要对AS的流行病学，包括患病率、发病率、年龄与性格分布、易感因素进行深入的研究，以期提高AS的早期诊断率。

一、患病率与发病率

AS的患病率与人类白细胞抗原-B27（human lymphocyte antigen-B27，HLA-B27）的阳性率强相关。这个规律适合于和本病相关的B27亚型，但不适用于和本病相关性不强的HLA-B27*06亚型，如印度尼西亚人群。按照修订的纽约标准，本病白种人患病率为0.068%（荷兰20岁以上人群）至0.197%（美国）。临床上成年人的AS患病率，法国为0.15%，挪威为0.21%，芬兰为0.15%。在亚洲，日本一项大型回顾性调查显示其1985～1996年的AS患病率为0.01%；我国幅员辽阔、民族众多，AS的总体患病率在0.3%左右。

据报道，中欧AS患病率较高。柏林的一项流行病学研究报道其患病率为0.86%。一般人群中，携带与AS相关的B27亚型的HLA-B27阳性成人AS患病率为1%～2%，但可能有地域或地理上的差异。例如挪威北部，AS可见于6.7%的HLA-B27阳性者。本病在HLA-B27阳性AS患者的一级亲属中很常见，10%～30%有AS的症状和体征。实际上，阳性AS家族史是本病的高危因素。

AS进展缓慢、病程长，近年来治疗方法不断改进但又尚无彻底根治的方法，因此患者可带病生存多年，这就形成了AS患病率较高而发病率低的特点。据报道，AS的发病率为每年0.5～14/10万，且发病率基本稳定。美国明尼苏达州的一项研究显示，1935～1989年，当地居民的发病率为7.3/10万且发病率无明显变化。芬兰分别在1980年、1985年、1990年对当地居民进行的调查也显示，3年间AS的发病率基本稳定，为6.9/10万。

二、年龄分布

AS在各个年龄均可发病，发病高峰为15～35岁，平均发病年龄25岁左右，8岁以前和40岁以后发病少见。AS在发病早期常因症状较轻而被忽视，临床上诊断年龄与发病年龄常相差数月或数年。芬兰的大型人口调查显示AS的平均诊断年龄为37.6岁，距发病年龄平均延误9.2年；挪威、日本、美国等国家的调查结果也与之相近。另一项Feldtkeller等在德国的研究表明：在1080例AS患者中，平均发病年龄28.1岁，平均诊断年龄33.8岁，平均延误8.8年；其中男性平均发病年龄25.7岁，女性平均发病年龄24.2岁，差异有统计学意义。日本的一项研究也观察到了平均发病年龄的性别差异，但是在芬兰和美国明尼苏达州的研究中未发现明显性别差异。

我国AS的年龄分布与国外大致相同，发病高峰为15～35岁，平均发病年龄25岁左右，不同的一点是，大多数研究结果报道男性平均发病年龄小于女性。国内学者对2261例AS患者的数据分析发现：90%患者发病年龄在17～46岁，平均发病年龄23.6岁，其中男性平均发病年龄23.3岁，女性平均发病年龄25.2岁，男女平均发病年龄差异有统计学意义。

三、性别分布

临床上AS多见于男性，据报道，男女比例为2∶1～3∶1。我国AS性别分布显示男性患者多见，但我国地区广阔、民族众多，各调查研究的方法和标准不尽相同，因此男女患者比例也不尽相同。国内学者对我国南北方共807例AS患者的分析显示：南方男女患病比例为3.97∶1，北方则为4.39∶1。另一篇报道对662例AS患者进行研究发现，男女患病比例为3.09∶1。以上国内2项研究中的病例都是来自于医院，以社区为病例来源的AS流行病学调查研究结果与前者相似。王凌等调查山东枣庄地区12 536例，发现AS患者53例，男女患病比例5.62∶1。

四、易感因素

（一）遗传因素

遗传因素普遍被认为在AS发病中起主导作用，有研究表明，单卵双生同胞对、一级亲属、二级亲属、三级亲属的再发风险分别为63.0%（17/27）、8.2%（441 /5390）、1.0%（8/834）、0.7%（7/997）。有关AS遗传易感基因的研究开始较早，特别是主要组织相容性复合体（major histocompatibility complex，MHC）类基因和一些非MHC类基因。

1. HLA-B27　HLA-B27是迄今所知与AS疾病相关性最强的HLA抗原，在大多数人群中，AS的患病率与HLA-B27抗原出现的频率成正比，80%～95%AS患者的HLA-B27是阳性的。我国人群中约有5%携带HLA-B27，欧洲白种人携带HLA-B27近

8%。而非洲人和澳大利亚土著人HLA-B27携带率很低。

有关HLA-B27导致AS发病的机制至今还未明确，一系列研究提出了几种可能的学说，包括致关节炎多肽学说、连锁不平衡学说、分子模拟学说、B27错误折叠和积累引起的内质网应激反应以及与HLA-B27结构改变相关的学说（如B27二聚体）等。其中支持致关节炎多肽学说较多，该学说认为自身组织中存在一种内源性蛋白质降解来源的抗原肽，该自身抗原与某些微生物间存在的分子模拟可能打破自身耐受而引起自身免疫。较多研究显示支持这一理论，但这一致关节炎多肽至今仍未找到。也有证据表明还存在其他非HLA-B等位基因及非HLA-B的MHC基因参与AS的发病。

2. ERAP1　内质网氨基肽酶1（endoplasmic reticulumaminopeptidase 1，ERAP1）与AS间的关系最早在WTCCC/TASC的研究中报道，在对加拿大人的研究中证实了其相关性，此后多个国家对该基因研究得出的结论也与之一致。基因多态性交互作用（gene-gene interaction）的研究证实了HLA-B27和ERAP1之间的关系，单核苷酸多态性（SNPs）研究表明ERAP1只和HLA-B27阳性的AS患者有关联。ERAP1是一种氨基肽酶，主要表达于内质网，是肽结合HLA-I类分子（如HLA-B27）过程中的重要成分。在内质网中，ERAP1参与配体前体的N-端修饰，使其能以最佳的长度结合并通过HLA-I类分子递呈给淋巴细胞。因而被普遍支持的观点是，HLA-B27引起AS的机制与肽的异常修饰与递呈有关。这也提示，抑制ERAP1的活性可能对治疗AS有效。

3. IL23R　白细胞介素23受体（Interleukin-23receptor，IL23R）位于1号染色体，目前已知与炎性肠病（inflammatory bowel disease，IBD）、葡萄膜炎、银屑病及银屑病关节炎等AS相关疾病有关联。对不同人群的研究发现，2个SNPs（rs11209026、rs11465804）与AS易感性的相关最密切，并有研究证实了AS与IL23R之间的联系。IL23R是炎性通路的重要调控因子，能促使CD4+T细胞向辅助T淋巴细胞（Thl7）转化，产生IL-17、TNF-α、IL-22、IL-16等，阻断IL-23通路，参与感染引发的炎性反应。有研究发现，AS患者体内Th-17淋巴细胞表达增强，且血清中IL-17、TNF等多种炎性因子水平上调，故IL-23受体可能通过Th17淋巴细胞通路致病。但中国与韩国学者的研究却显示与之前的研究不符，考虑可能与不同的人群种族有关。

4. IL-1R2　之前较多研究报道了染色体2q上的IL-1基因簇，但TASC和WTCCC的非同义单核苷酸多态性及全基因组关联研究并没有发现与IL-1基因簇的关联，而全基因组关联研究却发现了与附近IL-1R2基因的关联。IL-1R2主要在髓系和淋巴细胞表达，并以高亲和力与IL-1A和IL-1B结合，与IL-1RA（IL-1拮抗剂）以低亲和力结合。有研究认为可能由于受ERAP-1的影响，IL-1R2从细胞膜解离并随后作为诱导受体与IL-1相互作用，干预IL-1与IL-1R1的结合。因此，一个可能的机制是ERAP-1通过影响IL-1R2从细胞表面解离的效应而诱发产生AS。另有一项遗传学研究揭示，位于染色体2q13上IL1RN位点的纯合缺失会引起自身炎症性疾病，并可能引起随后的AS症状。

5. ANTXR2　TASC的全基因组关联研究还确定了AS与基因ANTXR2间的关系。ANTXR2的隐性突变可能会导致青少年透明纤维瘤病（OMIM 228600）和婴儿全身玻璃样变性（OMIM 236490）。然而在此之前还没有发现它与任何疾病间有关联。鉴于其在上皮屏障的作用，考虑可能是通过影响肠道通透性而对疾病产生作用。如果确实如此，它似乎很可能也将与IBD相关，但目前尚未有相关报道。因此，对这一发现的进一步证实将有可能明确它是AS的一个易感基因。

（二）环境因素

虽然遗传因素普遍被认为在AS中起主导作用，但并不能完全解释AS的发病，这提示除遗传因素外，环境因素也参与了疾病的发生发展。

微生物感染可能参与了AS的发病。文献报道，墨西哥AS患者临床感染率达50%，其中肠道和上呼吸道感染率达82%。曾华等对156例AS患者的研究显示：AS患者上呼吸道感染率为44%，提示感染与AS发病有关。可能与AS发病有关的微生物主要有肺炎克雷伯菌、肠道G⁻菌和衣原体等。Ebinger等研究发现，AS患者体内肺炎克雷伯菌抗体水平明显升高。但是早期也有研究显示肺炎克雷伯菌抗体阳性率在AS家族患者、AS家族未患病者以及正常对照中并无明显差异。

衣原体感染与AS关联的研究结果同样也具有争议，有研究显示沙眼衣原体感染率在AS患者和健康对照中无明显差别，而曾华等的研究表明AS患者肺炎衣原体感染率高于正常对照。

（张　宸　蔡　青）

参 考 文 献

［1］Van Lunteren M，Sepriano A，Landewé R，et al. Do ethnicity，degree of family relationship，and the spondyloarthritis subtype in affected relatives influence the association between a positive family history for spondyloarthritis and HLA-B27 carriership? Results from the worldwide ASAS cohort［J］. Arthritis Res Ther，2018，20（1）：166.

［2］Babaie F，Hasankhani M，Mohammadi H，et al. The role of gut microbiota and IL-23/IL-17 pathway in ankylosing spondylitis immunopathogenesis：New insights and updates［J］. Immunol Lett，2018，196：52-62.

［3］Chen L，Shi H，Yuan J，Bowness P. Position 97 of HLA-B，a residue implicated in pathogenesis of ankylosing spondylitis，plays a key role in cell surface free heavy chain expression［J］. Ann Rheum Dis，2017，76（3）：593-601.

［4］Martín-Esteban A，Guasp P，Barnea E，et al. Functional Interaction of the Ankylosing Spondylitis-Associated Endoplasmic Reticulum Aminopeptidase 2 With the HLA-B*27 Peptidome in Human Cells[J]. Arthritis Rheumatol，2016，68（10）：2466-2475.

［5］Chen L，Ridley A，Hammitzsch A，et al. Silencing or inhibition of endoplasmic reticulum aminopeptidase 1（ERAP1）suppresses free heavy chain expression and Th17 responses in ankylosing spondylitis［J］. Ann Rheum Dis，2016，75（5）：916-923.

［6］Oza A，Lu N，Schoenfeld SR，et al. Survival benefit of statin use in ankylosing spondylitis：a general population-based cohort study［J］. Ann Rheum Dis，2017，76（10）：1737-1742.

第2章　强直性脊柱炎的发病特点

第一节　病理生理变化

强直性脊柱炎（AS）的基本病理为关节滑膜部位原发性、慢性、血管翳破坏性炎症，韧带附着端病（滑膜增殖肥厚和肉芽组织增生），属继发性修复性病变。本病病理改变与类风湿关节炎（rheumatie arthritis，RA）的不同点是，关节及关节旁组织、韧带、椎间盘和环状纤维组织有明显钙化趋势，周围关节一般不发生侵蚀性和畸形改变。

AS关节处的病理变化在早期与RA相似，呈非特异性滑膜炎。两者都以增殖性肉芽组织为特点的滑膜炎开始。此时镜检可见滑膜增厚、绒毛形成、浆细胞和淋巴细胞浸润，这些炎症细胞多聚集在小血管周围，呈巢状。滑膜被覆细胞增生，纤维素渗出及沉着，但炎症细胞浸润程度较轻，结缔组织也仅呈轻度反应性增生。免疫组织化学检查可见AS滑膜炎浆细胞浸润以IgG型和IgA型为主，与RA以IgM型为主有所不同。滑液方面，AS滑液中多核白细胞数较RA滑液低，而淋巴细胞数较RA滑液高。典型AS滑膜可见吞噬单核细胞（CPM，即吞噬了变性多核白细胞的巨噬细胞），而类风湿细胞（ragocyte）少见。

AS的晚期病变则与RA截然不同。在AS，关节破坏较轻，因而很少发生骨质吸收或脱位，但关节囊、肌腱、韧带的骨附着点炎症或称肌腱端病变是AS的主要病理特点。其病理过程为以关节囊、肌腱、韧带的骨附着点为中心的慢性炎症。初期以淋巴细胞、浆细胞浸润为主，伴少数多核细胞。炎症过程引起附着点的侵蚀，附近骨髓炎症、水肿，乃至造成血细胞消失，进而肉芽组织形成。肉芽组织既破坏松骨质，又向韧带、肌腱或关节囊内蔓延。在组织修复过程中，骨质生成过多、过盛，新生骨组织不但填补松质骨缺损处，还向附近的韧带、肌腱或关节囊内延伸，形成韧带骨赘（syndesmophyte）。在纵轴骨的小关节可导致关节囊骨化。脊椎骨则见椎间盘纤维环的外周纤维细胞增生及化生为软骨。邻近脊椎相连处的椎间盘软骨增生以后骨化，最后导致相邻脊椎的外周呈骨性连合。骨赘形成并纵向延伸，在两个相邻的椎体间连接形成骨桥。椎间盘纤维环与骨连接处的骨化使椎体变方，脊柱外观如竹节状，称为竹节脊柱（bamboo vertebrae）。关节邻近的骨膜也呈反应性骨质增生，可延伸至干骺端，导致皮质骨表面不光滑。这可解释X线所见邻近关节骨性相连。骨质表面呈硬化及腐蚀状，炎症可扩延至相邻的前纵韧带。当并发椎间假关节时，切除椎间病灶和相邻的椎体终板，其病理表现为椎间盘和椎体终板组织坏死与纤维组织和血管组织同时存在，这是创伤后组织自行修复的表现。这种附着点病可见于软骨关节或双合关节，尤其是活动性较差的关节，如骶髂关节、脊椎关节突关节、柄胸结合、肋骨软骨连结、肱骨大结节和内（外）上髁、髂嵴和髂骨前后棘、股骨粗隆、胫骨粗隆、收肌结节、股骨和胫骨内（外）踝、腓骨头、足跖筋膜和足跟跟腱附着点、颈胸腰椎棘突及坐骨结节等部位附着点的炎症，均可引起临床症状。附着点炎症情况常作为判断病情活动性的重要临床指标。

晚期患者，尚可见椎骨有局灶性破坏区（称为 Anderson 缺损）。椎间盘相连处S体中心部的缺损区，在镜下为部分椎间盘软骨突入骨质内（软骨疝或称为 Schmorl 软骨结节），考虑为患者的骨质疏松、软骨下骨质的炎症浸润。患者应力方向的改变，可反复损伤椎间盘与椎骨相接面，从而促使部分椎间盘组织突入椎体内。有时表现为椎体外围部缺损，其发生与老年性脊椎后凸（驼背）的机制相似，即由于椎体骨质疏松，支持力不足，致相邻椎骨前部塌陷。骨质疏松严重者可引起椎骨骨折，尤其在颈椎部，可合并脊神经受压症状，甚至死亡。AS临床多有颈椎受累表现，占20%～50%。近年亦有报道合并寰枢椎脱位者，其中病情较重和病程较长者（通常从发病至颈椎受累要经过10年时间），可因病变颈椎的肌腱、韧带附着点长期慢性炎症，使局部肌肉、韧带、关节囊水肿和松弛及局部骨质脱钙而引起寰枢横韧带松动，寰枢关节稳定性下降，加之颅底寰椎和枢椎之小关节面近于水平状，当颈部活动用力过猛或受外力影响时，可致局部撕脱，引起寰枢椎脱位，造成脊髓受压，严重时可致瘫痪，甚至死亡。

第二节 临床表现

一、炎性腰背痛

炎性腰背痛（inflammatory back pain，IBP）是AS患者的主要症状，与疾病的诊断、分型相关，且常见于疾病早期。流行病学研究报道，约50%的AS患者以炎性腰背痛为首发症状。但人群中腰背痛是极其常见的症状，引起腰背痛的常见原因除炎症外，还有机械性腰背痛（mechanical low back pain，MLBP）。20%～30%的AS患者存在机械性腰背痛。为了方面临床工作人员鉴别腰背痛的性质，研究人员试图制订炎性腰背痛的临床标准，先后出台了Calin标准、新纽约标准、柏林标准及最新的国际脊柱关节病研究协会（ASAS）制定的标准。各个标准的制定方法、敏感性及特异性各不相同。

（一）炎性腰背痛诊断标准的演变及特点

1949年Hart等首次对炎性腰背痛进行了临床描述，"一种反复发作的疼痛和僵直，且休息后症状加重"。患者晨起时僵硬和疼痛，逐渐缓解，在下午至睡觉前症状最轻。这种症状可在活动后缓解，但睡觉后再发。部分个体在夜间痛醒，活动脊柱后缓解方可入睡。

1977年出台了Calin标准，是第一个也是最常用的炎性腰背痛诊断标准，同时是欧洲SpA研究组采用的标准。在对138例研究对象（42例HLA-B27阳性的SpA患者、21例HLA-B27阴性的骨骼畸形患者及75例健康对照）进行包含17个问题的调查问卷后的结果进行统计分析，最终确定了5条诊断标准：40岁前发病、隐袭起病、活动后症状改善、腰背部的晨僵和症状持续至少3个月；5条标准中至少符合4条，即可判定为炎性腰背痛。随后的研究表明，Calin标准的特异性为75%，而敏感性仅为23%和38%。

1984年改良的炎性腰背痛定义用于AS诊断的新纽约标准，同时用于SpA诊断的Amor标准。van der Linden在人群和家族调查的基础上，最终确定炎性腰背痛为一种存在晨僵，活动后缓解，休息后不缓解，且症状持续超过3个月的腰背痛。随后的研究证实，该定义的特异性和敏感性分别为66.2%、54.8%。

2006年，一套新的炎性腰背痛标准（柏林标准）被提出。基于一项包括101例AS患者和112例机械性腰背痛的对照组研究，最终确定了4条诊断标准：腰背部的晨僵持续至少30分钟、活动后症状改善而休息后症状无改善、夜间痛（特指后半夜痛醒）和转移性髋部疼痛；4条标准中至少符合2条，即可判定为炎性腰背痛。该标准的敏感性和特异性分别为70.3%和81.2%，若符合4条标准中的3条，则阳性率增加12.4%。

2004年国际脊柱关节炎评估协会（Assessment in Spondyloarthritis international Society，ASAS）启动了一项国际科研项目，探讨炎性腰背痛的新标准。共13名风湿科专家参与研究；20例患者均有不明原因的慢性腰背痛，并且经当地风湿科医生鉴定具有SpA的临床特征。根据当地医生的诊断，20例患者中，16例患者满足欧洲脊柱关节病研究组（ESSG）诊断标准，8例患者满足6条或6条以上的Amor标准（SpA确诊病例）。7例患者满足5条Amor标准（SpA疑似病例），4例患者不满足ESSC或Amor（6条）标准。各组专家在翻译员的帮助下接诊患者，在不知道这些患者是否患有SpA的情况下，研究下列因素与判断炎性腰背痛的相关性：①40岁前发病；②症状持续至少3个月；③隐袭起病；④腰背部的晨僵；⑤活动后症状改善；⑥休息后症状无改善；⑦转移性髋部疼痛；⑧夜间痛，晨起后逐渐缓解。为了验证炎性腰背痛新标准的可靠性，当地的风湿科医生针对643例不明病因的慢性腰背痛患者进行了与专家相同的研究。

2009年ASAS专家提出炎性腰背痛新标准：活动后症状改善、夜间痛、隐袭起病、40岁前发病和休息后症状无改善，5条标准中至少符合4条，即可判定为炎性腰背痛。在研究对象中该标准的敏感性为77.0%，特异性为91.7%；在验证组中，该标准的敏感性为79.6%，特异性为72.4%。

（二）各种炎性腰背痛诊断标准的比较

Hart等描述了炎性腰背痛的诸多特点，开启了人类对炎性腰背痛认知的大门，但是此时炎性腰背痛的概念仅限于个体，而非大规模的人群，故缺乏推广意义。Calin标准首次通过人群调查研究正规定义炎性腰背痛，为今后的研究奠定了坚实的基础，但后期研究证实该标准的敏感性较低，在一定程度上限制了该标准的应用。新纽约标准将"休息后腰背痛不缓解"列入炎性腰背痛的诊断标准，显著提高了诊断的敏感性。柏林标准具体区分了晨僵的持续时间（≥30分钟或＜30分钟），并证实晨僵时间的量化对判断炎性腰背痛更有意义，同时将"夜间痛（特指后半夜痛醒）"和"转移性髋部疼痛"纳入炎性腰背确诊断标准。然而后期进一步研究表明，"转移性髋部疼痛"能够很好地区分炎性腰背痛患者与非炎性腰背痛患者，但由于不常见（约40%），所以应用受到限制。与Calin标准和新纽约标准相比，柏林标准排除了"腰背痛超过3个月"这条标准，这是由于此研究的研究对象均已腰背痛超过3个月，使该条标准无意义，此后有些研究同样因此排除此条标准。但在临床工作中，腰背痛持续3个月以上的患者在诊断为SpA和评估炎性腰背痛之前，应考虑到炎性腰背痛。因此，缺少此条标准的炎性腰背痛标准，即柏林标准和ASAS专家标准，适用于慢性下背部疼痛的患者（超过3个月），而不一定适用于急性下背部疼痛。

ASAS专家标准的特点在于制定过程中仅仅判断是否为炎性腰背痛，而不考虑是否为AS。炎性腰背痛的ASAS专家标准与其他已建立的炎性腰背痛标准相比并无太大差异。因为现有的炎性腰背痛标准已有广泛的应用，在全世界的日常临床实践中已应用多年，而且专家当中有一部分人曾参与其他炎性腰背痛标准的制定。实际上，此标准从某种意义上来说是已有标准的综合体。ASAS专家标准中的一些条目如"40岁前起病""起病隐袭"和"运动后缓解"就是原有的5条Calin标准中的3条。值得注意的是，"夜间痛"取代了"晨僵"，但本质上两者具有相同的意义。与柏林标准不同，ASAS专家标准中"运动后缓解"和"休息后不缓解"可分别单独作为炎性腰背痛的判断依据，将其分开。

总之，炎性腰背痛的标准是来源于AS患者与其他原因腰背痛患者（多为机械性）的对照研究，或来自于专家个人经验。虽然炎性腰背痛被认为是AS的重要临床症状，但其对诊断AS的敏感性和特异性却大多未超过80%。尽管有其局限性，炎性腰背痛对于筛查年轻腰背痛患者是否患有SpA有很大帮助。需要注意的是，即使最新的炎性腰背痛标准（ASAS专家标准）也不是最终判断炎性腰背痛的黄金标准，标准的有效性有待更广泛的临床验证。

二、中轴受累的表现

AS是一个以中轴受累为主的疾病，尽管它也累及外周关节和肌腱端部位。广义的AS中轴范围应该是指从骨盆到颈椎，其中包括髋关节；狭义的中轴受累主要是指累及颈、胸、腰椎和骶髂关节。中轴脊柱炎包括骨关节、韧带肌腱和附着点炎等。AS的中轴受累包括早期和晚期，晚期患者临床表现非常明显，包括骶髂关节炎、脊柱部分或全程受累、患者体型体态变化、活动受限、影像学变化，容易被临床确诊，即使被临床正确地诊断，往往也因为错过了最佳的治疗期，或患者已经出现了功能受限或残疾，严重影响患者的生活质量。目前已有的诊断AS的分类标准依赖于临床症状和X线检查显示的骶髂关节炎（双侧2级或单侧3级）。当首次出现临床症状时，大部分患者的X线检查显示是正常的，可能要经过几年才发展到X线检查显示能确诊AS的骶髂关节炎。而AS中轴受累的早期表现往往具有AS或未分化脊柱关节炎的特点，但X线检查上还未出现骶髂关节炎的表现，这部分患者通常在临床上容易被漏诊或误诊。因此，要做到早期诊断，关键是要全面了解中轴受累的临床特点。

脊柱关节早期主要表现为腰背痛、晨僵、腰椎各方向活动受限和胸廓活动减低，随着病情进展，炎症可扩散至胸椎及颈椎，称之为"上升性扩展"。炎性腰背痛常隐匿起病，起始部位位于腰部区域，常伴随晨僵，轻度活动后可改善，通常在40岁前出现，持续时间通常要求在3个月以上。整个脊柱可发生自下而上的强直：先是腰椎生理前凸消失，进而是胸椎后凸加大呈驼背畸形，接着是颈椎受累，颈椎活动受限。此时患者体态变为头向前倾，胸廓变平，腹部突出，最后脊柱各方向活动完全受限。在AS晚期，炎症基本消失，所以疼痛和晨僵都不明显，而以关节畸形和强直为主要表现，形成AS终末期的典型表现即腰椎生理前凸消失，脊柱后凸呈驼背畸形，胸廓固定在呼气状态，颈椎后凸使头部固定于前屈位，髋关节和膝关节屈曲。患者直立时，由于身体及头部前倾，只能看到前面有限的一段路面，颈部肌群痉挛，颈项部僵硬，寰、枢椎可处于半脱位状态。患者改变姿势时因自我平衡十分困难而易发生意外。

三、外周关节受累的表现

AS以外周关节炎为首发症状者多见，我国患者中有45%以其为首发症状，尤其是儿童。为非对称性，少数关节或单关节，以及下肢大关节关节炎为本病外周关节炎的特征。外周关节受累主要表现为：下肢关节多于上肢关节、单/寡关节受累多于多关节受累、不对称多于对称的临床特点。还有值得注意的一点是，与RA不同，除髋关节外，膝和其他关节的关节炎或关节痛症状多为间歇性的，临床症状较轻，X线检查显示主要以关节周围软组织肿胀为主，很少发现骨质破坏的影像学证据，在关节镜下常可看到不同程度的滑膜增生及炎性渗出，很少出现或罕见受累关节骨质侵蚀、破坏及关节残毁的严重后果。髋关节受累占38%～66%，病变往往较严重。髋关节受累则是其致残最为关键的病变。一般发病年龄越轻，髋关节受累发生率越高，预后越差，大多数为双侧受累，而且94%的髋部症状起于发病后的5年内。随着发病年龄增长，髋关节受累的发生率也随之降低，严重性也减少。在滑膜炎期可出现疼痛、活动受限，随后软骨、骨质破坏，关节可出现纤维性或骨性强直。髋关节发生挛缩，膝关节代偿性屈曲，患者可见鸭步步态。

除了疼痛症状困扰患者的日常生活外，AS最主要的损害是脊柱的强直。然而在多数情况下，单纯脊柱的强直主要是影响患者的体型，以及导致活动的不便利，很少丧失生活自理能力。但是，严重髋关节损害的后期，往往导致患者的严重致残，不但行走困难，下蹲和坐位更困难，可使患者部分或完全丧失生活自理能力。髋关节病变常为隐匿起病，早期症状不典型，可为单侧或双侧髋关节间断疼痛。AS的髋关节病变夜间疼痛明显，髋关节的活动度下降。当出现明显的髋关节疼痛甚至活动受限时，髋关节软骨已有破坏，关节间隙已变狭窄，可发展为关节强直，其中大多数为双侧。AS的髋关节症状通常出现在疾病病程的早期，以单侧受累多见，但整个病程中将会有74%患者最终出现双侧受累表现。临床表现为腹股沟、髋部的疼痛及关节屈伸、旋转、内收和外展活动受限，负重体位（站立、行走或持重时）疼痛症状加重，夜间症状明显，晨起适度活动后，关节症状减轻。病情自然进展的结果将会导致髋部呈屈曲挛缩状，臀部、大腿或小腿肌肉逐渐萎缩，约30%的髋关节受累者最终发生骨性强直，这是AS致残的重要原因。值得注意的是，AS髋关节的关节面侵蚀同时发生在髋臼面和股骨面的负重处及非负重处，这一特点有别于骨关节炎与无菌性骨坏死比较。

膝关节是人体中最复杂及关节面最大的负重关节。AS以膝关节疼痛为首发症状者占11%，病程中出现膝关节受累发生率文献报道在32.5%～50%。临床上受累膝关节可出现不同程度的肿胀、疼痛症状，造成患侧膝关节代偿性弯曲，日常生活不同程度受限，如果不能得到及时治疗，进一步发展会造成膝关节屈曲挛缩畸形，虽然少见，但也是此病致残的原因之一。绝大多数患者膝关节受累均为单侧或双侧交替，很少同时出现两侧膝关节同时受累表现。另外，膝关节症状多出现在AS患者活动期，较少表现为持续性；肿痛明显时伴膝关节活动受限，代偿性弯曲，使行走、坐立等日常生活困难；个别患者膝关节肿胀重、关节积液多，形成膝关节后侧腘窝囊肿，也可造成破坏。病情得到控制和膝关节肿痛消失后功能可望恢复。

四、关节外表现

（一）全身症状

早期表现较突出，主要表现为乏力、体重减轻等。

（二）局部症状

1.眼部表现　可出现急性葡萄膜炎或虹膜炎，病史越长者越易发作。可见角膜周围充血、虹膜水肿。如虹膜粘连，则可见瞳孔收缩、边缘不规则，裂隙灯检查见前房有大量渗出和角膜沉积。每次发作为4～8周，一般无后遗症，但常易复发。病情严重者可引起视力障碍甚至失明。

2.心血管表现　有30%的AS患者病变可累及心脏，但其中只有不到1/3的患者出现临床症状，多数只有周围关节及全身表现。瓣膜病变和传导障碍较多见，包括上行性主动脉炎、主动脉瓣膜纤维化、主动脉瓣关闭不全、二尖瓣脱垂、二尖瓣关闭不全、扩张性心肌病和心包炎、房室传导阻滞和束支传导阻滞，其中以主动脉瓣关闭不全最为多见。有些患者可闻及主动脉瓣第二听诊区舒张期杂音。传导阻滞也较常见，占心脏病变的3/4，其中以房室传导阻滞最多见，偶有完全性房室传导阻滞或阿氏综合征。

3.肺部表现　后期常见。一般发生于病程20年以上者，因胸廓扩张受限，多数患者由腹式呼吸代偿，不会出现严重的呼吸困难，临床上无明显症状。随着病变发展，胸廓活动受限，可出现双上肺尤其是肺尖纤维化，囊性变甚至完全空洞形成。X线检查可见双肺上野点状致密阴影，可有囊性变甚至空洞形成，与肺结核的X线片表现相类似。晚期常合并肺部感染使病情加重。较少见的肺部表现有：胸膜增生粘连，肺门及膈顶有模糊条状影，肺膨胀不良等。后期因脊肋关节和胸肋关节骨化而使胸廓僵直，胸骨后压痛，胸部X线片可见胸锁关节狭窄融合，肋骨和椎体、横突融合，吸气相肋骨提升减弱甚至缺如。此时患者由膈肌运动来代偿呼吸，但腹式呼吸使腹腔内压力增加，有些患者可出现腹股沟疝。

4.神经系统表现　AS患者出现脊柱强直以后，常会合并严重的骨质疏松症，因活动受限易导致外伤，极易造成脊柱骨折。以颈椎最为常见，表现为伤后颈背痛或肢体麻木等症状。自发性寰、枢椎半脱位，轻者可见颈背疼痛或麻木，严重者可放射至眶部区、颞区及枕区，可伴或不伴脊髓压迫症状。慢性进行性马尾综合征为AS罕见而严重的并发症，表现为尿道或肛门括约肌功能不全，伴股或臀区痛觉丧失，逐渐发展为大小便失禁、阳萎，偶见跟腱反射消失。有些患者体检中可发现肢体酸麻等感觉异常的神经症状，可能为慢性蛛网膜炎所致。

5.泌尿系统表现　少见。主要表现为IgA肾病和肾淀粉样变，出现蛋白尿。部分患者可出现前列腺炎。

（张　宸　蔡　青）

参 考 文 献

［1］Braun J，Baraliakos X，Deodhar A，et al. Effect of secukinumab on clinical and radiographic outcomes in ankylosing spondylitis：2-year results from the randomised phase Ⅲ MEASURE 1 study［J］. Ann Rheum Dis，2017，76（6）：1070-1077.

［2］Molto A，Tezenas du Montcel S，et al. Disease activity trajectories in early axial spondyloarthritis：results from the DESIR cohort［J］. Ann Rheum Dis，2017，76（6）：1036-1041.

［3］Essers I，Boonen A，Busch M，et al. Fluctuations in patient reported disease activity，pain and global being in patients with ankylosing spondylitis［J］. Rheumatology（Oxford），2016，55（11）：2014-2022.

［4］Kviatkovsky MJ，Ramiro S，Landewé R，et al. The minimum clinically important improvement and patient-acceptable symptom State in the BASDAI and BASFI for patients with ankylosing spondylitis［J］. J Rheumatol，2016，43（9）：1680-1686.

［5］Gossec L，Portier A，Landewé R，et al. Preliminary definitions of 'flare' in axial spondyloarthritis，based on pain，BASDAI and ASDAS-CRP：an ASAS initiative［J］. Ann Rheum Dis，2016，75（6）：991-996.

第3章　强直性脊柱炎的致病机制研究

强直性脊柱炎（AS）是一种慢性风湿性疾病。疾病早期以累及脊柱、骶髂关节和髋关节等部位的炎症为主，同时出现部分关节外的病变，然而真正严重影响患者生活质量的是该疾病后期累及脊柱关节与骶髂关节的骨化，严重时致畸、致残。患者晚期X线片显示脊柱常呈"竹节样改变"、髋关节骨性强直融合，不仅对患者是一种灾难，也给家庭及社会都带来沉重的负担。AS发病初期主要表现为腰痛、僵硬和周围关节受累等，但是脊柱、骶髂和髋关节的骨化进展比较缓慢，因此在临床诊治过程中往往忽视了AS引起的骨化问题，导致治疗时机的延误。从长远看，骨化持续进行是最终影响该疾病患者生活质量的关键因素。由此可见，对AS骨化发病机制的深入研究有着重要的临床意义。

一、炎症对骨化的影响

1. 炎症促进骨化的形成　AS早期出现炎性变化之后再发生异位骨化。目前，大多学者认同炎症能够诱发新骨的形成。国外有关脊柱关节病的临床结果预测研究显示，AS早期的患者（病龄小于10年）其骨化发展与炎症有关。有研究发现炎症可以使得韧带骨赘的形成更为容易。肿瘤坏死因子-α（tumor necrosis factor-alpha，TNF-α）是AS炎症网络中的关键因子，研究发现T细胞分泌出的淋巴毒素（Lymphotoxin，LT）与TNF-α两者在氨基酸序列上有较高的同源性，并且作用于相同的受体，因此，将LT命名为TNF-β，并且TNF-β对Smad蛋白家族中的BMP/Smad通路有很强的刺激作用。对AS患者已经呈现异位骨化的部位做活检研究，发现有TNF-αmRNA的表达，推测TNF-α不仅与炎症的发生有关，还可能与AS的骨化有关。还有研究发现，创伤后新生的软骨内有新生的血管长入，而随后新生软骨又会被含有成骨细胞与破骨细胞的成熟骨组织取代，而这些骨化区与周围组织中又均有VEGF（血管内皮生长因子），故推测VEGF可能具备一定的促成骨的作用。而许多研究证明TNF-α可以上调VEGF的表达，这可能就是TNF-α促进成骨的一个方面。

TNF-α与Wnt通路和BMP/Smad通路在炎症促进骨化中也发挥协同作用。TNF-α在AS炎症促进骨化的过程中起推动作用，之后通过Wnt通路促使软骨内骨化，也能通过与膜上的受体结合，调节目的基因从而使MSCs向骨细胞分化。通过BMP通路，能促使成纤维细胞向骨细胞转化。有研究显示，TNF-α通过刺激滑膜细胞和软骨细胞合成PEG2和胶原酶，从而引起骨、软骨破坏吸收，也能诱导聚集增殖成纤维细胞，而这种异常的增殖很可能是AS新骨形成的一个重要因素。

2. 炎症与骨化是两个相对独立的过程　在AS患者体内白细胞介素对于炎症有着一定的贡献。IL-17能够同单核细胞和树突状细胞相互作用，使其释放出IL-1、IL-6、TNF等一系列炎症因子；反过来IL-1、IL-6、TNF等能够正反馈于IL-17，发挥协同作用，使得炎症放大。而在关于RA疾病的研究中也发现，患者体内的TNF-α与IL-17之间能够协同作用而加重软骨损伤。还有研究表明，局部高水平的IL-17A能够加速新骨的形成。而以炎症促进AS骨化进程的观点来看：AS早期的炎症以TNF-α为核心，还有IL-17、IL-23等协同引发早期炎症，而AS的早期炎症对于患者的骶髂关节、脊柱关节有一定的损害作用，使得患者自身出现代偿性的骨增生，在附着点的部位出现骨化。

但是，从一些药物治疗的情况来看结果却是不同的。目前用于治疗AS炎症的药物多为非甾体抗炎药与TNFi（肿瘤坏死因子受体拮抗剂）。TNFi能够显著地改善炎症问题，而有为期4年的随访研究也显示使用TNFi较不使用TNFi的患者骨化进程有所减轻，这从侧面证明了AS前期的炎症一定程度上对于骨化有着促进影响。但是在一些较短时间的随访中发现，使用TNFi的患者并没有延缓骨化进程的作用，甚至出现相反的状况，该研究反映出炎症与骨化也可能是两个相对独立的过程。而在抗TNF-α治疗中发现，AS患者的结构损伤没有改变，却仍有新骨的形成。然而目前使用的一些药物只是针对TNF-α，而影响AS骨化的可能还有其他炎症通路，AS骨化与炎症之前的关系还需要进一步的研究。

因此，炎症与AS骨化之间的关系并不明确。AS主要的炎症因子TNF-α、TNF-β，它们在Wnt通路和Samd /BMP通路中，共同对AS骨化具有刺激促进作用，AS炎症和骨化可能是不相干的两个独立过程。

二、强直性脊柱炎中的骨化通路机制及影响

1. Wnt信号通路　　Wnt蛋白通过与相关受体结合使MSC细胞向骨细胞转化而促进AS骨化发展。Wnt家族由许多小的富含半胱氨酸的分泌型糖蛋白组成，一共有19种，其通过自分泌与旁分泌的方式发挥作用，进而参与调控发育过程中起关键作用的各种细胞活性。而Wnt通路由Wnt蛋白及其受体、调节蛋白等共同构成。其有经典型与非经典型两种，如经典的Wnt/β通路，非经典的Wnt-RAP1信号通路、Wnt-Ror2信号通路、Wnt-PKA信号通路、Wnt-JNK信号通路等。

Wnt家族中，Wnt1激活通路后能够引起成骨细胞的分化、成熟，其通过增加细胞内β-catenin含量进而使得与骨形成有关的RUNX2和下游因子水平提高，增加成骨细胞的分化。Wnt3可以激活经典的Wnt通路来增加骨细胞，同时也可以活化非经典的Wnt-JNK通路来抑制破骨细胞的表达从而维持骨质。Wnt5a在骨细胞成熟之前也起着调节作用。有研究发现缺少Wnt5a的杂合子其体内成骨细胞与破骨细胞均有所减少，而成骨细胞和成骨率则下降更多。还有研究发现Wnt3a可能是AS中新骨形成的标志，并且AS早期炎症与Wnt通路抑制减少之间可能存在一定的联系。

Wnt/β信号通路是目前研究最多的Wnt通路，它既能促进软骨内骨化又能上调OPG表达从而抑制骨的吸收，同时也能够促使成骨细胞增殖。Wnt蛋白可以与富含半胱氨酸的结构域（CRD）和低密度脂蛋白受体相关蛋白5或6（LRP5/6）同时形成复合物，与Wnt蛋白结合后，含LRP5/6的细胞内尾结合Axin1（或者Axin2），能够引起β-连环蛋白与其复合物的解离，从而激活β-连环蛋白信号，进而使其能够进入细胞核而激活靶基因的表达，最终使得MSCs能够向成骨细胞分化。在AS小鼠模型研究中发现新骨的形成与Wnt通路抑制剂减少有关。而对于一些非经典的Wnt通路，如Wnt/LRP5、sAPCDD1、SOST等对于成骨也具有一定的作用，其中对于Dkk-1与SOST有较多的研究。有大量研

究证实，AS患者体内DKK-1与SOST的水平不及正常人，而低水平的SOST与新发韧带骨赘形成相关。有学者检测AS患者的血清，发现DKK-1的水平与正常人相比无明显下降，但是其功能上存在缺陷。AS早期炎症中的炎症因子TNF-α，能通过BMP的成骨作用发挥自身的驱化作用，与Wnt通路和BMP通路共同促进骨的形成。

2. BMP/Smads通路　BMP与Smad协同作用促进非骨细胞向骨细胞转化。BMP即骨形态发生蛋白，属于TGF-β超家族，源自间充质细胞、骨祖细胞、成骨细胞以及软骨细胞，主要存在于骨细胞外基质中。已经证明BMP-7能够强烈地诱导关节炎的成骨，且迄今为止发现的BMP成员中又以BMP-2、BMP-4、BMP-6、BMP-7和BMP-9在成骨过程中尤为重要。BMP-7在一些研究中被当作AS的潜在生物标志物，有研究显示在AS患者中BMP-7存在全身高表达。

目前有研究发现，AS异位骨化中的成熟骨细胞可能源自成纤维细胞，并且还有研究发现，AS棘间韧带组织的成纤维细胞具有很强的成骨潜能。国内学者也发现AS的成纤维细胞生长速度较正常人有显著提高，呈过度增殖的状态。在BMP信号通路中存在一个重要的介质，根据它的功能与结构可以分为调节型Smad（R-Smad）、共用型Smad（Co-Smad）、抑制型Smad（I-Smad）3种。BMP在与其受体结合后，能够激活Co-Smad信号并结合辅助因子复合物进入细胞核，促进成纤维细胞转化为骨细胞。AS患者的成纤维细胞所分泌出的胶原、钙颗粒和骨钙素等均高于正常人，这些都是钙化成骨的关键，而BMP-2/Smad/Runx2通路能够上调骨钙素，并且BMP-2在早期也能诱导成纤维细胞、成肌细胞以及骨髓的基细胞逆向分化为骨系细胞。

最近也有研究发现抑制BMP/Smads信号通路可能有效预防病理性异位骨化中成骨细胞分化的水平。BMP信号主要由R-Smad和Co-Smad调节，BMP同受体结合的复合物和Smads复合物两者的特异性增强序列间相互作用，其可激活核心结合因子a1的表达，而a1能够诱导多种间充质细胞向成骨细胞分化，并且也可刺激体内多种成骨基因上调，而间充质细胞向骨细胞的分化则必须依赖于BMP、Smad、a1三者之间的相互联系和作用。BMP通路与Wnt通路存在一定的协同作用关系，BMP通路负责骨化的早期过程。BMP-2能够上调β连环蛋白的表达，最终使Wnt信号通路的功能增强。另一些研究显示，在使用一些BMP或Smad抑制剂后，可以使BMP-2诱导成熟的成骨细胞凋亡，对于脊柱关节病的动物模型炎性病变的进展有一定的抑制作用。BMP通路在AS骨化进程中有着重要的地位，而在AS不同的骨化阶段均有不同的BMP存在，因此，对BMP通路的研究对于阐明AS异位骨化机制具有十分重要的意义。

3. OPG/RANKL通路　OPG/RANKL通路通过抑制破骨细胞来促进AS的骨化进程。骨保护素（OPG）即破骨细胞抑制因子，是一种生长因子受体，属于肿瘤坏死因子（TNF）受体家族，它与核因子-K-B受体活化因子配体（receptoractivator ofnuclear factor-KB ligand，RANKL）一同组成了OPG/RANKL通路。OPG具有减缓成骨吸收的能力，通过与RANKL相竞争而结合RANK，OPG能够使诱导破骨细胞凋亡，并且使得其前体细胞增殖分化受阻。有动物实验研究结果表明，小鼠体内的OPG基因对骨密度、骨小梁骨皮质有着显著的影响。国内学者的研究也发现，OPG能完全控制佐剂性关节炎动物模型中骨密度的减少。

在AS患者体内发现sRANKL/OPG的含量明显增高，其差值较正常组有统计学意义。尽管OPG在体内是发挥抑制破骨维持骨量的作用，但是在AS患者的早期仍然出现有炎性的骨破坏，可能是因为OPG的含量虽然增高，但是RANKL与OPG的比值在AS患者体内却是增大的，此时的OPG起着保护破骨细胞活性的作用。AS早期由于炎细胞的聚集与大量细胞因子表达，使得破骨细胞的活性与数量明显提高，而到后期炎症效应下降，使得成骨细胞的活性相对破骨细胞增加，依次使得患者发生骨增生而形成骨赘。RANKL/OPG通路对破骨细胞的活性有着重要的调节功能，而RANKL/OPG通路可能也正是因为这个功能参与并影响AS疾病晚期的骨化。

（徐一宏 蔡 青）

参考文献

［1］Bleil J，Maier R，Hempfing A，et al. Granulation Tissue Eroding the Subchondral Bone Also Promotes New Bone Formation in Ankylosing Spondylitis［J］. Arthritis Rheumatol, 2016, 68（10）: 2456-2465.

［2］Cortes A，Maksymowych WP，Wordsworth BP，et al. Association study of genes related to bone formation and resorption and the extent of radiographic change in ankylosing spondylitis［J］. Ann Rheum Dis, 2015, 74（7）: 1387-1393.

［3］Zhang JR，Liu XJ，Xu WD，Dai SM. Effects of tumor necrosis factor-α inhibitors on new bone formation in ankylosing spondylitis［J］. Joint Bone Spine, 2016, 83（3）: 257-264.

［4］Sieper J，Poddubnyy D. Inflammation，new bone formation and treatment options in axial spondyloarthritis［J］. Ann Rheum Dis, 2014, 73（8）: 1439-1441.

［5］Tsui FW，Tsui HW，Las Heras F，et al. Serum levels of novel noggin and sclerostin-immune complexes are elevated in ankylosing spondylitis［J］. Ann Rheum Dis, 2014, 73（10）: 1873-1879.

［6］Wendling D，Claudepierre P. New bone formation in axial spondyloarthritis［J］. Joint Bone Spine, 2013, 80（5）: 454-458.

第4章 强直性脊柱炎的诊断、分类标准和鉴别诊断

一、概述

强直性脊柱炎（AS）作为一种血清阴性的脊柱关节病，从骶髂关节开始，沿着脊椎缓慢向上进展，或同时向下蔓延，累及双侧髋关节和膝关节，累及上肢关节少见。早期病理性标志为骶髂关节炎，脊柱受累晚期的典型表现为"竹节样改变"。

二、诊断与分类标准

（一）诊断线索

对AS诊断的主要线索基于患者的症状、体征、关节外表现和家族史。AS最常见的和特征性的早期主诉为下腰背晨僵及疼痛。由于腰背痛是普通人群中极为常见的一种症状，但大多数为机械性非炎性腰背痛，而本病则为炎性疼痛。2009年国际AS评估工作组（ASAS）炎性腰背痛专家推荐诊断炎性腰背痛标准，以下5项中至少满足4项：①发病年龄＜40岁；②隐匿起病；③症状活动后好转；④休息时加重；⑤夜间痛（起床后好转）。其敏感性为79.6%，特异性为72.4%。

1. 体格检查　骶髂关节和椎旁肌肉压痛为本病早期的阳性体征。随病情进展可见腰椎前凸变平。脊柱各个方向活动受限，胸廓扩展范围缩小，颈椎后突。以下几种方法可用于检查骶髂关节压痛或脊柱病变进展情况：①枕壁试验：健康人在立正姿势双足跟紧贴墙根时，后枕部应贴近墙壁而无间隙。而颈僵直和（或）胸椎段畸形后凸者该间隙增大至几厘米以上，致使枕部不能贴壁。②胸廓扩展：在第4肋间隙水平测量深吸气和深呼气时胸廓扩展范围，两者之差的正常值≥2.5 cm，而有肋骨和脊椎广泛受累者则胸廓扩展减少。③Schober试验：于双髂后上棘连线中点上方垂直距离10 cm处做出标记，然后嘱患者弯腰（保持双膝直立位）测量脊柱最大前屈度，正常移动增加距离在5 cm以上，脊柱受累者则增加距离＜4 cm。④骨盆按压：患者侧卧位，从另一侧按压骨盆可引起骶髂关节疼痛。⑤Patrick试验（下肢"4"字试验）：患者仰卧位，一侧膝屈曲并将足跟放置到对侧伸直的膝上。检查者用一只手下压屈曲的膝（此时髋关节在屈曲、外展和外旋位），并用另一只手压对侧骨盆，可引出对侧骶髂关节疼痛则视为阳性。需要注意的是，有膝或髋关节病变者也不能完成"4"字试验。

2. 影像学检查

（1）X线检查：X线变化具有确定诊断的意义，是目前诊断AS的首选、必要和基本检查方法。AS最早的变化发生在骶髂关节。X线片显示骶髂关节软骨下骨缘模糊，骨质糜烂，关节间隙模糊，骨密度增高及关节融合。通常按X线片骶髂关节炎的病变程度

分为5级：①0级：正常；②Ⅰ级：可疑或极其轻微的骶髂关节病变；③Ⅱ级：有轻度骶髂关节炎，可见局限性侵蚀、硬化，但关节间隙无改变；④Ⅲ级：明显异常，至少伴有以下一项改变，即近关节区硬化、关节间隙变窄或增宽、部分强直；⑤Ⅳ级：严重异常，关节完全融合强直。脊柱的X线表现有椎体骨质疏松和方形变，椎小关节模糊，椎旁韧带钙化及骨桥形成。晚期广泛而严重的骨化性骨桥表现称为"竹节样脊柱"。耻骨联合、坐骨结节和肌腱附着点（如跟骨）的骨质糜烂，伴邻近骨质的反应性硬化及绒毛状改变，可出现新骨形成。

（2）CT（computer tomography）扫描：可以比较好地显示骶髂关节间隙、关节软骨下小囊变和骨硬化、关节周围骨质疏松及骨性强直等征象，有利于骶髂关节间隙的测量。CT扫描比MRI检查更容易发现骨性改变，如骨侵蚀、骨硬化和关节强直。高分辨率CT（high resolution CT，HRCT）较常规CT平扫对于AS骶髂关节放射学分级中的Ⅰ、Ⅱ级病变的检出率有显著提高，能发现更多细小病变，利于关节面细节的观察，但是CT对于<Ⅱ级的放射学骶髂关节炎不能明确显示。螺旋CT扫描后还可以进行任意多平面重建，这对于需要行全髋关节置换术（total hip arthroplasty，THA）患者术前的病情评估有很大的帮助。

（3）MRI扫描：磁共振成像（magnetic resonance imaging，MRI）扫描是唯一既可以显示急性炎症，又能显示慢性结构性改变的技术。同时，MRI在发现骶髂关节和脊椎关节旁骨髓水肿、软骨的异常改变及骨髓内脂肪沉积的显示明显优于CT检查，能够显示关节和软骨下骨活动性炎性病变，可作为AS骶髂关节炎的早期首选诊断方法。当然，MRI检查也存在检查时间过长、费用较高等缺点。单独应用MRI检查诊断骶髂关节炎，可能会低估骶髂关节炎所致的骨结构性改变。多数研究表明，对于近期临床有炎性腰背痛（IBP）——下背部慢性疼痛症状的患者，应首选常规X线检查评估骨结构性改变，继而选择MRI检查以评估X线检查阴性患者的早期炎性改变，从而能够做出科学而正确的排查诊断。借助于MRI检查，骶髂关节的炎症变化可以在常规X线片上出现放射学改变之前就被确诊。

3.实验室检查　活动期患者可见红细胞沉降率（erythrocyte sedimentation rate，ESR）增快，C反应蛋白（C-reactive protein，CRP）增高；轻度贫血和免疫球蛋白轻度升高。类风湿因子（rheumatoid factor，RF）多为阴性，但RF阳性并不能排除AS的诊断。虽然AS患者HLA-B27阳性率达90%左右，但无诊断特异性，因为健康人也有阳性。HLA-B27阴性患者只要临床表现和影像学检查符合诊断标准，也不能排除AS可能。

（二）诊断标准

近年来AS的诊断较多采用1984年修订的纽约标准。但随着对AS研究、理解的不断深入，以及诊断技术的提高，特别是一些更为有效的治疗药物，如肿瘤坏死因子（TNF）抑制剂出现后，上述标准日益显现出一定的局限性。尤其是采用该诊断标准会导致确诊AS推迟5年以上。1990年、1991年，Amor、欧洲脊柱关节病研究组（European Spondylarthropathy Study Group，ESSG）各自提出了一套适用于整组脊柱关节病的分类标准，尽管不是以临床诊断为目标，但对于鉴别非典型的或分类未定的脊柱关节病有一定的临床指导意义。2009年，ASAS推荐了中轴型SpA的分类标准。各诊断标准具体内容如下。

1. 1984年修订的AS纽约标准

（1）临床标准　①腰背痛持续3个月以上，疼痛随活动改善，休息后不缓解；②腰椎前后和侧屈方向活动受限；③胸廓扩张度降低，小于同年龄同性别的正常值。

（2）放射学标准：单侧骶髂关节炎3～4级，或双侧骶髂关节炎2～4级。

确诊AS：满足放射学标准加上临床标准1～3条中的任意一条。骶髂关节炎X线分级，见第7章第一节。

2. 1991年脊柱关节病的Amor标准

（1）有临床症状或过去史：①夜间腰背痛或晨僵（1分）；②非对称性少关节炎（2分）；③左右交替的臀区疼痛，或一侧，或两侧（1分或2分）；④腊肠指（趾）（2分）；⑤足跟痛或其他明确的肌腱附着点炎（2分）；⑥虹膜炎（2分）；⑦非淋病性尿道炎或宫颈炎，同时或在关节炎发病1个月内发生（1分）；⑧急性腹泻，同时或在关节炎发病1个月内发生（1分）；⑨银屑病或龟头炎或肠病（溃疡性结肠炎、克罗恩病）（2分）。

（2）放射学检查：⑩骶髂关节炎（双侧≥2级，单侧≥3级）（3分）。

（3）遗传背景：⑪HLA-B27阳性或一级亲属中有阳性的AS、Reiter综合征、葡萄膜炎、银屑病或慢性结肠病（2分）。

（4）治疗反应：⑫用非甾体消炎镇痛药48小时内症状明显改善，停药后又复发（2分）。

如12项条件中积分达到6分，可诊断为脊柱关节病。

3. ESSG诊断标准　炎性脊柱疼痛或非对称性以下肢关节为主的滑膜炎，并附加以下任何1项：①阳性家族史；②银屑病；③炎性肠病；④关节炎前1个月内的尿道炎、宫颈炎或急性腹泻；⑤双侧臀部交替疼痛；⑥肌腱端病；⑦骶髂关节炎。

4. 2009年ASAS推荐的中轴型SpA分类标准　见表4-1。

表4-1　中轴型SpA分类标准

腰背痛≥3个月且发病年龄<45岁的患者（无论是否有外周临床表现）		
影像学显示骶髂关节炎且具有≥1个脊柱关节病特征	或	HLA-B27阳性且具有≥2个脊柱关节病特征
骶髂关节炎影像学表现		脊柱关节病特征
·MRI显示活动性（或急性）炎症高度提示与中轴型脊柱关节炎有关的骶髂关节炎		·炎性腰背痛
或		·关节炎
·根据1984年修订的纽约标准确定的骶髂关节炎的放射学改变		·肌腱附着点炎（足跟）
		·葡萄膜炎
		·指（趾）炎
		·银屑病
		·克罗恩病/溃疡性结肠炎
		·NSAIDs治疗有效
		·具有脊柱关节病家族史
		·HLA-B27阳性
		·C反应蛋白升高

三、鉴别诊断

1.椎间盘突出　这是引起腰背痛的常见原因之一。椎间盘突出局限于脊柱，无疲劳感、消瘦、发热等全身表现，多为急性发病，多只局限于腰部疼痛，随着突出程度加重会有下肢麻木或疼痛等症状。一般活动后加重，休息后缓解；站立时常有侧屈。触诊在脊柱骨突有1～2个触痛扳机点。所有实验室检查均正常。它和AS的主要区别可通过CT、MRI或椎管造影检查得到确诊。腰部X线椎间隙狭窄或前窄后宽或前宽后窄；椎体缘后上或下角唇样增生或有游离小骨块；CT可证实。

2.弥漫性特发性骨肥厚（diffuse idio pathie skeletal hyperostosis，DISH）综合征　该病多发于50岁以上男性，也有脊椎痛、晨僵感及逐渐加重的脊柱运动受限。其临床表现和X线检查所见常与AS相似。但是，该病X线片可见韧带钙化，常累及颈椎和低位胸椎，经常可见连接至少4节椎体前外侧的流柱形钙化和骨化，而骶髂关节和脊椎骨突关节没有侵蚀，晨起僵硬感不加重，ESR正常，HLA-B27阴性。

3.髂骨致密性骨炎　多见于中、青年女性，尤其是有多次怀孕、分娩史或长期从事站立职业的女性。主要表现有慢性腰骶部疼痛，劳累后加重，有自限性。临床检查除了腰部肌肉紧张外无其他异常。诊断主要依靠前后位X线片，典型表现为在髂骨沿骶髂关节之中下2/3部位有明显的骨硬化区，呈三角形者尖端向上，密度均匀，不侵犯骶髂关节面，无关节狭窄或糜烂，界限清楚，骶骨侧骨质及关节间隙正常。

4.其他　AS是SpA的原型，在诊断时必须与骶髂关节炎相关的其他SpA，如银屑病关节炎、肠病性关节炎或反应性关节炎（赖特综合征）等相鉴别。此外，脊柱骨关节炎、RA和结核累及骶髂关节或脊柱时，须进一步根据相关的其他临床特征加以鉴别。

（王　琛　童　强）

参 考 文 献

［1］Molto A，Gossec L，Meghnathi B，et al. An assessment in spondylo arthritis international society（ASAS）-endorsed definition of clinically important worsening in axial spondyloarthritis based on ASDAS［J］. Ann Rheum Dis，2018，77（1）：124-127.

［2］Aydin SZ，Kasapoglu Gunal E，et al. Limited reliability of radiographic assessment of spinal progression in ankylosing spondylitis［J］. Rheumatology（Oxford），2017，56（12）：2162-2169.

［3］Raychaudhuri SP，Deodhar A. The classification and diagnostic criteria of ankylosing spondylitis［J］. J Autoimmun，2014，48-49：128-133.

［4］Kang KY，Chung MK，Kim HN，et al. Severity of sacroiliitis and erythrocyte sedimentation rate are associated with a low trabecular bone score in young male patients with ankylosing spondylitis［J］. J Rheumatol，2018，45（3）：349-356.

［5］Gazeau P，Cornec D，Timsit MA，et al. Classification criteria versus physician's opinion for considering a patient with inflammatory back pain as suffering from spondyloarthritis［J］. Joint Bone Spine，2018，85（1）：85-91.

第5章　强直性脊柱炎的治疗与评估

第一节　强直性脊柱炎的治疗目标和原则

一、概述

强直性脊柱炎（AS）是一种主要侵犯骶髂关节、脊柱关节、椎旁软组织及外周关节的结缔组织病。AS从初次出现慢性症状到确诊一般要经过5～10年。控制病情进展、降低致残率的关键在于早期诊断与合理及时的治疗。

二、治疗目标

（1）缓解症状和体征：消除或尽可能最大限度地减轻症状，如背痛、关节痛、晨僵和疲劳。

（2）防止关节损伤：应防止累及髋、肩、中轴和外周关节患者的新骨形成、骨质破坏、骨性强直和脊柱变形。

（3）预防和矫正畸形：减缓脊柱和关节破坏进程，防止脊柱骨折、屈曲性挛缩，特别是颈椎，对脊柱或髋、膝等大关节强直或严重畸形者通过手术矫正。

（4）改善功能：最大限度地恢复患者的身体和心理功能，如脊柱活动度、社会活动能力及工作能力。

（5）提高生活质量：AS目前尚无法根治，现有的治疗手段可以控制症状并改善预后，提高患者的生活质量。

三、治疗原则

患者若能及时得到诊断和合理治疗，可以达到控制症状并改善预后。早期以药物治疗为主，晚期脊柱或髋、膝等大关节发生强直或严重畸形时以外科手术治疗为主。

（一）非手术治疗

1.非药物治疗

（1）患者教育：对患者及其家属进行定期的疾病知识宣教，使其建立对疾病的充分认知是整个治疗计划中不可缺少的一部分，有助于患者主动参与治疗并与医师合作。长期治疗计划还应该包括患者的社会心理和康复辅导。

（2）姿势和体位：日常活动中保持最大功能位姿势，以防出现脊柱和关节畸形。包括站立时挺胸、收腹和双眼平视前方；坐位时胸部直立；睡硬板床，多取仰卧位，避免促进屈曲畸形的体位；睡矮枕，出现上胸椎或颈椎受累时停用枕头；四肢大关节应保持功能位，避免非功能位强直。

（3）功能锻炼：规律的体育锻炼是AS治疗成功的基础。每周至少5天，每天至少锻炼30分钟。深呼吸及用力咳嗽可以增加胸廓扩张度，增强椎旁肌肉和增加肺活量，保持关节活动度，预防或减轻残疾。

（4）对疼痛、炎性关节或软组织给予必要的物理治疗。

（5）活动期间注意休息，摄入富含钙、维生素及营养的膳食，多吃水果、蔬菜。须戒烟、戒酒。

2. 药物治疗

（1）非甾体抗炎药（nonsteroidal antiinflammatory drugs，NSAIDs）：NSAIDs可以迅速改善AS患者的腰背部疼痛和晨僵、减轻关节肿胀和疼痛及增加活动范围，可作为早期或晚期症状治疗的一线药物。与按需应用相比，长期持续应用NSAIDs可预防和阻止AS新骨形成，尤其是选择性COX-2抑制剂不仅具有较强的抗炎作用，还可以预防和阻止AS的影像学进展。

处理NSAIDs时，须权衡心血管、胃肠道及肾功能损伤的风险。相比非选择性NSAIDs，长期应用选择性COX-2抑制剂对胃肠道损伤较小，具有较好的全胃肠道安全性。

（2）柳氮磺吡啶：可改善AS外周关节的疼痛、肿胀、晨僵，并可降低血清IgA水平和其他活动性实验室指标，但对于中轴症状疗效欠佳。推荐剂量为每日2.0g，分2～3次口服。柳氮磺吡啶起效缓慢，最大药效通常出现在用药4～6周。为弥补其起效较慢及抗感染作用较弱的缺点，可选用一种起效快的NSAIDs联合应用。

（3）糖皮质激素：糖皮质激素不能阻止AS进展，且不良反应大。一般不主张口服或静脉应用糖皮质激素治疗AS。顽固性肌腱端病和持续性滑膜炎可能对局部糖皮质激素反应好。对全身用药效果不佳的顽固性外周关节炎（如膝关节）可行关节腔内糖皮质激素注射，一般每年不超过2～3次。

（4）生物制剂：生物制剂是一种新型的控制AS药物，具有良好的抗炎和阻止疾病进展的作用。经研究证实能有效治疗AS的生物制剂只有TNF-α抑制剂。TNF-α抑制剂主要包括依那西普（etanercept，25mg/支，辉瑞，美国）及阿达木单抗（adalimumab，40mg/支，雅培，美国），治疗AS的总有效率达50%～75%。TNF-α抑制剂的特点是起效快，抑制骨破坏的作用明显，对中轴及外周症状均有显著疗效，患者总体耐受性好。TNF-α抑制剂治疗12周有效者建议继续使用，一种TNF-α抑制剂疗效不满意或不能耐受的患者可选择另一种抑制剂。

生物制剂有可能发生注射部位反应或输液反应，有增加结核感染、肝炎病毒激活和肿瘤的风险。依那西普不会引起表达跨膜TNF的免疫细胞裂解，使其诱发结核感染和肿瘤的风险降低。用药前应进行结核、肝炎筛查，除外活动性感染和肿瘤，用药期间定期复查血常规及肝肾功能。

（二）手术治疗

1. 目的　AS手术治疗的目的是矫正畸形，改善功能，缓解疼痛。

2. 适应证　AS患者出现导致明显功能障碍的脊柱后凸畸形，髋、膝关节强直，髋、膝关节疼痛及活动受限，伴有结构破坏的X线征象，应考虑采用脊柱矫形手术或关节置换手术。手术效果是长期的、稳定的、可靠的，但术前应告知患者手术目的是治疗AS导致的严重脊柱畸形和关节功能障碍，而不是治疗AS疾病本身。

3. 术前准备

（1）红细胞沉降率和C反应蛋白：AS患者的红细胞沉降率和C反应蛋白一般较正常人群高，是病情活动的指标而不是判断能否手术的依据。但如果AS患者术前C反应蛋白超过正常值数倍以上，则关节置换术后感染的风险增加。

（2）骨质疏松：脊柱强直后椎体缺乏应力刺激，导致骨质疏松在AS患者中非常普遍。术前应充分考虑骨质疏松给牢固内固定可能造成的困难。关节强直后也常并发骨质疏松，采用关节置换时应警惕假体周围骨折的发生。

（3）呼吸功能：患者的胸廓扩张受到限制，呼吸储备功能降低。术前除咳嗽、咯痰训练外，应常规行肺功能监测。对采用全身麻醉的患者，如果第一秒用力呼气容积（forced expiratory volume in one second，FEV1）小于预计值的40%、最大分钟通气量（maximum ventilatory volume/minute，MVV）小于预计值的50%、肺功能小于35%，则不能立即接受手术，必须通过训练等待肺功能改善。

（4）麻醉：术前应与麻醉师共同协商麻醉方式。颈椎强直患者可能造成麻醉插管困难，术前应准备纤维支气管镜气管插管等工具。

（5）内科用药：AS患者在围术期常需要服用一些内科治疗药物，是否需要停药应根据不同的药物区别对待（表5-1）。应在减少手术并发症和维持药物疗效之间找到一个平衡点，以利AS患者的术后康复。

表5-1　围术期内科治疗药物使用方法

药物种类	围术期使用方法
NSAIDs	传统NSAIDs应在术前停用5个半衰期，术后48小时可恢复使用。阿司匹林应在术前7～10天停用，术后48小时可恢复使用；选择性COX-2抑制剂在围术期无须停用
柳氮磺吡啶	继续使用
糖皮质激素	继续使用，手术当天可静脉给予氢化可的松100～150mg，1～2天按每天50mg递减，逐渐减量至术前口服剂量
TNF-α抑制剂	参照相应药品的半衰期，建议无菌手术术前停用2个半衰期，术后伤口愈合且无感染时可开始使用[*]

[*]药物半衰期：依那西普70小时，英夫利西单抗7.7～9.5天，阿达木单抗14天

4. 手术方式　目前常用的手术方式有脊柱截骨术、髋关节置换术、膝关节置换术等。腰段脊柱截骨术可矫正腰椎畸形。对髋、膝关节强直，髋、膝关节疼痛及活动受限，伴有影像学上的结构破坏者，可行髋关节置换术或膝关节置换术。

（1）手术顺序：脊柱和关节手术顺序，原则上应选择畸形最重和对患者功能影响最大的部位进行手术，同时考虑术中体位摆放的因素。髋、膝关节置换的手术顺序，原则上应先行髋关节置换术，先确定髋关节旋转中心。双侧髋、膝同时强直的患者，应先行双侧全髋关节置换术，再行双侧全膝关节置换术；也可一期行同侧髋、膝关节置换术，二期行对侧髋、膝关节置换术，便于术后功能锻炼。

（2）脊柱截骨术：常用的脊柱截骨术有Smith-Peterson附件楔形截骨术、多节段椎

弓楔形截骨术、经椎间孔楔形截骨术。由于脊柱强直、椎管内径狭窄，造成截骨处应力集中和脊髓避让空间小，矫形手术中应注意避免脊髓、神经根、大血管损伤及脊柱不稳滑脱。在畸形矫正过程中应密切观察术野内的脊髓、血压、呼吸、脉搏和下肢感觉及运动功能。

（3）髋关节置换术：髋关节强直后早期接受全髋关节置换术者疗效优于延迟手术者。年龄不应成为AS髋关节屈曲强直畸形患者接受全髋关节置换术的限制，对高度屈曲强直畸形患者更应鼓励早期接受手术治疗。早期手术有利于改善关节功能，提高患者生存质量。早期施行全髋关节置换术出现的远期并发症，诸如假体松动，可随着假体设计和技术的改进及完善而逐渐减少。

（4）膝关节置换术：AS患者常存在骨质疏松，因此，术中应警惕安装假体时发生骨折。对于超过60°的严重屈曲畸形患者，术中应注意腘血管和腓总神经牵拉损伤。

5.术后管理

（1）功能康复：康复重点在于提高肌肉力量、改善关节活动、控制疼痛、提高运动感觉的协调能力。提倡早期、积极的主动训练。

（2）镇痛、预防深静脉血栓：可参见中华医学会骨科分会制定的相关指南。

（3）术后用药：手术并非病因治疗，术后应在内科医生的协助下尽快恢复AS药物治疗。

第二节　强直性脊柱炎患者功能与生活质量评估

一、概述

强直性脊柱炎（AS）的活动性、功能状况的评估标准目前没有统一。国际上公认的用于评估AS结果测量的主要是Bath指数。该指数主要包括：Bath强直性脊柱炎疾病活动指数（bath ankylosing spondylitis disease activity index，BASDAI），Bath强直性脊柱炎功能指数（BASFI），Bath强直性脊柱炎综合评估标准（BAS-G）和Bath强直性脊柱炎计量指数（BASMI）。

Bath指数以患者自我评估的形式，采用0～10分的视觉模拟评分（the visual analog scale，VAS）。但是VAS有一定的局限性，如患者的经历、认知和生活问题可能会影响他们看待AS，并影响最终的得分。因此，患者的体格检查、客观的评分（如炎症指标）提示疾病有所改善，但是主观性的评分（如疼痛）却可能加重。临床上应该将疾病活动性评估的检查指标与患者自我评估综合起来，以达到对患者疾病状态的全面理解。

二、疾病活动性评估

1.临床上判断AS活动的常用指标　晨僵≥30分钟；因疼痛、僵硬而影响睡眠；外周关节炎；红细胞沉降率（ESR）≥30 mm/h（魏氏法）；C反应蛋白（CRP）≥20 mg/L；血清IgA≥3.9 g/L；脊柱痛；正常呼吸时胸痛或颈活动时疼痛或僵硬；昼或夜间双臀痛。

2.BASDAI Garrett等对154例AS进行调查，要求患者对过去1周的疲劳、脊柱痛、外周关节痛、局限性压痛、晨僵时间和程度五大症状的6个项目进行评估。用10cm的VAS来评分（无痛0分，严重10分，晨僵2小时为10分），晨僵时间和程度的平均分为晨僵得分，5个项目共计50分，除以5换算成0～10分。

A.过去1周你感受到的疲劳/困倦的总体程度？

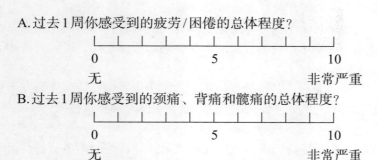

0　　　　　　　5　　　　　　　10
无　　　　　　　　　　　　非常严重

B.过去1周你感受到的颈痛、背痛和髋痛的总体程度？

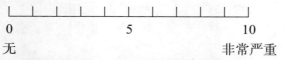

0　　　　　　　5　　　　　　　10
无　　　　　　　　　　　　非常严重

C.过去1周你感受到的其他关节疼痛/肿胀（不包括颈痛、背痛和髋痛）的总体程度？

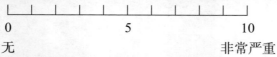

0　　　　　　　5　　　　　　　10
无　　　　　　　　　　　　非常严重

D.过去1周你感受到的由于触痛或压痛导致不适的总体程度？

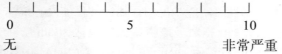

0　　　　　　　5　　　　　　　10
无　　　　　　　　　　　　非常严重

E.过去1周在清醒后你感受到的晨僵的总体程度？

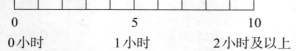

0　　　　　　　5　　　　　　　10
无　　　　　　　　　　　　非常严重

F.当你清醒后晨僵持续多长时间？

0　　　　　　　5　　　　　　　10
0小时　　　　　1小时　　　2小时及以上

BASDAI评分=0.2［A＋B＋C＋D＋0.5（E＋F）］。

3.BAS-G 在参考BASDAI等方法的基础上，进一步简化，将AS的整个病情评估归纳为两个问题，要求患者在10cm的VAS上分别标出过去1周和6个月中对自己病情状况的整体估计。

A.过去1周AS对自己身体整体状况的影响？

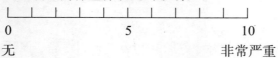

0　　　　　　　5　　　　　　　10
无　　　　　　　　　　　　非常严重

B.过去6个月AS对自己身体整体状况的影响？

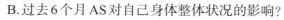
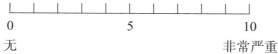

三、功能状态的评估

在AS病情的综合评估中，功能状况与疾病活动性同样重要，两者既有区别又有联系。同样是对疾病的评估，但是功能评估说明的是患者的健康状况，而疾病活动性偏重于疾病的发展变化。

1.BASFI　要求患者对过去1个月来完成相关活动时的难易程度在10cm的VAS上标出。

A.无须别人帮助或辅助器材，穿袜子或贴身衣服。

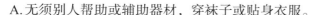

B.无须辅助器材，向前弯腰从地上拾取钢笔。

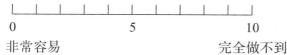

C.无须别人帮助或辅助器材，从较高的储物架上取物。

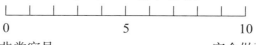

D.无须用手或别人帮助，从没有扶手的椅子上站立起来。

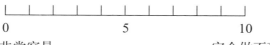

E.无须别人帮助，从平躺在地板上站立起来。

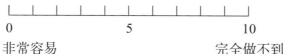

F.不改变姿态，无任何辅助支撑地站立10分钟。

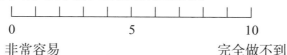

G.不用扶手或其他辅助器材，一步一台阶地走12～15级台阶。

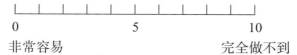
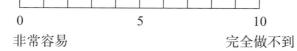

H.不用转身而转头向后看。

```
0          5          10
非常容易              完全做不到
```

I.完成体力活动。

```
0          5          10
非常容易              完全做不到
```

J.完成一整天的家务和工作。

```
0          5          10
非常容易              完全做不到
```

BASFI评分=（A＋B＋C＋D＋E＋F＋G＋H＋I＋J）/10。

2.BASMI　包括3分法、11分法和线性函数。

（1）BASMI 3分法：得分为各项得分的总和。

	轻度（0分）	中度（1分）	重度（3分）
颈部旋转（左右平均值）	＞70°	20°～70°	＜20°
耳壁距（左右平均值）	＜15cm	15～30cm	＞30cm
腰部侧弯（左右平均值）	＞10cm	5～10cm	＜5cm
腰部弯曲（修订的Schober试验）	＞4cm	2～4cm	＜2cm
踝间距	＞100cm	70～100cm	＜100cm

（2）BASMI 11分法：得分为各项的平均分。

	腰部侧弯（cm）	耳壁距（cm）	腰部弯曲（修订的 Schober试验，cm）	踝间距（cm）	颈部旋转（°）
0	≥20	≤10	≤7.0	≥120	≥85
1	18～20	10～12.9	6.4～7.0	110～119.9	76.6～85
2	15.9～17.9	13～15.9	5.7～6.3	100～109.9	68.1～76.5
3	13.8～15.8	16～18.9	5.0～5.6	90～99.9	59.6～68
4	11.7～13.7	19～21.9	4.3～4.9	80～89.9	51.1～59.5
5	9.6～11.6	22～24.9	3.6～4.2	70～79.9	42.6～51
6	7.5～9.5	25～27.9	2.9～3.5	60～69.9	34.1～42.5
7	5.4～7.4	28～30.9	2.2～2.8	50～59.9	25.6～34
8	3.3～5.3	31～33.9	1.5～2.1	40～49.9	17.1～25.5
9	1.2～3.2	34～36.9	0.8～1.4	30～39.9	8.6～17
10	≤1.2	≥37	≥0.7	≤30	≤8.5

（3）BASMI的线性函数：得分为各项的平均分。

函数	变量
s=（21.1cm-A）/2.1cm	腰部侧弯（左右平均值）
s=（A-8cm）/3cm	耳壁距（左右平均值）
s=（7.4cm-A）/0.7cm	腰部弯曲（修订的Schober试验）
s=（124.5cm-A）/10cm	踝间距
s=（89.3°－A）/8.5°	颈部旋转

（王 琛 童 强）

参 考 文 献

［1］Tang M，Xue L，Shen Y，et al.2018.Efficacy of long-term nonsteroidal antiinflammatory drug treatment on magnetic resonance imaging-determined bone marrow oedema in early，active axial spondyloarthritis patients［J］.Clin Rheumatol，37（1）：245-250.

［2］Dolcino M，Tinazzi E，Pelosi A，et al. 2017.Gene expression analysis before and after treatment with adalimumab in patients with ankylosing spondylitis identifies molecular pathways associated with response to therapy［J］.Genes（Basel），8（4）.pii：E127.

［3］Lie E，Lindström U，Zverkova-Sandström T，et al.2017.Tumour necrosis factor inhibitor treatment and occurrence of anterior uveitis in ankylosing spondylitis：results from the Swedish biologics register ［J］.Ann Rheum Dis，76（9）：1515-1521.

［4］van der Heijde D，Deodhar A，Wei JC，et al. 2017.Tofacitinib in patients with ankylosing spondylitis：a phase II，16-week，randomised，placebo-controlled，dose-ranging study［J］.Ann Rheum Dis，76（8）：1340-1347.

［5］van der Heijde D，Ramiro S，Landewé R，et al.2017. 2016 update of the ASAS-EULAR management recommendations for axial spondyloarthritis ［J］.Ann Rheum Dis，76（6）：978-991.

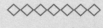
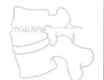

脊柱截骨矫形手术

第6章　脊柱截骨矫形术的适应证与禁忌证

第一节　概　　述

强直性脊柱炎（AS）是一种全身性疾病，患者多数为青年男性，早期症状主要是来自骶髂关节的疼痛，沿脊柱向上发展，进行性加重，以夜痛、晨僵、多汗、消瘦为主要症状。随着夜痛不能睡眠，患者常采取屈膝、屈髋和弯腰坐位，到疾病的晚期就形成脊柱后凸畸形。X线片表现有骶髂关节和脊柱小关节强直、硬化进行性加重，纤维环、前纵韧带、棘间韧带和椎板间韧带骨化。随着疾病的发展，炎症期过后，椎板间和棘突间变成骨性强直，脊柱的疼痛感可逐渐消失，最后椎弓椎体均骨化，形成竹节样变。这时已经造成严重的运动功能丧失，正常的腰椎前凸常消失或变成腰椎后凸，胸段后凸和颈段后凸增加，形成一圆弧形脊柱后凸。强直的畸形姿势使患者的头部向前弯曲，站立位的重心向前移位，影响患者直立，使其在站立位时失去平衡，患者利用屈膝屈髋的姿势，来代偿站立位平衡和达到两眼向前平视的目的。

脊柱后凸是AS的严重并发症，它不仅造成人体严重后凸畸形、活动受限、外观丑陋和人体平视障碍，同时严重的后凸造成胸腔和腹腔脏器受压，腹部肌肉挛缩导致胃肠道消化功能紊乱和肠系膜上动脉综合征，更为严重的是可造成心理障碍，甚至对生活失去信心。

在骨化过程中，患者逐渐发展成严重的脊柱后凸畸形，胸腰段是最常受影响的部位，但颈椎和上胸段也不可避免地受到累及，导致颈胸段后凸畸形，表现为视野显著受限、平视功能丧失，严重者出现张口困难，呈"颌触胸"畸形，甚至出现吞咽困难和发作性窒息。截骨矫形术被认为是唯一有效的干预措施。

AS手术矫正的方式有多种，无论是国内还是国外文献都报道了有关强直性脊柱后凸的矫正。最早对强直性脊柱后凸做脊柱截骨矫正畸形的是 Smith Peterson（1945年），他采用椎板截骨术加手法矫正强直性脊柱后凸畸形。当时 Smith Peterson 把单纯的椎板截骨术命名为"脊柱截骨术"（smith-Peterson osteotomy，SPO），又称关节突截骨。该手术操作方法主要是切除棘突、椎板及关节突，然后压缩后柱，使后柱短缩，完成后凸矫正。一般单节段可获得 10°～15° 的矫形。由于受到矫形度数的限制，如果想要得到更大角度的矫形，则需要进行多节段的矫形。该截骨方式的优点是：①手术操作便捷，截骨量少，术中出血少。②可以双节段进行矫正，术后能使脊柱恢复到圆滑的生理曲度。缺点是：①闭合后柱截骨面后前方椎间隙发生一定程度的撑开，因而该截骨方式适合于脊柱前柱骨化不严重、无明显椎间隙狭窄及无病理性骨折节段者。②因为是在多节段操作，所以硬脊膜破裂及冠状面失衡的发生率较高。③术后长期融合率较低，会出现矫正度数丢失的情况。因此，该术式适用于后凸角度较小、椎间隙狭窄不明显的病例。

　　椎弓椎体截骨（pedicle subtraction osteotomy，PSO）最早起源于1949年的"蛋壳技术"（eggshell procedure）。该方法最早也主要用于脊柱矢状面上的畸形，后几经改良，最后形成如今的典型截骨方式——PSO。该术式矫正角度最大可达 40°，操作主要切除脊柱后方椎板、椎弓根，并楔形切除前方椎体，再闭合后方的截骨面实现前中柱的骨性接触（bone on bone）。该术式属于一种闭合型截骨。在此矫形过程中，矫正的铰链点位于椎体前方骨皮质。PSO 不仅短缩了脊柱后柱结构，同时它还使脊柱的前中柱也相应短缩。一方面，短缩截骨可使前中柱都可达到截骨面骨性接触，使脊柱稳定性增加，同时远期脊柱融合率也有所改善；另一方面，如果截骨部位较高（高于腰1水平），脊椎后柱短缩明显，必然会造成脊髓形态上的改变，由于脊髓对牵拉刺激非常敏感，有可能会导致严重的神经并发症。PSO 的优点是矫正度数较大，由于是闭合截骨，截骨面完全接触，稳定性较好。缺点是：手术操作多，术中出血量较大，可能会引起神经并发症。基于这些特点，PSO 主要适用于后凸平面低、有椎体明显畸形变的角状弯曲，而对于那些僵硬的长圆形弯曲及重度的后凸畸形，则尽量避免使用该方式进行矫形。

　　全脊柱切除术（vertebral column resection，VCR）是指完整切除1个甚至多个脊柱节段，包括相邻的椎间盘结构。该手术主要切除病变椎体，以及椎体后方的棘突、椎板、关节突和横突，由于前中柱椎体被完全切除，必须对切除位置进行钛笼支撑植骨，以保证脊柱的稳定性。理论上，VCR 完全切除了畸形变的椎体，而且前柱按需要进行重建，可以达到同时矫正矢状面和冠状面上畸形的目的，可以用于重度后凸畸形。该术式优点是矫形效果明显；缺点是手术操作难度大、创伤重、术中出血较多，并且易产生神经损伤并发症。

　　在2011年王岩报道了脊柱去松质骨截骨术（vertebral column decancellation，VCD）治疗后凸畸形。该手术是 VCR 与 PSO 的结合，有学者认为该手术是扩大蛋壳技术。手术主要操作为：切除病变椎体后方棘突、椎小关节、椎板及上下节段的棘突，然后按照"Y"字方式进行截骨操作，首先经椎弓根行楔形截骨，前方顶点位于椎体中后部分，然后行后方闭合，前方张开。该术式是几种方法的集合，后方截骨面闭合有助于后期的骨性融合，截骨量较少也相应地降低了手术风险。

　　总之，对于 AS 脊柱后凸畸形，如今临床上脊柱后凸截骨矫形手术逐渐发展成熟。早期的手术方式存在很大的局限性，矫形度数也不理想，目前的手术方式术后疗效虽然有显著增加，但是手术的难度增大，创伤加大，并发症也有所提高，尤其是存在血管和神经损伤的可能性，利与弊总是一对无法调和的矛盾，任何手术方式都有优缺点，只有根据每位患者制订合适的手术方式才能将风险降到最低，并且获得理想的效果。所以，在拟采用脊柱截骨矫治严重脊柱侧凸畸形之前，必须依据患者后凸畸形程度、严重程度、神经损害有无和身体情况选择合适的截骨方式。

第二节　脊柱截骨矫形术的适应证及并发症

脊柱截骨术包括去除后脊柱关节或融合的脊柱，也可以包括切除中柱和前柱的结构。在SPO截骨术中后关节突只是被截除整个小关节和部分椎板。三柱截骨术包括后部结构的切除、椎弓根和椎体的一部分（PSO），（图6-1），或切除整个后单元和一个或多个椎体（VCR）。

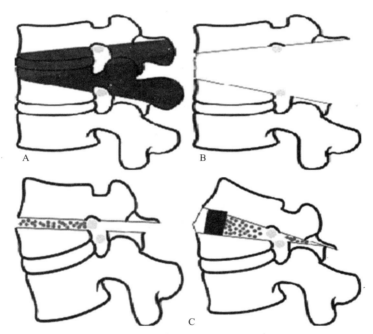

图6-1　PSO 3级：椎体闭合截骨（A，B）；PSO 4级：闭合/开放性椎体和椎间盘截骨（C）

脊柱截骨最常见的适应证包括脊柱失代偿或恶性、进展性的畸形，以及在先前融合的脊柱假关节的形成。

一、Smith-Petersen 截骨（SPO）

SPO是1945年创立的治疗AS的截骨方法，最常见于腰椎。这种技术也可用于冠状面的畸形，如严重脊柱侧凸，主要是运动阶段的强直或先前融合的胸椎或腰椎。在原发畸形患者中，多节段的SPO要达到预期的要求需要移动前柱。在单纯矢状位前柱强直畸形的AS患者中，由于骨形成造成前柱延长后伸，这种前柱的延长后伸可能导致血管的损伤。

（一）适应证

长、圆、光滑的脊柱后凸畸形，特别是脊柱融合和畸形融合、多个节段的复杂融合是SPO理想的手术指征。后凸畸形小于30°也是SPO理想的手术指征。经典的SPO多适用于胸椎。多节段的SPO能够覆盖整个胸椎、腰椎并达到矫正的预期效果。在临床应用中，SPO有其独特的优势。与经典的前后联合标准入路和PSO相比，SPO固定更牢靠，能够在出血更少、手术时间更短、并发症更少的情况下有效纠正畸形。

Bridwell KH等发现在胸椎和腰椎复合畸形的截骨中，对于前方没有骨桥的椎体，使用SPO技术，每切除1mm的骨组织，能够矫正约1°的矢状位畸形，但是AS患者多数伴有前方融合和骨桥形成，SPO的效果可能会有所折扣。另一些学者聚焦于在截骨过程中如何避免神经结构的损伤。

Alberto Ponte发明了另外一种相似的截骨方法，它通过去除整个的椎板平面和关闭未融合的脊柱来纠正矢状面畸形。这种截骨并不像SPO那样适用于AS脊柱完全畸形的患者。

（二）并发症

SPO的前柱延长是导致并发症的主要原因，包括脊柱扭曲导致的截瘫和马尾神经压迫腹部血管。虽然"V"形截骨具备了旋转控制，但当脊柱侧弯大于40°时，仍应注意避免管道和神经根的损伤。虽然激进的后路减压术可以获得超过10°的矫正，但很容易发生脊柱矢状面的翻转。

SPO还可能发生主动脉破裂。Lichtblau报道了在SPO过程中发生的主动脉破裂。Weatherley也报道了在强直性脊柱炎SPO过程中发生的2例主动脉撕裂伤。

二、椎弓椎体截骨（pedicle subtraction osteomy，PSO）

（一）适应证

PSO是一种针对矢状面和冠状面畸形的三柱截骨技术，它的后方缩短手术似乎比SPO的前柱延长术更安全。PSO的适应证为：短角畸形，严重的球状面矢状位失平衡＞6cm，伴冠状面畸形，或多层面环形融合不能行SPO手术者，单纯后路截骨（如SPO）不能完全纠正畸形的患者，以及纠正畸形度数≥30°的患者（图6-2）。

虽然截骨可以在胸椎进行，但多数的截骨在L_2～L_3平面进行。截骨的大小根据术前站立位X线片测量决定。手术的目的是在C_7的铅垂线下落或S_1后上方4cm以内重建正常的矢状位平衡。

对于双平面畸形的患者，单侧或双侧的PSO可以通过椎弓根和三柱的不对称去除以达到预期的矫正效果。通常情况下，在截骨平面的近端和远端需要至少6个固定点（最好是椎弓根螺钉）。体感诱发电位（SSEPs）的连续监测或经运动诱发电位监测（tcMEP）是避免神经元损伤的关键。

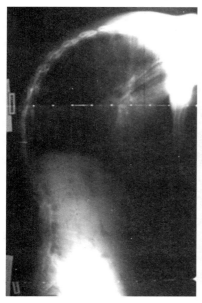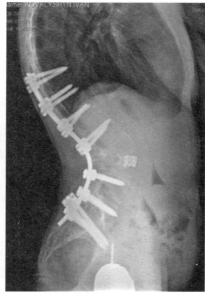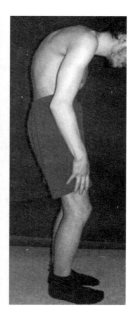

图6-2　强直性脊柱炎患者及PSO截骨术

（二）并发症

虽然PSO在一节段的手术中比SPO有更多的优点，但该种手术也不适用于所有的脊柱畸形。身体虚弱的患者在手术中出血超过2L时常会导致相应的并发症。在长节段脊柱融合和截骨手术中，假关节形成是另一种并发症。虽然假关节形成没有发生在截骨部位，Bridwell在一项复杂矢状面失平衡的前瞻性研究中报道，在PSO手术的长期随访中，约有24%的假关节形成率。许多学者建议充实融合前路植骨固定或前路钢板固定来预防此类并发症的发生。

神经系统并发症是PSO常见的并发症。Ahn等在83例患者的回顾性研究中发现12%的患者有神经功能缺损。Bridwell在33例患者的随访中发现15.2%的患者有神经系统并发症。Buchowski在108例患者的随访中发现11.1%的患者有神经功能缺损，并且有3例出现永久性的神经功能损害。

三、全脊柱切除术

（一）适应证

PSO可以解决30°～40°的腰椎前弯症，但是对于胸椎30°～40°的前弯，PSO不能达到满意截骨效果。对于严重的胸椎及胸腰段后凸畸形，需要全脊柱切除术（vertebral column resection，VCR）来矫正。VCR对于严重的冠状面力线失衡的后凸畸形的矫正特别有效。VCR的手术入路对于半脊椎畸形，因肿瘤、感染和创伤引起的需要前柱重建的患者特别有帮助。虽然这种手术方式大多用于胸椎，但对于腰椎手术效果也非常不错。

因此，严重和复杂的脊柱翻转，冠状面超过80°的畸形，不对称的椎体凹凸长度，矢状面畸形角度大于70°是 VCR 的常见手术指征。按照 Bridwell 的理论，矢状面畸形并伴有2型冠状面失平衡需要用 VCR 来矫形，因为不对称的 PSO 不能完全矫正冠状面畸形。VCR 的手术指征还包括先天性后凸畸形、半脊椎畸形、L_5 椎体前移和脊柱肿瘤的截骨。

（二）并发症

尽管 VCR 有较好的手术效果，但要警惕它较多的并发症。出血较多是比较常见的并发症。脊髓损伤是较为严重的并发症之一，据报道发生率为25% ～ 35%。固定失败、感染、血气胸也是相对较常见的并发症。出现并发症的危险因素包括患者的年龄、矢状位的畸形程度、后凸畸形、多节段的脊柱融合及翻修手术。

四、脊柱去松质骨截骨术

（一）适应证

先天性后凸畸形、严重的矢状位僵直后凸畸形、复杂的脊柱畸形、L_5 椎体前移、脊柱肿瘤都是脊柱去松质骨截骨术（vertebral column decancellation，VCD）的手术适应证。对于矫正角度大于40°的圆弧形畸形的截骨手术，VCD 是很好的手术方式。

（二）并发症

虽然 VCD 对复杂的脊柱畸形的治疗效果明确，但也会导致更高概率的手术并发症。神经症状是最常见的手术并发症。30.7%接受 VCD 的患者会出现短暂的神经症状，这些症状在3个月以内无须任何进一步治疗会自然消失，也有相当一部分患者会存在永久的神经损害，这就需要术中进行密切的神经电位检测来尽可能地减少神经损害的发生。

根据 Denis 三柱理论，中柱是维持椎体结构的最重要部分，中柱的截骨有时会造成假关节的形成，这也是 VCD 常见的并发症之一。

综上所述，目前临床上脊柱后路截骨技术日渐成熟，由早期的单纯后路压缩方式至多个全椎体切除，手术难度不断加大，手术创伤逐渐增加，同时矫形效果也随之增加，但手术相关并发症也随之明显增加，特别是围术期死亡、神经功能损伤、冠状面或矢状面失平衡等并发症，或许会抵消良好的矫形效果所带来的各种好处。随着不同截骨方式的改进，多种方法均能达到理想的矫形效果。脊柱截骨术，尤其是 PSO 和 VCR 截骨，都是重建正常脊柱力线的有效方法。同时我们也看到无论何种手术方法，都存在相应的并发症，这就需要我们严格把握手术适应证，评估手术风险及术中仔细操作来减少这些并发症的发生。术者须根据患者个体化差异，结合畸形的病理学原因、局部解剖、并发症发生的相关高危因素及手术团队对不同术式的熟练程度等因素，在矫形效果与可能风险之间做出恰当权衡，针对不同患者制订个体化的最佳治疗方案。

第三节 脊柱截骨矫形术的手术指征及禁忌证

从前面两节我们了解了强直性脊柱炎（AS）脊柱后凸畸形的主要手术截骨方法的

概述、优缺点和各种手术方法适应证、并发症。无论何种手术方式，都存在一定的并发症，而且对于AS患者来说，由于其疾病的复杂性和多器官、多关节累及性，其截骨的手术指征、手术禁忌证的把握显得尤为重要。我们按照脊柱后凸畸形的部位，分为颈胸段和胸腰段来阐述。

一、强直性脊柱炎颈胸段后凸畸形

（一）特征、手术指征和手术禁忌证

AS颈胸段后凸畸形患者主要表现为平视功能和日常生活能力的严重受限。由于颈椎后凸畸形，加上常伴有髋关节屈曲挛缩，患者不能通过伸直膝关节代偿视野的受限，下颌贴在胸壁上，呈"颌触胸"畸形，双眼不能平视前方，视野严重受限。伴张口及吞咽困难者影响正常呼吸和进食，体型消瘦。自行料理个人卫生能力下降致个人卫生状态严重下降。患者可有不同程度的颈部疼痛，部分患者伴有神经损害。Belanger等报道的27例AS颈胸段后凸畸形患者中，7例有反射亢进和轻度的步态异常，3例有严重的步态紊乱或四肢轻瘫。Langeloo等报道的16例患者中，1例伴双足感觉运动功能异常。由于脊柱僵直、矢状面失衡及骨质疏松，患者易发生病理性骨折。Simmons等报道的131例AS颈胸段后凸畸形患者中，41例（78.4%）发生了颈椎骨折。Langeloo等报道的16例AS颈胸段后凸畸形患者中6例（37%）有颈椎骨折。

手术指征包括：①颈胸段严重后凸，颈椎已形成骨性强直；②平视功能严重受限；③下颌骨与胸骨柄接近，无法张口吃饭，日常生活能力严重受限；④颈部严重疼痛；⑤伴神经功能损害，出现神经症状或病理体征；⑥由于颈椎畸形造成椎动脉供血不足，头晕目眩，无法保持平衡；⑦患者有强烈的矫形心理需要及愿意接受手术风险的心理准备。

手术禁忌证：①并发其他严重的系统性疾病；②颈胸段椎管狭窄；③患有心、肺、肝、肾疾病，贫血，高血压，体质差，年龄过大不能耐受手术的患者；④疾病强烈炎症活动期的AS患者；⑤合并胸腰段后凸畸形的病例，应先矫正胸腰段后凸畸形，最后再做颈胸段截骨手术。

（二）手术疗效的评估

颈胸段截骨矫形术能够极大地改善AS颈胸段后凸畸形患者的视野，提高个人卫生和日常生活能力，显著改善外观。通过测量患者颌眉间的连线与水平垂直线的夹角（the chin-brow to vertical angle，CBV）可以评估矫形程度。McMaster报道的CBV平均总矫正角度为54°（30°～71°）。18个月的随访结果表明，矫形丢失度数平均为60°（0°～20°）。Simmons等报道早期114例患者CBV从术前56°（30°～146°）矫正到术后4°（0°～60°），后期的17例患者CBV从术前49°（30°～90°）矫正到术后12°（3°～15°）。他们认为，过度矫正也应该避免，保留10°左右的屈曲可以使患者术后站立时能够平视前方，也能看到地面，日常生活中可以坐在桌子前看书，也可以自己驾车。

大部分患者术后颈部疼痛显著缓解，日常生活功能也明显改善。Belanger等报道的26例AS颈胸段后凸畸形患者中，将患者术前的颈部疼痛分为轻度、中度、严重3个级

别，术后21例患者的疼痛级别得到改善，至少改善一个级别。其中8例患者颈部疼痛消失；19例术前存在吞咽困难的患者术后18例吞咽功能显著改善。McMaster报道的15例AS颈胸段后凸畸形患者术前不能参加工作，术后有4例重返工作岗位。Tokala等通过个人满意度问卷征询患者的满意程度，将极好、好、满意、没有改变、不满意或很差作为选择项目，8例患者中3例答复为极好，5例反应为好。Simmons等报道的131例患者也同样表示对矫形效果满意。

二、强直性脊柱炎胸腰段后凸畸形

手术指征：①矢状面失衡，伴有无持续性疼痛性脊椎炎，保守治疗无效；②髋关节过伸功能良好但后凸畸形进展致躯干前倾；③后凸畸形＞50°；④功能削弱、严重的进展性胸椎后凸畸形伴平视能力丧失而产生社会和心理影响。

除了适应证的选择外，AS截骨矫形的手术时机选择也是影响疗效的重要因素，因为若在AS活动期内行截骨矫形，手术创伤易诱发炎症破坏加重。因此，准确判断AS是否处于活动期相当重要。AS活动期的临床征象为疼痛、晨僵和睡眠障碍。此外，红细胞沉降率、C反应蛋白是评价AS活动性的重要指标，处于AS活动期的患者50%～70%有红细胞沉降率和C反应蛋白增高。疼痛不但能反映活动性炎症及骨结构的破坏，同时也是评价AS疾病进展、严重程度和治疗效果的有用指标，AS活动期的腰痛表现为炎性腰背痛。Calin等认为，如果以下5种特征中（发病年龄＜40岁、背痛＞3个月、潜在性发作、晨僵、活动后改善）有4条存在，则定义为炎性腰背痛。

AS后凸畸形手术治疗的目的在于矫正畸形，而不是阻止其病程发展，而且手术本身可激活已经停止活动的病变。因此，截骨矫形的手术时机除遵循上述手术指征外，还必须同时满足下列条件：腰痛停止6个月以上（力学性疼痛除外）；红细胞沉降率连续2次正常；C反应蛋白正常范围。若不能满足上述3个条件，手术不仅可诱发病情进展而引起炎性腰背痛加剧、后凸加重，而且不能有效预防矫正度的丢失。在加速进展期内接受手术治疗的患者，其腰痛主要表现为力学性疼痛，腰部失去支撑的疲劳感，行走后腰痛加剧，卧床后腰痛缓解。术后疲劳性疼痛改善明显，主要是因为截骨增加了腰椎前凸，恢复了脊柱矢状面平衡。

手术禁忌证为：①并发其他严重的系统性疾病；②胸腰段椎管狭窄；③患有心、肺、肝、肾疾病，贫血、高血压、体质差、年龄过大不能耐受手术的患者；④疾病强烈炎症活动期的AS患者；⑤合并髋关节强直患者，应先做全髋关节置换手术，再做脊柱后凸截骨矫形术。

AS是以侵犯骶髂关节和脊柱为特征的一种脊柱关节病，首先影响中轴骨骼，引起从尾到头方向进行性加重的畸形。对于伴有疼痛、残疾畸形及不能平视的患者应考虑手术治疗。AS由于其疾病的复杂性、多系统的累及，手术难度大，手术并发症的概率相对较大，要严格掌握手术指征及手术时机，并严格对照手术禁忌证。

由于AS的发病机制和病因目前仍不清楚，其病程漫长，目前还没有一种有效的药物能制止其疾病的发展。手术的目的是矫正畸形并改善功能，而不是治疗疾病本身，手术最好在病变停止活动后进行。由于手术本身可能激活已静止的病变，因此在手术的同时要注意继续疾病本身的治疗。手术的目的和意义及术后康复的注意事项必须在手术前向患者及其家属充分说明，并要劝告患者术后最好应佩戴支架至病变停止、红细胞沉降率正常为止，且术后不能参加背物劳动及伏案工作，以免畸形复发。

（张国宁 徐卫东）

参 考 文 献

［1］Yıldız F，Akgül T，Ekinci M，et al. Results of closing wedge osteotomy in the treatment of sagittal imbalance due to ankylosing spondylitis［J］. Acta Orthop Traumatol Turc，2016，50（1）：63-68.

［2］Qian BP，Jiang J，Qiu Y，et al. Radiographical predictors for postoperative sagittal imbalance in patients with thoracolumbar kyphosis secondary to ankylosing spondylitis after lumbar pedicle subtraction osteotomy［J］. Spine（Phila Pa 1976），2013，38（26）：E1669-1675.

［3］Wang MY，Bordon G. Mini-open pedicle subtraction osteotomy as a treatment for severe adult spinal deformities：case series with initial clinical and radiographic outcomes［J］. J Neurosurg Spine，2016，24（5）：769-776.

［4］Arun R，Dabke HV，Mehdian H. Comparison of three types of lumbar osteotomy for ankylosing spondylitis：a case series and evolution of a safe technique for instrumented reduction［J］. Eur Spine J，2011，20（12）：2252-2260.

［5］Obeid I，Bourghli A，Boissie RE L，et al. Complex osteotomies vertebral column resection and decancellation［J］. Eur J Orthop Surg Traumatol，2014，24 Suppl 1：S49-57.

［6］Wang Y，Lenke LG. Vertebral column decancellation for the management of sharp angular spinal deformity［J］. Eur Spine J，2011，20（10）：1703-1710.

［7］Dorward IG，Lenke LG. Osteotomies in the posterior-only treatment of complex adult spinal deformity：a comparative review［J］. Neurosurg Focus，2010，28（3）：E4.

［8］Auerbach JD，Lenke LG，Bridwell KH，et al. Major complications and comparison between three-column osteotomy techniques in 105 consecutive spinal deformity procedures［J］. Spine（Phila Pa 1976），2012，37（14）：1198-1210.

［9］Doherty JH. Complications of fusion in lumbar scoliosis. Proceedings of the Scoliosis Society［J］. Eur Spine J，2013，22 Suppl 2：S242-253.

第7章　脊柱病变的影像学表现及分型标准

第一节　脊柱病变的影像学表现

强直性脊柱炎（AS）的病理性标志和早期表现之一为骶髂关节（sacro iliac joint, SIJ）病变。脊柱受累晚期的典型表现为脊柱关节炎（SpA）的"竹节样改变"。在发现和随访新骨形成方面，X线检查的作用极其重要，如可观察脊柱的韧带骨化。但是，在同MRI对比之下，X线检查只能检测到慢性的骨质改变或破坏，这只是炎症的结果，不能反映炎症发生的过程。因此，尽管X线检查是观察疾病慢性变化的主要选择并广泛用于对患者的诊断，但是并不适合SpA的早期诊断。对于临床早期或可疑病例，多选择CT或磁共振成像（MRI）检查。由于CT的辐射较普通X线大，应仅作为诊断使用，不应反复检查。

一、X线检查

自20世纪30年代起，骶髂关节和脊柱的X线检查就已经成为AS患者诊断及分期的重要手段。X线表现及变化对诊断具有确定性意义。AS最早的变化主要发生在骶髂关节。在X线片上表现为骶髂关节的软骨下骨边缘模糊，骨质破坏，关节间隙狭窄，骨密度增高甚至出现关节融合。

AS患者脊柱的X线表现主要为椎体的骨质疏松和方形变，关节突关节显示模糊，椎旁韧带钙化及骨桥形成。晚期广泛而严重的骨化性骨桥表现称为"竹节样改变"。AS在其他部位主要的X线表现为耻骨联合、坐骨结节和肌腱附着点（如跟骨）的骨质破坏，伴邻近骨质的反应性硬化及绒毛状改变，可出现新骨形成。

骶髂关节和脊柱的X线片和磁共振成像（MRI）是作为对脊柱关节炎（SpA）患者的诊断和随访，以及评估疗效的最重要的成像技术。而且在中轴骨以外的其他位置的病变也可以通过这些方法发现。在一般情况下，因为SpA的病情发生变化比较缓慢，所以，在随访的患者当中，最多每2年做1次X线片检查即可，而根据实际的临床情况及病情变化，MRI可以更加频繁地使用。

1.骶髂关节炎　　所有AS均存在骶髂关节炎，且骶髂关节为本病最常受累部位，故临床凡是怀疑AS的患者，均应常规拍摄X线骨盆正位片（骨盆正位片除了可以了解骶髂关节的病变以外，还可以观察到髋关节、坐骨结节和耻骨联合的病变）。临床上80%以上的AS病例在X线上主要表现为对称性、双侧的骶髂关节侵袭性病变，且病变多数从骶髂关节的下2/3开始。病变早期可出现骨质脱钙、关节轮廓模糊、间隙增宽等征象。随后骶髂关节的髂骨边缘出现骨质硬化，关节两侧的关节面呈虫蚀状或锯齿状骨质侵蚀破坏，关节间隙增宽。晚期两侧关节面骨质增生硬化，关节间隙变窄、消失，发生骨性强直。而软骨下骨化带也可消失。

由于骶髂关节是一个形状不规则的关节，为了更好地观察它，得出最优化的视图，人们提出了很多不同影像学的方法。但是这些方法并没有一种被公认为明显优于其他方法。因为在脊柱关节炎（SpA）中，髋关节较常受累，国际脊柱关节炎评估协会（ASAS）建议拍摄整个骨盆的X线片，可以同时评估髋关节和骶髂关节。有学者根据髋关节受损的情况提出强直性髋关节炎的分期：①Ⅰ期：两侧髋关节轻度病变；②Ⅱ期：髋关节间隙变窄伴随关节周围的明显异常；③Ⅲ期：髋关节严重狭窄伴随关节周围的严重异常；④Ⅳ期：髋关节韧带骨化融合或骨性融合。以髋关节软骨坏死的程度对强直性髋关节炎的分期，体现了预后功能的判断。掌握这一新方法后，医生们通过X线片即可进行强直性脊柱炎分期诊断，指导功能预后评估。

2.脊柱病变（脊柱关节炎，SpA） 多自腰骶部开始，自下而上蔓延。早期多数伴有骨质疏松，逐渐出现关节突间关节的轮廓不清晰，关节面破坏，关节间隙狭窄，进而出现椎旁韧带骨化，导致脊柱的骨性强直，出现"竹节样改变"。椎体早期的X线改变是Romanus损害，即为椎间盘边缘的侵蚀。由于椎间盘纤维环及椎旁韧带广泛钙化和骨化，在椎体两侧形成骨桥连接，表现为竹节状脊柱，此为AS的特征X线表现之一。椎体呈方形变，椎间隙正常。棘间、棘上韧带及两侧小骨突关节软组织骨化和骨性僵直，X线正位片可见三条平行的纵行带状密度增高影。此为AS特征X线表现之二。

当用X线检测脊柱时，颈椎和腰椎应该包括在内。虽然胸椎的变化很常见，但由于其上面覆盖着肺组织，导致病变较难发现，所以对胸椎的X线检查没有进行常规要求。

图7-1显示了典型的AS脊柱病变的X线表现，可以看出：由于炎症和新骨形成的原因，接近正方形的椎体正在改变形状重塑，因为炎症和椎旁韧带骨赘的形成，椎体边缘出现硬化。AS韧带骨化形成的骨赘通常生长在一个垂直的方向，而在脊柱其他的退行性疾病中，典型的骨赘是在水平方向生长（图7-2）。图7-3显示了一个已经出现关节强直的AS患者，随时间推移而表现出来的关节突关节的僵硬，$C_{2\sim3}$及$C_{6\sim7}$钩突关节明显增生、狭窄。

3.鉴别诊断

（1）髂骨致密性骨炎：多见于中、青年女性，尤其是有多次怀孕、分娩史或从事长期站立职业的女性（图7-4）。主要表现为慢性腰骶部疼痛，劳累后加重，有自限性。临床检查除腰部肌肉紧张外无其他异常。诊断主要依靠前后位X线片。其典型表现为在髂骨沿骶髂关节之中下2/3部位有明显的骨硬化区，呈三角形者尖端向上，密度均匀，不侵犯骶髂关节面，无关节狭窄或糜烂，界线清楚，骶骨侧骨质及关节间隙正常。

（2）弥漫性特发性骨肥厚（DISH）综合征：发病多在50岁以上男性，也有腰背部疼痛、脊柱僵硬感及逐渐加重的脊柱运动受限。其临床表现和X线片所见常与AS相似。但是，该病在X线片可见韧带钙化。常累及颈椎和低位胸椎，经常可见连接至少4节椎体前外侧的流注形钙化和骨化，而骶髂关节和脊椎骨突关节无侵蚀，晨起僵硬感不加重，ESR正常及HLA-B27阴性。图7-5显示了一个弥漫性特发性骨肥厚患者的X线表现（DISH，老年强直性脊椎骨肥厚症，也被称为福雷斯蒂尔病），是进展型AS的一个重要的鉴别诊断。

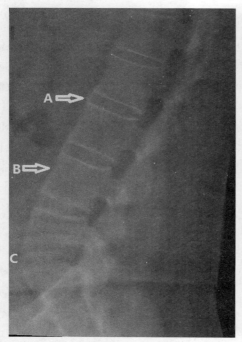

图7-1　AS的典型脊柱影像学表现

A.韧带骨化桥接；B.骨质破坏和硬化；C.小的韧带骨赘

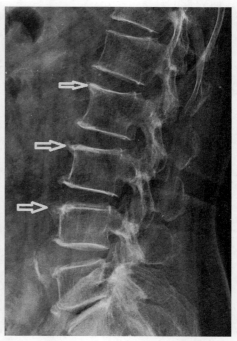

图7-2　脊柱退行性疾病引起的骨赘的X线片表现

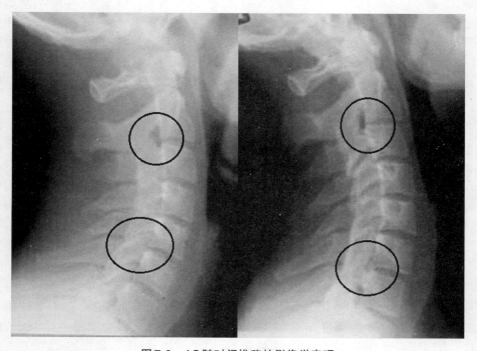

图7-3　AS随时间推移的影像学表现

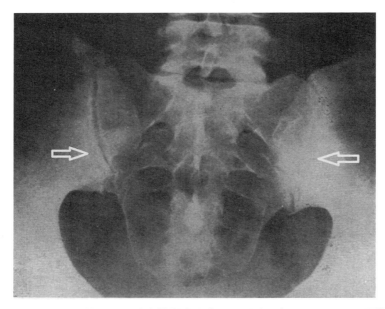

图7-4　45岁女性，髂骨致密性骨炎患者，下腰痛3个月，HLA-B27阴性

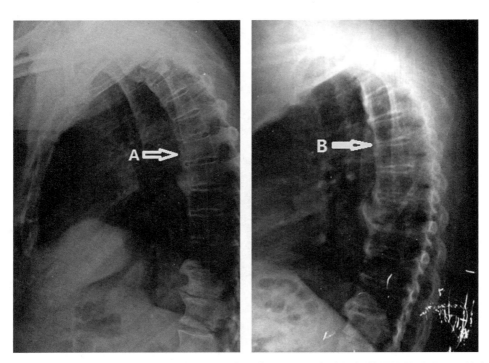

图7-5　患者男性75岁，症状主要表现为慢性腰背痛，主要在前纵韧带骨化伴随着严重的脊柱退行性变，且并没有典型的韧带骨赘。虽然在X线片表现中，韧带的骨化和骶髂节的强直极其相似，但骶髂关节的X线检查大多正常

A.韧带骨化而没有韧带骨赘；B.椎间盘骨化，骨赘形成

二、CT

AS早期主要表现为骶髂关节（SIJ）的病变，但由于骶髂关节的结构比较复杂，加之盆腔内脏器如肠道、肠内积气及粪便等的干扰，早期的骶髂关节炎较难分辨。所以普通X线片既不利于显示复杂的骶髂关节结构，也难于显示其早期的微小改变。对临床高度疑似，骨盆X线片正常或不能确定，以及骨盆X线平片显示Ⅱ级骶髂关节炎者，须进一步行CT检查以明确。

CT的分辨力高，层面无干扰，能清晰显示关节间隙，便于测量，可以比常规X线检查提供更多的信息，如软骨下囊性变、骨皮质中断及轻微的软骨下侵蚀等，因此比常规X线检查更能达到早期诊断的目的。对于早期骨病变的探查，如侵蚀和部分强直，CT可能是最好的方法。

但即便是这样，CT能够最早确诊的AS一般也已有5～10年的病史。因此，必须结合临床表现才能尽可能早期地确诊AS。对于临床出现腰骶部症状的患者，如果发现骶髂关节对称性病变，就要考虑到本病的可能。

根据Rome提出的诊断标准：①持续3个月以上的下背痛和僵硬，休息后不缓解；②胸椎段痛和僵硬；③腰椎运动受限；④胸部扩张受限；⑤有虹膜炎及其后遗症病史；⑥影像学表现有双侧骶髂关节的特征性改变。

国内学者曾经提出了骶髂关节炎CT的Ⅱ～Ⅳ级的表现：①Ⅱ级：软骨下局限性骨硬化、骨皮质模糊不清、斑块状缺钙、轻度侵蚀和微小囊变，关节间隙正常；②Ⅲ级：严重的软骨下侵蚀、囊变，关节间隙不均匀变窄或部分强直，韧带部分受累增多；③Ⅳ级：完全性强直和韧带。

就诊断是否存在肯定的骶髂关节炎而言，只要X线平片骶髂关节炎Ⅲ级以上，诊断一般不成问题，而X线平片显示Ⅱ级或Ⅱ级以下骶髂关节炎者，一般需要CT检查才能确定，如图7-6所示。

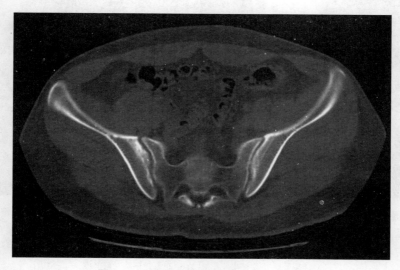

图7-6　双侧Ⅱ级骶髂关节炎的CT表现

1937年Anderson首次报道AS患者会出现进行性脊椎及椎间盘损害，因此习惯上称其为Anderson损害（Anderson lesion，AL）。AL发病率尚不确切，文献报道为1%～28%。

该病作为AS后期的一种并发症，是发生于椎间盘-椎体界面的破坏性病变，可累及脊柱前、中、后三柱，多发生于胸腰段，导致局部疼痛加重，后凸畸形，甚至神经损伤等。由于缺乏确切诊断标准，AL同时又被称为椎间盘-椎体病变、破坏性椎体病变、脊柱假关节等。AL的病因及发病机制多样。AS后期脊柱骨性强直、椎体骨质疏松，导致脊柱骨脆性增加，加之胸腰段为骨化的胸椎，肋椎关节区与下腰椎的交界区承受的应力最大，在轻微外力，甚至无外力的情况下即可发生应力骨折，此类AL多为单一部位病变。脊椎及椎间盘炎为AL的主要病因，此类AL可发生在多个脊椎，且病变多经椎间盘，为AS炎症侵蚀椎体及椎间盘的特殊病理改变。在观察病损的范围和程度方面，CT优于X线检查，尤其是CT矢状面重建片上，可以清楚地显示脊柱后方的骨折情况及关节突关节的不融合状态。CT横断面可以准确地定位病变椎体的部位、损害程度及椎管狭窄情况。图7-7显示从先前发生的椎间盘炎，随后在该节段造成的不完全骨折。值得注意的是，作为局部和全身炎症的结果，脊柱骨质疏松症在AS患者中更常见，与年龄匹配的对照组相比，脊椎骨折的风险增加，但非脊椎骨折的发生率增加。

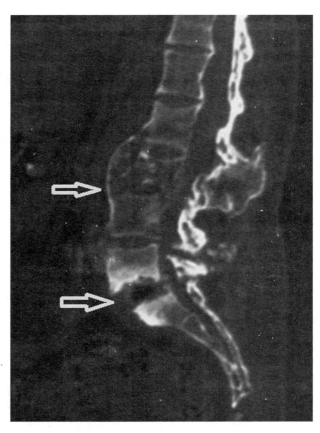

图7-7　AS患者合并Anderson Ⅱ型病变

三、MRI

MRI在评价软骨病变方面的优势已经得到证实。MRI能观察到骨髓水肿、软骨的异常改变及骨髓内脂肪沉积，可作为AS的骶髂关节炎早期诊断方法。

AS常规的MRI检查技术有以下几种序列：SE序列T_1加权成像能较好地显示解剖结构，通常用来评估慢性炎症引起的结构性变化。而炎症的急性期变化可以通过T_2加权脂肪抑制快速自旋回波序列、短时间T_1反转恢复序列（STIR）、动态增强三种方法。他们都可以很好地显示急性炎症期骨髓的高信号影。T_2加权脂肪抑制快速自旋回波序列和STIR序列对自由水异常灵敏，因此，在炎症急性期的组织中呈现高信号。动态增强可以对骶髂关节炎症程度进行量化分析。关节软骨通常用快速场回波、三维水选择成像序列进行显示，而后者对关节软骨的显示更为清晰，可以很好地区分骶、髂骨侧的软骨。MRI弥散加权成像（DWI）技术是近年来刚发展起来的，唯一能在活体检测到组织内水分子扩散运动的无创影像学技术，现已逐步用于骨骼肌系统，为骨髓异常病变的早期发现提供了新的方法。

骶髂关节炎MRI诊断标准是关节骨皮质侵蚀、软骨下骨质硬化和骨髓水肿。骨皮质侵蚀处T_1WI抑脂成像表现为较高或中等信号缺失；邻近骶髂关节的软骨下骨质内信号不均匀，这与骨髓内脂肪沉积和骨质硬化有关。骨髓水肿快速STIR成像表现为异常的高信号强度，关节腔内液体信号加强，并在T_1和T_2加权成像上软骨下骨髓的脂肪信号显示不均匀增高，这提示有炎症活动。

在AS发展过程中，首先出现胸、腰段脊柱椎间盘的侵蚀，MRI能在早期观察到这种变化。此阶段，胸、腰椎间盘T_1加权图像表现为低强度信号，T_2加权图像为高强度信号，使用对比剂后同样增强。MRI还可确诊AS并发骨折、假性关节炎和硬脑膜、软组织韧带改变等疾病。

在过去十年中，SpA患者的骶髂关节和脊柱的MRI检查为更好地了解疾病的病程、早期诊断和临床试验的客观结果做出了重大贡献。高分辨率的可视化的T_2加权脂肪抑制快速自旋回波序列，或短时间T_1反转恢复序列（STIR）是对活动性炎症性改变的最好的观察方法。这些方法可以检测到即使是轻微积液如骨髓水肿。如果没有脂肪抑制，用这种技术则不能与脂肪变性相鉴别。另外，在脂肪抑制T_1加权序列中，顺磁性造影剂（钆）在炎性组织（骨关节炎）中的显影更加明显。这两个序列提供了大量重叠的信息，尽管偶尔应用这两种方法可以提供额外的价值。慢性病变，如脂肪变性、骨质破坏最好使用T_1加权快速自旋回波序列。

MRI的SI关节成像采用沿骶骨长轴的半冠状截面方向。骶髂关节典型的活动性炎症期病变包括：软骨下骨髓水肿、滑囊炎、滑膜炎和附着点炎。活动性骶髂关节炎伴随软骨下骨髓水肿的一个典型的例子，如图7-8所示。

存在滑膜炎、滑囊炎或附着点炎但无伴随的软骨下骨髓水肿/骨性关节炎只是骶髂关节

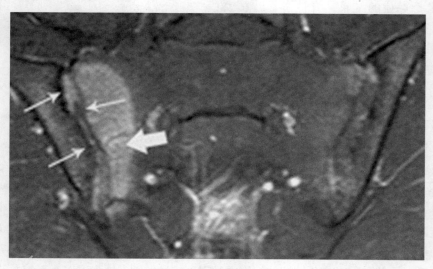

图7-8　右侧进行性的骶髂关节炎的MRI表现，箭头所示处为骨髓水肿

炎的表现，但不足以做出活动性骶髂关节炎的诊断。活动性骶髂关节炎需要与感染性骶髂关节炎（通常也影响周围的软组织）、髂骨或骶骨骨折、骨肿瘤作鉴别诊断。T$_1$加权序列可以鉴别慢性病变，如骨质破坏和脂肪变性，这些都是慢性损害的早期征象（图7-9）。

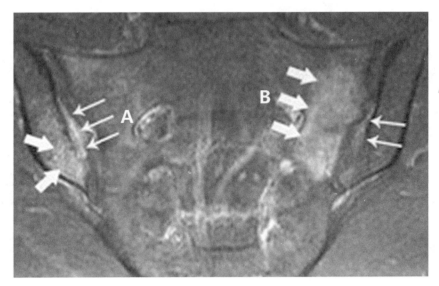

图7-9　慢性骶髂关节炎的MRI影像
A.骨质破坏；B.脂肪退变

一个有效的脊髓成像序列包括矢状T$_1$加权快速自旋回波序列和矢状面的脂肪抑制T$_2$加权快速自旋回波序列或超高分辨率的STIR。整个脊柱的冠状切面可用于更好地评估和肋横突关节、肋椎关节突关节的病变情况。脊柱活动性炎症患者的一些例子如以下图所示：位于前方的脊柱炎症（图7-10），位于后方的脊柱炎症（图7-11）和椎间盘炎（图7-12）。

有时，一个重要的，也很难鉴别的诊断是糜烂性骨软骨炎（图7-13）。这种疾病是一种退行性椎间盘病变的后果，它类似于SpA患者出现椎间盘炎。这些病变最常见于腰椎，患者通常没有其他典型的AS/SpA表现，且骶髂关节表现正常。T$_1$加权序列也可以在轴向SpA患者的脊柱中检测到类似于骶髂关节的慢性病变，如骨质破坏和脂肪变性。

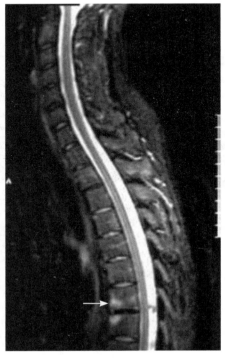

图7-10　前侧脊柱炎症的MRI表现，箭头所指为脊柱前方的活动性炎症表现

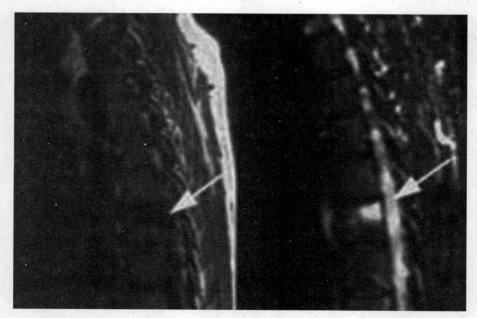

图7-11　后侧脊柱炎症的MRI表现

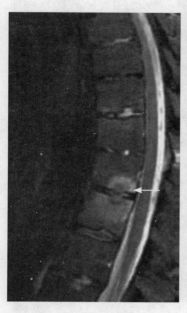

图7-12　轴向脊柱炎中的椎
间盘炎的MRI表现

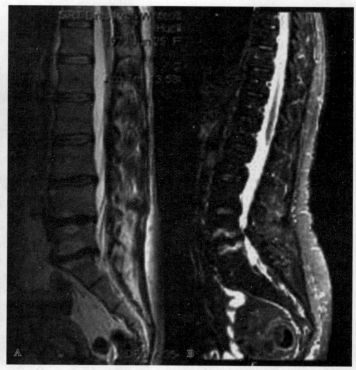

图7-13　糜烂性骨软骨炎伴骨髓水肿

A.水肿早期，并没有严重骨质破坏；B.严重发展后引起的水肿和骨质破坏

四、其他影像学检查方法

几十年来，单光子发射体层成像（SPECT）及骨闪烁扫描被越来越多地应用于检测SpA患者的活动性炎症。然而，由于敏感性和特异性有限，它不再在SpA患者的诊断和治疗中发挥作用，已经逐渐被磁共振成像所取代。SPECT核素骨显像是一种反应骨代谢的显像方法，由于病变处的血流量和代谢活动高于正常组织，因此吸收放射性核素增多而使病变处呈放射性浓聚表现。它可以诊断急慢性背部疼痛，而这也是慢性AS的特征表现之一。骨闪烁扫描和SPECT一起应用可以提高诊断准确性。骨闪烁扫描在诊断AS疾病的应用中以前受到很大的限制。然而，它在研究椎体方面有一定价值，因为可以揭示大多数这类患者中一个或更多病变处核素的摄入量。骨闪烁扫描适用于病情较长伴反复后背痛的早期假性关节硬化患者。

五、影像学评价

骶髂关节炎是AS的典型特征。X线检查是骶髂关节的基本检查方法。它同SPECT比较前者特异性高、后者敏感性高。两者结合敏感性和特异性更具有价值。放射性核素扫描能帮助确诊骶髂关节的炎性反应，但是其敏感性和特异性均不高。虽然X线诊断骶髂关节炎的阳性率很高，但往往在临床症状发生5～10年才有X线表现，这时病情已进入晚期，对治疗不利。大量研究表明，UCG、CT、MRI对AS早期确诊更有帮助，但谁更有优势尚不确定。我们建议传统X线片仍为首选，但由于X线检查的敏感性较低，可能会延误诊断，所以根据患者的临床表现，应适当地应用其他影像学方法作为辅助手段。当骶髂关节炎在X线片上显示不清或正常时，临床又高度怀疑AS，我们建议首选CT，必要时行MRI检查。动态MRI可诊断急性和慢性骶髂关节炎，儿童用动态MRI检查更准确。病程较短、活动期的AS可以较早出现脊椎炎，使用MRI脂肪STIR序列检查可帮助确诊。当病史和体检提示有AS、骶髂关节炎并要依据放射学评分进行治疗时我们首选CT，并应对可疑患者进行CT随访1～2年加以确诊。SPECT可一次进行全身骨显像，因此对病变累及范围和病情的全面评价有重要的参考价值。

第二节　脊柱病变的分型标准

近年来较多用1984年修订的AS纽约标准。对一些暂时不符合上述标准者，可参考有关脊柱关节病（SpA）的诊断标准，主要包括Amor、欧洲脊柱关节病研究组（ESSG）和2009年ASAS推荐的中轴型SpA的分类标准。

一、改良纽约标准

目前仍被广泛使用的是改良纽约标准。根据该标准，AS的主要诊断标志为X线片上表现出来的骶髂关节（表7-1）。骶髂关节炎分级使用的评分系统，如表7-2所示。如果患者具有双侧2级的骶髂关节炎或单侧3级及更严重的骶髂关节炎，再加上1项临床标准，如临床炎性腰背痛综合征或脊柱活动度的下降，则可以确诊AS。由于引起脊柱受累的韧带骨赘的发展通常发生在疾病过程较晚阶段，而且除了骶髂关节外，脊柱很少受到影响，脊柱的影像学改变不是这些诊断标准的一部分。正常和异常的骶髂关节是如图7-14至图7-16所示的例子。

表7-1　强直性脊柱炎的改良纽约标准

临床标准
- 大于3个月的下腰背部疼痛和僵硬，运动后加重，休息后无缓解
- 腰椎同时在矢状面和冠状面的运动受限
- 相对于同样性别和年龄的正常值，胸部扩张度受限

影像学标准
- 双侧骶髂关节炎大于2级或单侧骶髂关节炎3～4级

表7-2　骶髂关节炎的影像学分级

0级	正常
Ⅰ级	可疑病变
Ⅱ级	轻度异常-小的、局限性的骨质破坏或硬化，没有涉及关节间隙
Ⅲ级	明确的异常-中、重度的骶髂关节炎，伴有一项（或几项），包括骨质破坏、硬化，关节间隙增宽或缩小，部分强直
Ⅳ级	严重的病变，关节完全强直

注：影像学标准合并至少1项临床表现时，即可确诊AS

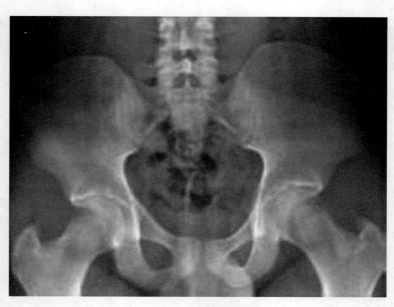

图7-14　0级，正常的骶髂关节

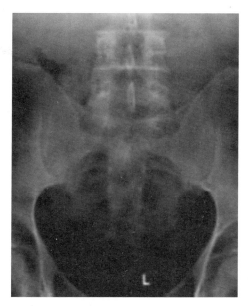

图7-15 1～2级骶髂关节炎（左侧为1级，右侧为2级）

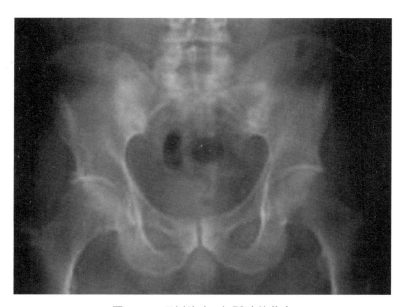

图7-16 双侧均为3级骶髂关节炎

二、ESSG诊断标准

炎性脊柱痛或非对称性以下肢关节为主的滑膜炎，并附加以下任何1项，即：①阳性家族史；②银屑病；③炎性肠病；④关节炎前1个月内的尿道炎、宫颈炎或急性腹泻；⑤双侧臀部交替疼痛；⑥肌腱端病；⑦骶髂关节炎。符合者可列入此类进行诊断和治疗，并随访观察。

三、2009 年 ASAS 推荐的中轴型 SpA 的分类标准

起病年龄＜ 45 岁和腰背痛≥ 3 个月的患者，加上符合下述中的 1 种标准：①影像学提示骶髂关节炎加上≥ 1 个下述的 SpA 特征；② HLA-B27 阳性加上≥ 2 个下述的其他 SpA 特征。其中影像学提示骶髂关节炎指的是：① MRI 提示骶髂关节活动性（急性）炎症，高度提示与 SpA 相关的骶髂关节炎或②明确的骶髂关节炎影像学改变（根据 1984 年修订的纽约标准）。

SpA 特征：①炎性背痛；②关节炎；③起止点炎（跟腱）；④眼葡萄膜炎；⑤指（趾）炎；⑥银屑病；⑦克罗恩病，溃疡性结肠炎；⑧对非甾体抗炎药（NSAIDs）反应良好；⑨ SpA 家族史；⑩ HLA-B27 阳性，CRP 升高。

（一）X 线评分

X 线应用于 AS 的诊断已有很长时间。1961 年罗马标准首次使用 X 线片评价骶髂关节炎来诊断 AS，这为 AS 的确诊开辟了一条新的途径，但是它的局限在于忽略了其他椎体的病变，所以未制定严重程度判定标准，使其在临床应用中受到限制。1966 年的纽约标准在罗马标准基础上进行修订。它要求诊断 AS 须存在明确的骶髂关节炎，并对 X 线骶髂关节炎的特征做了描述和严重程度分级，其诊断敏感性和特异性有所提高。1984 年 Van Der Linden 在人群和家族调查的基础上，对纽约标准进行修改，提高了 AS 诊断的敏感性。现今广泛使用的是 1984 纽约标准：在评价骶髂关节时，年龄因素很重要，因为骶髂关节的 X 线 Ⅱ 级指有局限性硬化和侵蚀在内的变化，而老年人经常有这些变化，并且倾向于融合。因此，存在诊断变异性的主要问题在于骶髂关节的 Ⅰ 级变化和 Ⅱ 级变化，见表 7-2。尤其在疾病早期和那些没有进展为脊柱关节强直的患者，其他的技术如 CT 和 MRI 可能更适用。

据报道 50 岁以上的 AS 患者不适用于 1984 纽约标准，因为此时大多数患者的椎体炎症进展程度较骶髂关节炎明显，采用骶髂关节炎分级系统会影响分期的准确性以及治疗和预后，此时的分期最好根据椎体影像变化进行评分。为了解决这个问题，许多放射学专家提出了不同的 X 线评分方法。Glasgow Radiological Index（GRI）采用腰椎和骶髂关节侧位综合评分，骶髂关节按照纽约标准评分，腰椎按照椎体凹陷度和韧带骨赘数量评分。Averns HL 报道强直性脊柱炎脊柱评分系统（stoke ankylosing spondylitis spine score, SASSS）采用腰椎侧位评分，最大评分 72（完全性强直）：侵蚀，方形改变、硬化 1 分；韧带骨赘 2 分；完全性骨桥 3 分（表 7-3）。

表 7-3　SASSS 评分系统（0 ～ 72 分）

评分	分级
0	正常
1	骨质侵袭、硬化剂方形变
2	韧带骨赘形成
3	韧带骨赘出现桥接

注：在侧位片上评价腰椎及颈椎从 C_2 下终板到 T_1 上终板

但是以上方法均忽视了椎体后方骨质融合，导致单独出现此情况的AS患者评分较低；侧位片也不利于观察韧带骨赘和融合，直接影像临床分级的准确性。因此，Mackay K在实验的基础上得出强直性脊柱炎放射学指数（bath ankylosing spondylitis radiology index，BASRI）分级系统，认为此系统应用起来可靠，特异性强，见表7-4。它采用腰椎前后位、侧位和骶髂关节、颈椎侧位综合评分。骶髂关节按照纽约标准评分。腰椎和颈椎按照BASRI-spine系统分级，见表7-5。

表7-4 BASRI评分系统（骶髂关节及脊柱的平均分）

评分	分级
0	正常
1	可疑（无明确的变化）
2	轻微病变（轻度的骶髂关节炎，可见的骶髂关节边缘模糊，关节周围僵硬，轻度侵蚀，可能伴随关节间隙狭窄）
3	中度病变（中度的骶髂关节炎，骶髂关节双侧均出现模糊和硬化，侵蚀性改变及关节间隙狭窄）
4	严重病变（关节的完全融合和僵硬）

表7-5 腰椎和颈椎的评测（BASRI-spine）

评分	分级	腰椎和颈椎的评测
0	正常	无变化
1	可疑变化	无明确的变化
2	轻度	病变部位≤2个椎体，大量的侵蚀、方形改变或硬化，有或没有韧带骨赘
3	中度	病变部位≥3个椎体，韧带骨赘，2个椎体有或没有骨质融合
4	重度	骨质融合出现≥3个椎体

由于侧位片胸椎与肩胛骨、肋骨影像重叠导致图像欠清，所以此系统未对胸椎评分。

部分AS患者晚期累及髋关节，髋关节的评分方法：①Ⅰ期：两侧髋关节轻度病变；②Ⅱ期：髋关节间隙变窄伴随关节周围的明显异常；③Ⅲ期：髋关节严重狭窄伴随关节周围的严重异常；④Ⅳ期：髋关节韧带骨化融合或骨性融合。

（二）MRI评分

Braun等在1996年提出了一个相似的骶髂关节炎的MRI评分方法：

1.活动指标　增强<25%，0（正常）；增强30%～80%，A（中度骶髂关节炎）；增强>80%，B（严重骶髂关节炎）。

2.慢性指标　0：正常；1：较少不确定的变化；2：≤2处侵蚀、硬化；3：多于2处侵蚀，少于1/4的关节强直；4：关节强直。

在这个方法里，急性和慢性炎症的变化情况被分别评估，为临床治疗起到了指导性的作用。

目前使用比较多的脊柱活动性损伤的MRI评分系统包括SPARCC脊柱评分系统及ASspiMRI系统，它们得到了较多患者数据的验证。

在SPARCC系统中，整个脊柱都会被评估，但只有6个损伤最严重的椎体单位被评分，评价3个连续的矢状面。每个椎体被分为4个象限，即上前、上后、下前和下后部。每个象限中根据STIR序列扫描中有无高信号的骨髓水肿，以及根据信号强度和深度来评分。每个区域内出现高信号骨髓水肿计1分，无计0分，每个椎体单位最高得分为12分。在任何一个层面中，如果在任何象限显示强烈信号的病变，则再加1分。类似地，存在于在任何象限中显示病变≥1cm，则加1分。所以，每个层面最高得分为6分，三个层面总分为18分。

对于骶髂关节来说，SPARCC主要选择STIR序列扫描结果中的4～9层，共6个层面进行评分。分别从以下三个方面进行计分：①累及范围计分：每层的每一侧骶髂关节均被划分为4个象限，每个象限内出现高信号骨髓水肿计1分，无则计0分，6个层面双侧骶髂关节总计48分；②水肿强度计分：每一个层面每一侧骶髂关节病灶信号接近或超过同侧髂前静脉信号则加1分，6个层面双侧骶髂关节总分12分；③水肿深度计分：每一个层面每一侧骶髂关节病灶水肿超过1cm加1分，6个层面双侧骶髂关节总分12分。总分为以上三者之和，最高72分。

在ASspiMRI方法中，一共有23个椎体被评估，病灶根据从前到后的水肿严重程度分别评为0～3分，若合并骨侵蚀，则评4～6分，见表7-6。

表7-6　AS患者急、慢性脊柱损害的MRI评分系统（ASspiMRI）

急性期评分	
0	正常，无损害
1	较小范围的骨髓水肿，≤25%
2	中度范围的骨髓水肿，≤50%
3	大面积的骨髓水肿，>50%
4	小范围的骨质破坏（≤25%），伴有骨髓水肿
5	中度范围的骨质破坏（≤50%），伴有骨髓水肿
6	大面积的骨质破坏（>50%），伴有骨髓水肿
慢性期评分	
0	正常，无损害
1	小范围的硬化或相关类似病变
2	骨硬化或椎体方形变伴或不伴有韧带骨化
3	1～2处韧带骨化或小范围的骨质破坏
4	>2处的韧带骨化或椎间盘炎或严重的骨质破坏
5	椎体骨桥形成
6	椎体融合

有学者研究表明，SPARCC系统优于ASspiMRI，特别是对经验不足的中立观察者来说。在评价药物治疗的结果中，SPARCC评分系统的可靠性及对病变检测的敏感性更高，而ASspiMRI方法的可靠性最差，但需要更多研究加以证明。

（李一凡　朱晓东）

参 考 文 献

［1］Tan S，Yao J，Flynn JA，et al. Zygapophyseal joint fusion in ankylosing spondylitis assessed by computed tomography：associations with syndesmophytes and spinal motion［J］. J Rheumatol，2017，44（7）：1004-1010.

［2］Tang M，Xue L，Shen Y，et al. Efficacy of long-term nonsteroidal antiinflammatory drug treatment on magnetic resonance imaging-determined bone marrow oedema in early，active axial spondyloarthritis patients［J］. Clin Rheumatol，2018，37（1）：245-250.

［3］Zhao Y，Wang Y，Wang Z，et al. Effect and strategy of 1-stage interrupted 2-level transpedicular wedge osteotomy for correcting severe kyphotic deformities in ankylosing spondylitis［J］. Clin Spine Surg，2017，30（4）：E454-459.

［4］Arad U，Elkayam O，Eshed I. Magnetic resonance imaging in diffuse idiopathic skeletal hyperostosis：similarities to axial spondyloarthritis［J］. Clin Rheumatol，2017，36（7）：1545-1549.

［5］Diekhoff T，Hermann KG，Greese J，et al. Comparison of MRI with radiography for detecting structural lesions of the sacroiliac joint using CT as standard of reference：results from the SIMACT study［J］. Ann Rheum Dis，2017，76（9）：1502-1508.

［6］Lambert RG，Bakker PA，van der Heijde D，et al. Defining active sacroiliitis on MRI for classification of axial spondyloarthritis：update by the ASAS MRI working group［J］. Ann Rheum Dis，2016，75（11）：1958-1963.

［7］de Koning A，de Bruin F，van den Berg R，et al. Low-dose CT detects more progression of bone formation in comparison to conventional radiography in patients with ankylosing spondylitis：results from the SIAS cohort［J］. Ann Rheum Dis，2018，77（2）：293-299.

第8章 脊柱截骨矫形术术前准备

强直性脊柱炎（AS）是一种自身免疫性疾病，不能完全治愈。患者从青少年时期就开始发病，经历了漫长而痛苦的病程。晚期病程中有些患者会出现脊柱及中轴关节的畸形强直，伴随骨质的硬度及脆度增加，患者不仅会出现弯腰曲颈受限，而且比正常人更容易发生骨折甚至导致残疾，给社会及家庭造成了巨大的负担。由于长期的慢性疼痛及活动限制，长期服用药物及手术花费对家庭经济造成的负担等因素严重危害了患者的心理健康。

当今，针对AS脊柱畸形矫形治疗的手术技术已相当成熟，不仅手术风险大为降低，术后外观的矫正及生活质量都可以有很大改观，但围术期的准备工作仍然尤为重要。在一台成功手术的基础上，仍然可以从其他发面挖掘提高患者术后满意度的潜力，如做好术前评估、术后护理，强调运动疗法，辅助药物治疗等。

因此，以下将从医、患、护三个方面讨论AS脊柱矫形的围术期准备工作。

一、医师的准备

（一）术前基础病变排查

术前基础病变排查的目的主要是发现并消除潜在的计划手术切口周围的感染灶，如皮肤破损、感染、传染病等。术前检查有无尿路感染、糖尿病足等；查明有无下肢静脉曲张、动脉粥样硬化、肥胖等血栓形成的高危因素，对于严重肥胖伴困难气道的患者术前应判断有无舌后坠，必要时可行正压通气实验，术前、术后积极预防并及时处理血栓栓塞事件的发生。

（二）术前三维有限元及3D打印模型的应用

AS脊柱后凸畸形是一种三维畸形，术前影像学评估尤为重要。手术治疗AS后凸畸形多采取截骨矫正的方法，截骨方式很多，传统的截骨方式主要有PSO、VCR/VCD等术式，而具体采用何种截骨方式，主要从术前二维影像学资料的研究中得出。通过CT、MRI可以得到人体的二维图像，但无法得到立体的三维视觉，尤其在后凸的顶椎区域，由于维度的差别不能全面评估手术风险及预后。过去最常用的方法就是平面剪纸法，即拍摄患者术前站立位正侧位片，分别测量颈、胸、胸腰和腰椎的Cobb角，按照1∶1的比例拓展成纸样，随后找出截骨矫形最有效的位置，根据所要纠正的角度选择截骨方式，并测量颌眉角，确定所采用的截骨方式需要的截骨角度。然而，在面对一些严重的伴随右侧后凸畸形的患者时，二维模型不能有效展现脊柱的三维空间结构，有可能导致截骨术后左、右两侧不对称，在很大程度上也影响手术方式的选择。三维有限元的出现填补了人体三维建模及分析生物力学领域的空白，完整的三维有限元模型不仅可以建立逼真的立体模型，进行术前规划，并且还可以在虚拟模型上进行模拟截骨，进行生物力学分析，后凸矫正后钉棒可能存在较大的应力，而螺钉在相对骨质疏松的强直椎体内把持力可能不足。通过有限元法可以用数学形式概括脊柱的结构，固定材料的性能，计算螺钉在强直椎体中的负荷边界条件，了解脊柱在术前术后的力学变化，随着技术的不断发展，不仅能逼真地模拟椎骨、椎间盘，还能将周围的韧带、肌肉加入模型，进行各项生物力学测试。通过并在模型上进行不同的截骨部位、宽度、节段数的模拟截骨可以模拟分析截骨断端前移、后移、旋转的生物力学应力，以及截骨后人体矢状位平衡参数的评估。但必须承认，AS后凸结构三维十分复杂，人体脊柱的解剖结构也十分复杂，AS患者在此基础上韧带及椎间盘严重骨化，使其材料属性的设定很难完全符合客观事实，同时国内外也缺乏AS后凸的实验数据，致使模型的力学相似性难免受到一定影响。

近年来不断兴起的3D打印技术也对AS后凸畸形手术策略的制订产生了深远的影响。采用3D打印技术建立的3D模型，其与实体相似程度高，能更直观、更准确地反映病情。还可在实体模型上进行三维模拟截骨，测量，分析并制订个体化的手术方案，为截骨手术的精准化、个体化的实施提供依据。

（三）围术期疼痛管理

AS患者的疼痛与疾病的活动期有关。此期患者脊柱后凸畸形可加速进展，进展平均时间为3年，3年中患者外观畸形改变可非常明显。部分患者就是在此期中出现腰痛并加重，腰痛可以在行走后疼痛加剧，而在半卧位时明显减轻。疼痛也能反映骨的结构有无破坏。伴随疼痛，患者在此期内还可有晨僵和睡眠障碍等临床表现。目前认为AS活动期内的腰痛为炎性腰背痛。炎性腰背痛的定义可有如下5种特征中的4种以上：发病年龄<40岁、背痛>3个月、潜在性发作、晨僵、活动后改善。此期内发生腰背痛的患者50%～70%可以有红细胞沉降率和C反应蛋白增高。因此，红细胞沉降率、C反应蛋白的增高也是评价AS活动性的重要指标。应尽量避免在活动期内手术，这是由于在活动期内手术创伤易诱发炎症破坏加重。

AS患者的镇痛应采取多模式镇痛的方式，其中药物镇痛是重要的镇痛方式。药物镇痛包括抗感染药、肌肉松弛药、镇痛药、柳氮磺吡啶和TNF抑制剂，必要时也可给予抗焦虑药。目前，非甾体抗炎药（NSAIDs）是使用频率较高的抗感染药物。

NSAIDs主要通过抑制环氧化酶，阻断前列腺素生成而发挥抗感染及镇痛作用，分为COX-1抑制剂和COX-2抑制剂两种。中、高剂量的NSAIDs可降低髋关节术后异位骨化的风险。由于AS患者的炎性滑膜血管壁上的COX-2表达较高，目前研究发现COX-2抑制剂的作用机制可能与骨保护素生成减少，以及抑制骨形成蛋白从而抑制成骨过程有关，故而COX-2抑制剂可以用来抑制中轴骨的骨形成，也是治疗AS的一线用药。但是当AS进入终末期后脊柱与中轴关节已完全融合，炎症指标已正常，此时继续使用NSAIDs类药物反而有增加心血管时间等药物不良反应的风险。

甲氨蝶呤及柳氮磺吡啶为风湿类疾病的免疫抑制剂，可以控制AS患者外周关节病情的进展，减少疼痛的发生。但尚未有证据支持此类药物可用于治疗中轴型脊柱关节病，且在术前应仔细询问患者有无长期服用此类药物的药物史，提防术后伤口部位感染、延迟愈合等并发症的发生概率。

抗肿瘤坏死因子（TNF-α）是导致 AS 的主要致炎因子，抗 TNF-α 的靶向治疗即是 AS 的主要治疗手段之一，也可缓解晨僵、脊背痛、肌腱末端炎等临床症状。其主要代表药物包括依那西普、英夫利西单抗、阿达木单抗、戈利木单抗等，常用于不能耐受 NSAIDs 类药物的患者，对于晚期活动期的患者也有一定的效果。使用 TNF-α 的靶向治疗时同样也可能增加感染的风险，术前长期服用此类药物的患者同样术后容易发生伤口感染等并发症。

对于围术期的患者来说，疼痛主要来源于原发疾病和手术操作引起的疼痛，或来源于两者的疼痛。围术期镇痛的目的是为了减轻患者术后疼痛程度，提高手术质量，降低手术并发症，提高患者对手术质量的整体评价，并帮助患者更早开展术后康复训练。目前鼓励采用多模式镇痛的方式，以减少药物并发症及对于手术的影响。根据疼痛强度评分给予不同等级的镇痛方式。常见的疼痛评估方法采用视觉模拟评分（the visual analog scale，VAS）的方式。VAS 评分表为一条长 10cm 的渐变色条带，将疼痛分为 0 ~ 10 分，最左侧端是"无痛"，为 0 分，代表没有任何疼痛。而右侧端是"最无法忍受的疼痛"，为 10 分，代表疼痛的最高级别。患者需要在 0 ~ 10 分中选出自己当前所承受的疼痛级别。而随着患者病情进入稳定期，后凸畸形不再进展，此时腰痛主要表现为力学性疼痛。原因是腰部失去支撑产生疲劳感，并且行走后腰痛加剧，卧床后腰痛缓解。这是由于后凸畸形在矢状面的平衡被打破造成的。需要注意的是，患者的疼痛评分并不一定有相关的临床意义。

（四）术前生活质量评估

SF-36 量表是由美国医学结局研究组（medical outcomes survey，MOS）量表中选出的 8 个最重要的生活质量聚焦的方向。MOS 量表评价了 40 个不同的生理和心理健康方面的问题，而 SF-36 正是一个全面评估的生存质量量表，类似 HRQL 量表，而不是年龄、治疗或疾病相关的量表。SF-36 量表共有 8 个模块：躯体功能，生理功能，全身疼痛情况，全身健康情况，活力，社交功能情况，心情和精神健康状况。同样，躯体健康（physical composite summary，PCS）量表和精神健康（mental composite summary，MCS）量表这两个量表可以作为生活质量的辅助量表。SF-12 量表也是脊柱畸形患者中常用的评估量表，并可以用于术前及术后的评估。SF-12 量表是由 SF-36 量表演变而来并且非常相似的 12 个项目的亚量表，相较 SF-36 量表更可靠、有效。

SF-36 量表和 SF-12 量表的价值在于它们可以用来比较脊柱矫形手术与其他手术治疗方式如关节置换或心脏支架置入术后患者的健康状态。

EuroQOL-5D 是一个由描述性评估和视觉评估系统共同构成的间接性健康状态测量工具。描述性系统有 5 个维度，分别是反应能力、自我护理能力、活动性、疼痛/不适和焦虑/抑郁状态。每个维度有 3 个可能的评分等级：无、中等或严重。患者在 5 个维度组成的评分盒中分别画上每个维度最符合自身状态的评分。最后计算综合系数，得分从 1（完全健康状态）至 0（死亡状态）不等。而 EQVAS 评分量表采用一个垂直的可视评分量表记录患者自我评价的健康状态。分数从"理想的健康状态"至"无法想象的糟糕的健康状态"不等。

SRS 问卷包括了疼痛、自我形象、精神状态、功能活动及自我满意度 5 个维度的评价指标，患者填写问卷并计算总分。SRS量表有许多更新版本，包括SRS-30，SRS-29，SRS-24，SRS-23和改良版的SRS-22量表。SRS-22量表与SF-36量表有许多共同的效用，同样与功能障碍评分（oswestry disubility index，ODI）也有很高的相关性，并且比ODI更敏感，更能反映患者客观的生活质量。然而SRS量表尤其SRS-22和改良SRS-22更适用于青少年特发性脊柱侧凸患者。AS患者为脊柱后凸，且年龄较大，并不适用SRS-22量表，而应采用EQOL-5D量表进行评价。

ODI是目前公认的可用于评价腰背部功能障碍患者评价生活质量的标准工具，并且具有有效性、准确性和可重复性。它由10个部分组成，每部分有6个选项，其中第一条对应0分，最后一条对应5分。中间的根据分数的跨度自动平分。10个部分的总分相加除以可能获得的最大分数的百分比就是ODI最后的得分。得分在0～20分为轻微行动障碍，21～40分为中度行为障碍，40～60分为重度功能障碍，60～80分则为残疾。若患者评分在80～100分，则不是卧床不起的病患就是患者夸大了自己的临床症状。最近研究发现，患者的矢状面平衡与ODI密切相关。

（五）髋关节功能的评估

髂前上棘与耻骨联合的连线可以定义为骨盆前平面（anterior pelvic plane，APP）。以APP作为参考可以确定髋臼假体解剖位（the cup anatomical position，CAP）。而将人体站立位冠状面作为参考，可以确定髋臼假体置入的功能位（cup functional position，CFP）。在无脊柱后凸畸形的患者中，患者骨盆无前倾，CAP可以近似为CFP。而当患者存在脊柱后凸时，脊柱矢状面重心代偿，导致患者伸髋、屈膝。APP后倾，不再垂直于地面，此时CAP与CFP则存在明显差异。在这种情况下放置髋关节假体，如采用CAP作为参考，会导致患者术后髋关节运动范围异常、假体前脱位、假体磨损寿命减低等并发症的发生。所以，对于有后凸畸形的患者，髋臼放置时应适当减小放置髋臼的外展和前倾角，以抵消骨盆后倾引起的外展角、前倾角变大。这些内容在之前的章节已有详细描述。但在脊柱后凸畸形的矫形中，尤其患者已行髋关节置换术后，应注意考虑骨盆前倾的角度及CAP，避免骨盆前倾过度矫正，导致患者术后发生髋臼前方撞击，屈髋活动受限等并发症的发生，从而导致一系列生活不便的发生，影响生活质量。

当AS后凸畸形的患者同时具备全髋关节置换术（total hip replacemewt，THR）指征时是否应先行髋关节置换，目前仍存在争论。笔者认为，在矢状面平衡中，髋关节可以对后凸的脊柱进行一部分的代偿作用，矫正脊柱后凸畸形前先行THR有利于进一步精确矫正脊柱矢状面畸形，并可避免THR术后髋关节前脱位的发生。但目前脊柱内固定系统对于矢状面矫形的认识及矫形术后整体矢状面的平衡把控仍有不足，故而术后仍然容易影响假体的功能方向，尤其对于严重的脊柱后凸畸形患者合并髋关节强直，在现行脊柱矫形术时体位摆放都十分困难。故而对于此类患者，关节外科医师应与脊柱外科医师建立良好沟通，制订联合手术计划，确保髋关节运动轴与新的脊柱矢状面相互匹配。

二、患者的准备

强直性脊柱后凸畸形矫形术是一类特重大手术，术前患者也应做好充分的准备工作。

首先患者应保持良好的心情，保证充足的睡眠。脊柱后凸畸形一般为AS病程的晚期，炎症活动已趋于稳定，患者较少出现急性疼痛表现。但当AS合并骨质疏松症时，脊柱整体可出现机械性、伤害性疼痛。此时可适当服用肌肉松弛药和镇痛药，必要时也可服用部分抗焦虑药，确保休息时间的充沛。对于长期服用镇痛药的患者来说，要加强对胃肠道及肾的监测和保护，术前应进食高蛋白、高维生素、高能量、易消化、含有丰富钙和铁的食物，并且避免辛辣之品和烟酒，多饮水。术前应调节肠道菌群，避免术后肠道功能紊乱，减少淀粉摄入，限制肠道菌群的生长，减少面包、土豆、蛋糕等食品的摄入。

后凸畸形矫形手术在俯卧位下进行，患者术前可模拟进行俯卧位训练，目的是可以拉伸脊柱长期前屈导致的腹部皮肤及腹膜的皱缩，从而避免矫形术后腹部皮肤及腹膜张力过大。训练过程中可以用软枕垫于骨性凸起的皮肤表面，提高舒适度。俯卧位训练应每日进行2～3次，每次尽量坚持15～20分钟。

前屈的脊柱也可使胸廓发生改变，影响肺活量。故患者术前进行肺部功能锻炼也是非常有必要的。肺功能锻炼可以深呼吸、扩胸运动、吹气球或向装有水的密封瓶内吹气等练习方式为主，定期肺功能检查，检验训练效果。

保持良好和正确的姿势可以在一定程度上预防脊柱后凸畸形的发生。患者应注意坐、卧、行时始终尽量保持直立、挺胸、收腹的姿势，避免懒散松弛的驼背姿态，平卧时尽量睡硬板床，不宜侧卧位或半坐卧位及高枕。同样，提高关节及肌肉稳定性既能预防后凸畸形的发生，也能加速后凸畸形矫形术后的康复。肌肉稳定锻炼主要包括骨盆稳定性训练及肌肉平衡性训练。稳定的骨盆可以维持骶髂关节的受力平衡，防止轴向和旋转应力压迫关节周围神经产生疼痛，而双关节肌肉的平衡锻炼对维持骶髂关节的动力学稳定也是必不可少的。后凸畸形矫形术对椎旁肌的破坏势必导致患者术后矢状面肌肉功能的失衡，导致姿势控制障碍，影响整体姿势的平衡。术后稳定性锻炼可以明显减轻患者的疼痛，改善功能，减少术后康复的时间。

后凸畸形矫形术后量身定制个体化的支具也是加速术后康复的关键。患者通过佩戴Boston支具或Milwaukee支具保护截骨部位相对平衡稳定，避免不当的受力。同时，辅以骶髂关节支持带和骨盆稳定矫形器也可以用来限制骶髂关节的活动，避免脊柱固定后骶髂关节的应力增大导致的疼痛；佩戴后还可以增加机体本体感觉的反馈，早期进行术后平衡感觉的适应性调节。

三、护理的准备

AS后凸畸形的患者术后脊柱固定融合，脊柱与骨盆的匹配需要重新适应，可能长期不能适应正常的日常生活；加之患者多年的被动屈腰短期内被大幅纠正，肠系膜及腹膜张力骤增，术后腹胀的发生难以避免。围术期护理工作的重点是应教会患者正确使用便器，训练床上大小便，讲解预防腹胀及便秘的自我护理方法。

此外，应告知患者禁烟；调整患者心态，鼓励患者增强信心，让其积极配合临床工作。心理干预能够调节患者大脑皮质神经生理学机制，改善机体神经和内分泌功能，抑制促肾上腺皮质激素释放，减轻心理、生理应激反应对机体的不良影响，促进患者术后功能康复。

（陈　超　朱晓东）

参 考 文 献

［1］ Qian BP，Mao SH，Jiang J，et al. Mechanisms，predisposing factors，and prognosis of intraoperative vertebral subluxation during pedicle subtraction osteotomy in surgical correction of thoracolumbar kyphosis secondary to ankylosing spondylitis［J］. Spine（Phila Pa 1976），2017，42（16）：E983-990.

［2］ Mao SH，Feng ZX，Qian BP，et al. Radiological morphology variances of osteotomized vertebra-disc complex following pedicle subtraction osteotomy for ankylosing spondylitis with thoracolumbar kyphosis：the incidence，mechanisms，and prognosis［J］. Spine J，2017，pii：S1529-9430（17）：31213-31215.

［3］ Kim KT，Park DH，Lee SH，et al. Results of corrective osteotomy and treatment strategy for ankylosing spondylitis with kyphotic deformity［J］. Clin Orthop Surg，2015，7（3）：330-336.

［4］ Hyun SJ，Lenke LG，Kim YC，et al. Long-term radiographic outcomes of a central hook-rod construct for osteotomy closure：minimum 5-year follow-up［J］. Spine（Phila Pa 1976），2015，40（7）：E428-432.

［5］ Zhang X，Zhang Z，Wang J，et al. Vertebral column decancellation：a new spinal osteotomy technique for correcting rigid thoracolumbar kyphosis in patients with ankylosing spondylitis［J］. Bone Joint J，2016，98-B（5）：672-678.

第9章 脊柱截骨矫形常用手术技术

近年来，AS后凸畸形手术相关的研究成为热点，本章节主要从截骨技术种类、矫形策略设计和功能改变三个方面进行介绍。

第一节 截骨技术种类

按照脊柱截骨矫形后的三柱变化，临床常用的截骨方法主要有：开张型截骨（opening wedge osteotomy，OWO）、闭合型截骨（closing wedge osteotomy，CWO）和闭合-开张型截骨（closing-opening wedge osteotomy，COWO）。2014年Schwab等根据截骨程度的不同将截骨手术分为6级（图9-1）。按照Schwab等提出的截骨分级方法，OWO属于2级截骨，CWO和COWO属于3级截骨。

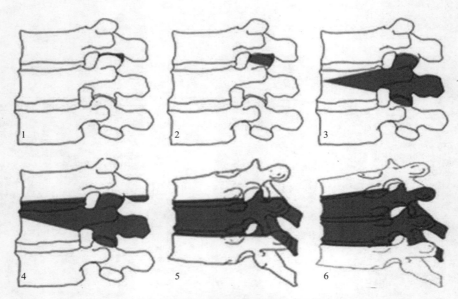

图9-1 Schwab等提出的脊柱截骨手术6级分类方法

一、开张型截骨

开张型截骨主要是指脊柱截骨术（SPO），严格意义上讲，SPO的切除范围仅限于上下关节突、棘突、椎板，后来有学者扩大切除范围至椎弓根，但任何切除部分椎体骨质的术式不应包括在SPO内。1945年，Smith-Petersen教授最先使用开张型截骨技术治疗

AS。这种技术通过去除脊柱的后柱部分结构，椎体的后缘支点，人为使用外力使脊柱序列伸展，从而延长前柱。这种技术在单节段能够获得30°～40°的矫形，通常是在L_1、L_2或L_3（图9-2）。但是这种手术方案容易导致严重的并发症，如主动脉破裂，是因为前柱伸长过多。

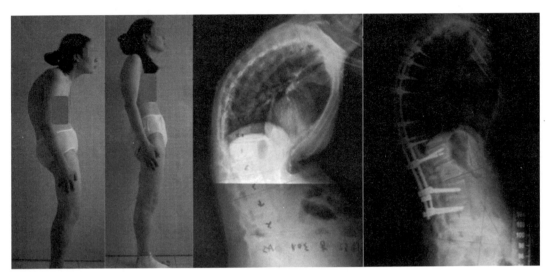

图9-2　黄某，女性，30岁，AS后凸畸形10年，行L_2 SPO截骨术后

后来，研究者提出了多节段的后方楔形截骨（SPOs）。该技术从单节段到多节段，并且支点变成了后方的纤维环。这样每个节段不需要太多的伸长就达到了矫形目的。一般而言，多节段截骨结束后，每个节段只需要获得10°的矫形。而且后凸的矫正是平滑的，而不是SPO产生的棱角状。与此同时，并发症也显著降低。

胸腰段后凸是最常见的AS畸形，而这种技术是最合适的治疗方案。所以，对于轻度AS胸腰段后凸畸形，其前柱尚未融合及骨化的，SPO是第一选择。虽然目前研究显示SPOs可能会导致矫形的丢失，但这仍然是一个安全及有效的手术方式。

采取SPO截骨术时，后凸畸形的矫正均匀分布在脊柱多个节段，且矫正度数大小可根据矫正的要求适当增加或减少截骨节段，应力比较分散，有利于脊柱矢状面圆滑生理曲线的恢复，可很好地改善外观。但该术式要求前柱适当张开，因此限制了单节段SPO截骨的矫形能力。一般单节段截骨可获得10°左右矫正。如果单节段矫形过度，前柱张开过大，会有大血管损伤的风险。2006年Chang等报道127例行OWO截骨的AS后凸畸形患者，有27%（34例）发生了矢状面移位（sagittal translation，ST），发生ST的患者中15%有神经系统并发症，而未发生ST的患者中仅有2%。

二、闭合型截骨

按照AS患者的全脊柱三维重建，脊柱后凸的部分已融合成一片（图9-3）；对于这类病例，我们通过SPO无法矫形。下面将介绍PSO。

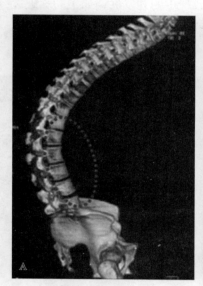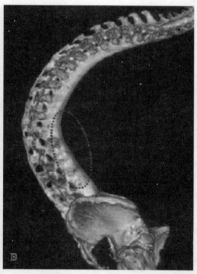

图9-3　椎体前方没有骨桥形成，优先选用SPOs方式（A）；椎体前方全部形成骨桥，选用PSO更合适（B）

目前常用的闭合型截骨（CWO）主要是指PSO及其改良式式，根据术前设计的截骨角度，后路切除椎板、椎弓根、横突，并楔形截除前方椎体，直达前方骨皮质，造成前窄后宽的截骨间隙，以椎体前方的皮质骨为铰链，闭合前中柱的楔形间隙。当后凸畸形严重，单节段PSO无法取得较好的矢状面平衡时，可行双节段PSO。同时不对称的PSO截骨可以同时矫正冠状面畸形。该术式目前已成为矫正AS胸腰段后凸畸形的最常用术式。

1985年，Thomasen教授首先描述了这种闭合型截骨技术。这种技术将椎体前方的骨密质作为支点，所以前柱不需要伸展，导致大血管并发症的可能性很小。这种截骨也保留了骨接触面的大部分区域，有利于稳定和骨愈合。最重要的是治疗AS可以获得完全的融合，因为三柱都进行了截骨。

通常来说，在腰段和胸腰段脊椎体截骨，一个节段的PSO可以获得$30°\sim40°$矫形，以及两个节段PSO可以获得$60°\sim80°$的矫形。在顶点处截骨可获得更好的矫形效果。由于这个原因，截骨区域位于L_2或L_3，因为L_3是腰椎的顶点。另外的，L_2和L_3通常位于脊柱圆锥之下，这说明截骨操作更加安全。我们不推荐在L_5进行截骨，有两点原因：其一L_5不是腰椎前凸的顶点椎体，其二L_5手术操作中暴露及内固定置入非常困难。如果需要两个节段的PSO，L_1/L_3和T_{12}/L_2是常用的方案。近端椎体截骨（T_{12}或L_1）可以矫正胸腰段后凸到笔直，而远端椎体截骨（L_2或L_3）可以矫正腰椎前凸到笔直（图9-4）。

多数文献报道的PSO截骨一般选择在腰前凸顶点区域即L_2或L_3施行。单节段PSO

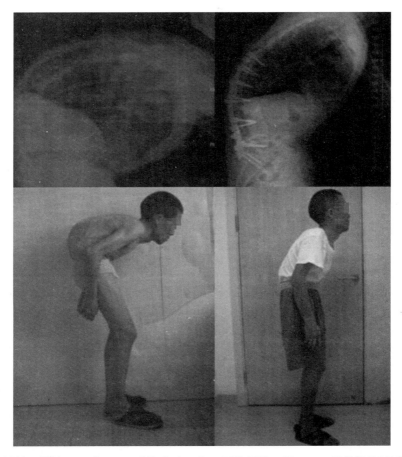

图9-4　覃某，男性，55岁，AS后凸畸形35年，不能平卧，行L$_2$、L$_4$双节段PSO截骨术后

截骨平均可获得30°～40°矫正。Debarge等与Kiaer等均认为单节段PSO最大可获得40°矫正，如果需要的截骨角度超过该度数应行双节段截骨矫形。若单节段矫形度数过大，一方面可以造成椎管在矢状面上的成角，易发生脊柱失稳；另一方面由于脊髓的过度短缩堆积而加大神经损伤的风险。

2014年Zheng等报道48例患者行双节段PSO截骨矫形，截骨位置选择在T$_{12}$和L$_2$，以及L$_1$和L$_3$。颏眉角平均获得60°矫正，上下两个节段PSO分别获得24.9°和38.1°的矫正，矢状面偏位（sagittal vertical axis，SVA）平均恢复16.3cm，同时患者的功能获得显著提高。他们认为双节段PSO的适应证为局部后凸畸形严重（预计截骨角度＞40°）和胸腰段后凸同时伴有腰前凸严重丢失，相对于单节段大角度的截骨，双节段PSO恢复脊柱序列更接近正常生理曲度。Xu等比较了单节段PSO截骨和双节段PSO截骨治疗AS后凸畸形患者资料，指出双节段PSO截骨对于胸腰段后凸及腰前凸丢失严重的患者有更好的矫形效果。虽然双节段截骨手术时间和术中出血量均多于单节段截骨，但两组患者的并发症发生率无明显差异。

与SPO不同，PSO截骨时椎间盘及脊柱前缘骨皮质均未张开，减少了前纵韧带和腹主动脉撕裂的风险。Liu等2015年进行的Meta分析显示PS0手术相关并发症发生率为28%。其中神经系统并发症发生率为5%，永久性神经损伤的发生率为1.2%，术中硬膜撕裂的发生率为4%。总体来讲，PSO的并发症发生率并不高于SPO。

三、闭合-开张型截骨

闭合-开张型截骨（COWO）是在CWO的基础上演变而来，截骨椎上下端脊柱以短缩的中柱为铰链，折断前皮质后张开。Chang等报道平均单节段COWO可获得42.2°矫正，最大获得60°矫正，并证实单节段截骨矫形时，COWO比PSO矫形力度更强，且未发生因前柱张开造成的血管损伤。2012年，Qian等比较了CWO与COWO两种术式治疗AS后凸畸形的效果，发现COWO组患者获得更大的腰前凸和SVA矫正，平均单节段截骨角度（41.8°）明显大于CWO（31.9°）。此外，行CWO截骨椎体的高度短缩（1.3cm）明显大于COWO组（0.7cm），两组的功能改善和并发症发生率无明显差别。

近年来，脊柱外科医师对COWO进行了改良。Wang等将传统的全脊椎切除术与"蛋壳技术"相结合并进行改良，发展成为脊柱去松质骨截骨（vertebral column decancellation，VCD）。齐鹏等比较了单节段VCD截骨与双节段PSO截骨矫正AS后凸畸形的临床效果，指出对于局部后凸畸形须行40°～65°截骨角度时，单节段VCD可取得与双节段PSO相似的矫正效果，且术中出血量更少，手术时间更短，在重建矢状面平衡和改善生活质量方面效果满意。2010年Wang等提出经椎弓根双椎体边缘截骨术，将上位椎体的下部分、下位椎体的上缘及中间的椎间盘进行"V"形截除，闭合截骨间隙时张开前柱。他们报道的单节段截骨平均可获64°矫正，主要适用于颌眉角大于90°的患者。2013年Ji等研究了21例AS胸腰段后凸畸形患者行COWO后腹主动脉的改变情况，发现术后腹主动脉平均被拉伸了2.2cm，直径平均减小了0.41cm。尽管如此，未发生主动脉撕裂等并发症。Qian等比较了35例行CWO患者和29例行COWO患者，手术相关并发症发生率无明显差异。

四、特殊部位截骨

1.颈胸段部分　AS患者后凸畸形会累及颈胸段，典型特征为"颌胸畸形"，导致患者视野受限，平视功能丧失，严重者出现张口困难，影响吞咽。颈胸段后凸畸形的另一个特点是由于脊柱僵直，骨质疏松，颈椎稳定性相对较差，容易发生病理性骨折。文献报道的AS颈胸段后凸畸形患者中，颈椎骨折发生率为30%～40%。

不同于胸腰段后凸畸形，颈胸段后凸畸形的手术方式相对局限。文献报道的主要有两种：一种是C_7～T_1伸展性截骨，另一种是于C_7行PSO截骨。前者通过切除C_6、C_7、T_1椎板，沿C_7椎弓根基底部切除部分椎弓根，然后使用头环牵引患者颈部直至C_7腹侧发生骨折，畸形矫正后使用Halo-Vest外固定架固定。该术式造成了颈椎前柱张开，有损伤前方器官的风险；另外，脊柱三柱断开后，失去稳定性，容易造成截骨断端移位和脊髓神经损伤。后者同样切除C_7椎板、C_6和T_1的部分椎板，经椎弓根楔形截除椎体后，颈椎使用侧块螺钉，胸椎使用椎弓根螺钉固定，通过加压内置物，缓慢闭合截骨间隙，矫正后凸畸形。相较而言，C_7行PSO时前柱不张开，不会牵拉脊柱前方组织，减少了前纵韧带和气管、食管撕裂的危险，同时截骨接触面积大，有利于截骨面的融合，避免矫正丢失。也有部分学者报道经过上胸椎截骨，但相较而言，下颈椎截骨可以提供更好的矫形效果，手术时间也更短。

2.经骨折处截骨　AS后期由于纤维环、前纵韧带、小关节囊及黄韧带广泛骨化导致脊柱脆性增加，在轻微外伤的情况下就可能发生骨折，骨折线可经过椎体或椎间盘。最初骨折比较隐匿，也被称为Andersson变性，随着患者活动增加，骨折处逐渐形成假关节。伴有骨折的AS患者往往出现背部疼痛或神经系统症状，该类患者手术目的主要是重建脊柱稳定性，充足的椎管减压及获得坚强融合。既往文献报道有经前路、后路或前后路联合的手术方式，近几年经骨折处后路截骨融合报道多见。

第二节　分型和手术策略的制定

一、分型

基于许多病例，我们将AS后凸按后凸顶点的位置不同分为4种类型：腰椎型、胸腰椎型、胸椎型和颈椎型（表9-1）。

表9-1　不同分型下的手术方式选择

分型	手术策略
II A$^-$	非手术或胸腰段SPOs
II A$^+$	L_2或L_3截骨
II B$^-$	L_2或L_3截骨或联合胸腰段SPOs
II B$^+$	两节段脊柱截骨（$L_1 + L_3$或$T_{12} + L_2$）
III A$^-$	非手术或胸段SPOs
III A$^+$	L_2脊柱截骨
III B$^-$	L_2或联合T_{12}截骨
III B$^+$	L_2联合T_{12}截骨
IV	C_7脊柱截骨

通常具有相同的曲度的情况下，因为杠杆效应，从髋的轴心到后凸顶点的距离越短，对于矢状面平衡的影响就越大。如何来设计矫形角度是非常重要的。没有肋骨的约束，没有椎管受压的风险，由于杠杆效应，则有更大的力量去重建矢状面平衡。我们更愿意也更积极在腰椎和胸腰椎区域进行截骨。

我们不推荐在脊髓区域使用PSO截骨，除非万不得已的时候。第一，腰椎前凸额度重建是必要的，因为腰椎前凸的丢失通常同时存在胸腰椎及胸椎的后凸。第二，在非脊髓区域脊柱截骨是相当安全的，为了恢复整体的序列，在腰椎区域截骨的角度应该是越大越好。

二、矫形的手术策略

1. 矢状面　大多数成人的脊柱序列是平衡的，当骨盆处于正中位置时，躯干的重心中点（certer of gravity of the trunk，CG）正好在髋关节轴（hip axis，HA）上方，骶岬的下方。在脊柱畸形中，代偿的原理是持续定位CG在HA之上，通过骨盆的旋转，使用最少的肌肉力量消耗来维持直立的姿势，这就导致了骶岬移动有时在HA的前方，有时又在其后方。因此，一方面，我们可以使用骶岬和HA的连线作为骨盆的中心线；另一方面，也可考虑连接骶岬和HA连线的对顶角作为骨盆旋转角度（PRA）。

对于AS引起的固定的胸腰椎后凸而言，CG前方是正常的，这就意味着CG将会落在HA的前方。然而，这种姿态并不存在，因为身体向后旋转骨盆重新使CG复位到HA上，通过髋关节的伸展和膝关节的屈曲，为了保持平衡及减少能量的消耗（图9-5A），当获得不合适的PSO角度，CG就会重新定位，尽管骨盆不需要向后旋转至先前的相同角度，但仍需要向后旋转（图9-5B）。如果获得过度的PSO角度矫正，骨盆将会旋转来补偿，使CG与HA重新定位（图9-5C）。然而，我们只能获得骨盆中立位置，CG被重新定位在骶岬和HA的连线，或骨盆中立位线上（图9-5D）。所以，我们必须找到CG。

我们如何找到CG？通常情况下，想确定CG的位置是不可能的，主要是因为躯干

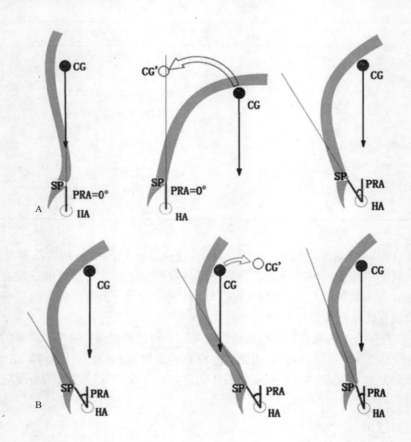

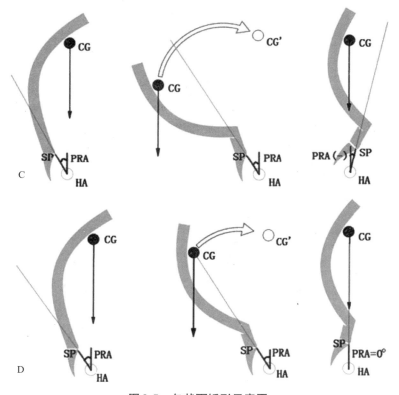

图9-5 矢状面矫形示意图

A. 对于正常成年人，CG和骶岬（sacram promontory，SP）都在HA上；对于AS后凸患者，在骨盆中立位上，实际的CG比正常的CG前移，这不是一个稳定的状态；骨盆向后旋转，CG重新回到HA上，并且SP在HA后方。

B. 不充分的PSO角度。术前，CG在HA上，而SP在HA后方，所以骨盆是向后旋转；PSO术后，CG在HA后方，这不是一个稳定的状态；术后，CG在HA上，尽管向前移动，而且SP一直在HA后方。

C. 过度追求PSO角度。术前，CG在HA上，因为旋转太多，故SP在HA前方。

D. 合适的PSO角度。术前，CG在HA上，而SP在HA后面；PSO后，CG在HA后方，处于不稳定状态；术后，CG在HA上，同样的SP在HA，是向前合适旋转的结果（图片摘自Spin Osteotomy）。

CG，躯干的重力中心；SP，骶岬；HA，髋关节轴；PRA，骨盆选择角

形态不规则，以及骨骼、脂肪、肌肉和内脏器官分布不规则。然而，我们想出一个不同的方法来处理这个复杂的问题。对于我们所熟知的，不规则物体的CG可以被获得，通过挂或支持在不同的点或方向，CG将会是一个交叉点。按照这个力学理论，我们可以使用术前和术后的HA垂线（或CG线）来定位躯干的CG（图9-6A、B）。

一个问题应该被注意：术前和术后的躯干形状是不同的。所以，为什么我们仍使用HA垂线来找CG呢？实际上，当将全部躯干视为两部分，PSO水平线将其分离，我们发现大量远端部分的重量远小于近端。更为重要的是，远端力臂也比近端的短得多。因此，由于髋关节的支点，全部躯干的CG近视于近端躯干的中心（图9-6C、D）。

国内学者的研究中发现术前和术后的髋关节轴心到肺门的水平距离是如此的小，以至于我们考虑HA位于肺门。这就是说HP可被认为是躯干CG的近似值。

哪里是HP呢？ HP包括许多主要的结构：左主支气管、右肺动脉、左肺动脉和中段支气管。肺门的主要组成部件在侧位上看是相对清楚的，特别是左支气管远端，在侧位

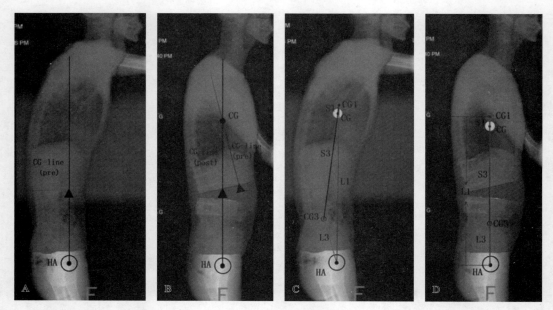

图9-6 （A）术前和（B）术后。CG重力中心是术前CG线和术后CG线的交点。（C）术前和（D）术后，整个躯干的重力中心是CG，躯干近端的重心是CG1，躯干远端的重心是CG3。近端大部分＞远端大部分［Arm L_1＞Arm L_3；Mass CG1* Arm L_1＞＞Mass CG3*Arm L_3；S_1/S_1＝（Mass CG1*Arm L_1）/（Mass CG3*Arm L_3），所以S_3＞＞S_1，因此CG紧靠CG1（图片摘自Spinal Osteotomy）］

片上是一个圆形透亮的，典型位于或靠近肺的中心。即使在肺部形状异常情况下这也是没错的。另外，我们定义圆形透亮区（左主支气管）为肺门的中心（图9-7A、B）。

因为我们可以使用HP作为CG的参照物，放置HP、骶岬、髋关节轴心在一条线上可以确定术后的骨盆中心位置（图9-8）。

然而，有一些脊柱-骨盆的某些类型（大PI），骶岬和髋关节轴心会不在一条直线上，例如类型4（按照Roussouly分型）。幸运的是，越来越多的研究证明PT与SS和PI

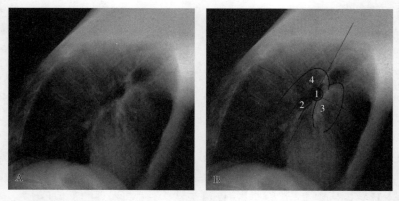

图9-7 A.近距离看肺门的侧面。B.右侧主支气管（1）；中段支气管（2）；对肺动脉和叶间动脉（3）；左肺动脉（4）。画一条线连接肺尖和膈连线，另一根先分为前壁和壁在肺的后方；这两条线的交点大部分在上面或旁边（A）（图片摘自Spinal Osteotomy）

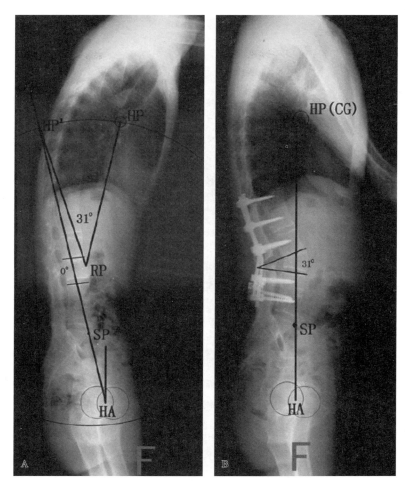

图9-8　截骨设计

　　A.画一条直线通过SP和HA，以PR为中心画一个圈（旋转点为PSO椎体的前缘中点），RP-HP作为半径；然后，HP'与SP-HA交叉。理论上的截骨角＝角HP' － RP － HP＝31°。B.获得了PSO截骨31°后，CG和SP回到了HA上（图片摘自*Spinal Osteotomy*）

之间存在强相关性，所以我们能够通过PI计算理论上的PT或SS预测个体的骨盆中心位置。

　　公式：PT=0.37×PI － 7°，完全可以用来定位个体的骨盆中心位置。

　　所以制订矫形的计划方案过程是怎么样的呢？第一，我们测量术前的PI，然后计算理论上的PT。第二，使用理论的PT来定位准确的骨盆中心线，而不是骶岬和髋关节中心的连线。第三，移动HP到这条线上来。然后，矫形方案的制订将更加个体化（图9-9）。

　　2.Chin-Brown角（额眉角）　此外，平视障碍也是AS患者面临的问题。Suk发现Chin-Brown角（CBVA）也是一个客观的指标，它是能否直视的一个指标，更大的或更小的CBVA会导致更糟糕的水平注视。然而，我们需要使术后CBVA 0° ～ 20°当做畸形矫正计划，以至于患者能够获得良好的生活质量。

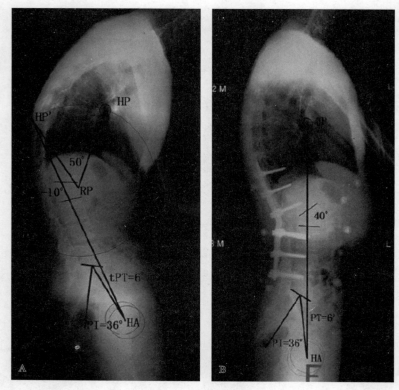

图9-9　个体的单节段截骨

（A）第一，测量术前PI（36°），然后理论PT（tPT=6°）可以被计算出来。第二，使用理论PT来定位正确的骨盆中立位线（HA-HP'）。第三，标记RP（旋转中心：在PSO椎体的前缘中点），以RP为中心做一个圆，RP-HP作为半径；然后，HP'与SP-HA交叉。理论的截骨角度为HP'－RP－HP=50°。（B）获得的PSO截骨角度=40°（术后前凸）＋10°（术前后凸）=50°，术后PT=6°，个体的骨盆中立位被重建得很好（图片摘自*Spinal Osteotomy*）

因此，CBVA需要考虑进去，特别是颈椎后凸的患者。对于这些患者，颈椎可能在过伸、直立、过屈位上是关节僵硬的。另外，弯曲的类型和顶椎水平也能影响CBVA。例如，相同的CBVA，胸椎后凸与腰椎后凸的患者的矢状面失平衡可能会不相同。骨盆在脊柱截骨后应该向前旋转，为了目光水平而需要的角度应该几乎等于CBVA（在站立位）加上骨盆旋转角度（术前PT减去计算的术后PT）。然后，水平直视需要的角度和矢状面平衡需要的角度必须对比，其中更小的角度考虑作为理想的截骨角度，或尝试改变截骨水平来获得更好的平衡。

3. **术中管理**　按照术前的手术设计，准确的截骨角度是可以得到的。如何来处理截骨的角度呢？其一是进行椎板的精确减压，包括相应的棘突和关节突，在中间形成矫形的转轴点。当然，我们能够测量基于设计的X线的宽度。通常情况下，1mm椎板减压可提供1°的截骨，1cm的减压可提供10°的截骨。然而，宽一点更好，因为更小的截骨比更大的截骨更容易操作，并且在后部结构关闭的时候，对于硬膜囊和马尾神经来说更加安全。另一点是精确的弯曲连接棒。事实上，这点更加重要，因为连接棒在一定程度上决定了脊柱。外科医师应该如何测量术前非螺钉置入椎体的椎弓根角度；按照术前设计的矫形角度来弯曲连接棒（图9-10）。

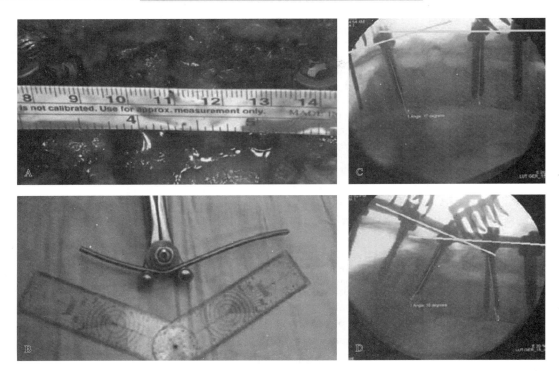

图9-10 （A）椎板切除的矢状面通过精确的测量；（B）在截骨前，获得除了切除椎体之外的椎弓根螺钉尾部的相邻角度；（C）连接棒角度的控制通过精确的测量；（D）在截骨后，获得预期的脊柱曲度（图片摘自 *Spinal Osteotomy*）

然而，在手术中应该主要获得满意的复位，截骨才结束。棒在初期需要外部辅助维持畸形的形态，在截骨后进行加压复位。因此，患者应该在手术台上体位摆放类似于相反的"V"字形，并且有骨性隆起的地方需要使用海绵垫（图9-11）。截骨结束时，手术台应慢慢地恢复正常，甚至是"V"字形。当缩短的过程中颈椎不能强烈的挤压是因为避免融合颈椎的骨折。当然，上述过程应该被 SEP 和 MEP 监测。如果在手术中出现异常信号，应该进行额外的唤醒试验。

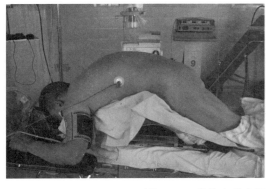
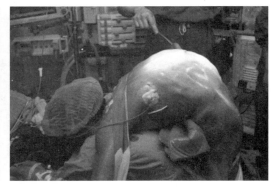

图9-11 术前患者在手术台上躯体呈"V"字形

（李志鲲 朱晓东）

参 考 文 献

［1］Kim KT，Park DH，Lee SH，et al. Results of corrective osteotomy and treatment strategy for ankylosing spondylitis with kyphotic deformity［J］. Clin Orthop Surg，2015，7（3）：330-336.

［2］Schwab F，Blondel B，Chay E，et al. The comprehensive anatomical spinal osteotomy classification［J］. Neurosurgery，2015，76 Suppl 1：S33-41；discussion S41.

［3］Zheng GQ，Song K，Zhang YG，et al. Two-level spinal osteotomy for severe thoracolumbar kyphosis in ankylosing spondylitis. Experience with 48 patients［J］. Spine（Phila Pa 1976），2014，39（13）：1055-1058.

［4］Xu H，Zhang Y，Zhao Y，et al. Radiologic and clinical outcomes comparison between single- and two level pedicle subtraction osteotomies in correcting ankylosing spondylitis kyphosis［J］. Spine J，2015，15（2）：290-297.

［5］Liu H，Yang C，Zheng Z，et al. Comparison of Smith-Petersen osteotomy and pedicle subtraction osteotomy for the correction of thoracolumbar kyphotic deformity in ankylosing spondylitis：a systematic review and meta-analysis［J］. Spine（Phila Pa 1976），2015，40（8）：570-579.

［6］Theologis AA，Tabaraee E，Funao H，et al. Three-column osteotomies of the lower cervical and upper thoracic spine：comparison of early outcomes，radiographic parameters，and peri-operative complications in 48 patients［J］. Eur Spine J，2015，24 Suppl 1：S23-30.

第10章　脊柱截骨术的疗效评估

一、概述

成人脊柱畸形可以导致严重的功能障碍。为了评估患者术前及术后功能，相关的评估指标包括影像学表现、临床表现和生活质量评分（health-related quality of life，HRQL）。这些患者HRQL包括SF-36，SF-12，EQ-5D，ODI和SRS-22R。这些调查问卷有着可靠、有效并且对病情变化反应灵敏等优点，可以用来协助临床医生进行治疗并评估术后功能。

术后功能评估，一般包括特定的功能评估及一般的生活质量评估。特定的功能评估的重点是能体现特定肢体功能的症状和体征，比如腰痛这一症状。一般的生活质量评估涉及的范围较广泛，包括与患者健康状况相关的多项指标。这些评估指标彼此有所区别，并且在评估患者健康状况上可以互补。一般来讲，特定的功能评价，如ODI和SRS-22R问卷，主要是评估与某种疾病相关的特定的健康指标。这些指标专注于某一特定疾病相关的病程，使这些指标可以对患者微小病情的变化更为敏感。一般的评估指标，如SF-36，主要强调评估的广度而非深度，这体现在这些指标囊括了与患者健康状况相关的诸多方面。

二、影像学指标

影像学测量成人脊柱畸形（adult spinal deformity，ASD）的整体外观的评估非常重要，并已与HRQL评分相关。正侧位的脊柱X线对成人脊柱畸形的评估是非常必要的。

有趣的是，正位的脊柱X线评估结果与HRQL评分并无相关性。许多研究表明，脊柱X线上的椎体的偏移是脊柱畸形患者功能障碍的主要原因。现已证明，正矢状位平衡程度可以用来预测临床症状并且与不良的健康状况相关。一项多中心的研究发现正矢状位平衡程度越强，患者的疼痛越明显，并且功能越差。所有的评估健康状况的指标（SRS-22R，SF-12，ODI）均显示矢状位上偏差越大，评分越低。腰椎后凸的患者功能更差，相比而言，胸椎或是更高位置后凸患者的功能稍好。

研究同样表明，矢状面的影像学参数与HRQL评分的相关性。在影像学上，术后矢状位平衡的目标包括矢状位垂直轴距离（SVA）不超过50mm，骨盆前倾（pelvic tilt，PT）不超过25°，骨盆入射角（pelvie incidence，PI）减腰椎前凸（lumbar lordosis，LL）小于10°。根据ODI量表、SRS疼痛量表和活动量表的评估，矢状位垂直轴距离（SVA）纠正距离大于120mm的患者手术效果最好。在同一组患者的2年随访中，与SVA矫正度小于33°的患者相比，那些相对矫正度大于66%的患者有较好的SRS活动度、外观和总的评分及DOI评分。

矢状位上脊柱骨盆的前倾（T1-SPI）也与SRS-22R评分相关。与SAS评分相比，T1-SPI的相关性更强，因为这一指标体现出了骨盆后倾的失代偿期。另一项研究表明，即使矢状面平衡被保留，正常的腰椎前凸消失，腰骶脊柱侧凸的增加也可能对老年ASD患者的SF-36评分产生负面影响。在另外一项研究中，椎体侧方滑脱超过6mm或向前滑脱超过11mm的患者SF-36疼痛评分更高。

研究发现，骨盆前倾与行走功能障碍有关，较严重的骨盆前倾将会限制患者下地活动，长此以往，就会通过膝与髋关节的代偿机制来协助行走。一项对ASD患者的单因素的统计分析显示，年龄、矢状位垂直轴距离、骨盆前倾程度与SRS-22和SF-36的功能评分相关。然而，多因素的统计分析显示只有骨盆前倾程度和年龄是预测患者肢体功能的指标。

三、临床指标

脊柱侧弯患者的功能障碍不能单独通过影像学参数来预测。许多研究报道了在成人脊柱侧弯患者中，疼痛和功能障碍的情况可以与影像学表现不同，对年轻患者来说，较严重的畸形对于治疗更有指导意义。患者影像学表现可能与患者术后功能相关度较弱，这警示我们要重视患者的生活质量评估结果，如SF-36，EQ-5D，ODI，SRS-22评分系统的评分。而肢体功能的恶化程度是患者是否决定手术的一个重要因素。

（一）SF-36

SF-36问卷是一种囊括多方面指标的调查问卷，其主要内容包括来自医学预后调查（MOS）的8条关于生活质量的指标。MOS评估包括40项关于精神状态和身体状态的指标。SF-36问卷被当作是对生活质量的一种通用的评判标准，此标准与患者的年龄、接受的治疗方式及病种无关。SF-36评分标准包括以下8个方面：身体功能、躯体角色、身体疼痛、一般健康、活力、社会功能、角色情感和心理健康。除此之外，两种混合的评分指标也被囊括其中，即机体功能综合评分（PCS）和精神状态综合评分（MCS）。

在55～64岁的人群中，患有脊柱侧弯的成年人的SF-36评分，8项中有7项远低于一般的美国人。脊柱前突的消失与SF-36评分中的社会功能、角色情感和一般健康评分的明显下降密切相关。然而，在健康志愿者老年人群中Cobb角在10°～20°的SF-36功能评分更高，但是与美国基准数据相比活力和精神状态评分较低。

更新的研究在脊柱矫形手术中使用了SF-12评分表。这一评分表是SF-36评分表的一个子集，包括12条项目，它与SF-36非常相似，并且同样的有效、可靠。这个更精简的问卷经常与ODI和SRS-22R问卷联合使用。SF-12和SF-36的价值在于，这两种评分方法可以将脊柱矫形手术的疗效与其他的手术如关节置换术、心脏搭桥手术的疗效相对比。另外一组报道了在腰椎手术中4.9分的生理功能评分的临床最小差异。SF-36生理功能评分将最低的临床获益指数定为6.2分，即术后1年，至少提高19.4%，或评分至少提高35.1分。

（二）QOL-5D

欧洲的QOL-5D系统是一个间接的健康评价系统，其中包括一个视觉模拟评分（VAS）。这一系统包括5个方面：运动能力、生活自理能力、一般活动能力、疼痛程度和焦虑程度。每个方面的评分都分为 3 个级别：无、中等和严重。受试者在这 5 个方面根据自身情况选择与自身最相符的选项。这些评分可以相叠加，总分 1 代表非常健康，0 代表死亡，而总分有可能是负数。VAS 系统根据受试者得出的分数做出一个纵向的评分表，使最佳状态和最差状态的评分变得直观可视。

对青少年特发性脊柱畸形（aelotescent idiopathic scoliosis，AIS）患者重复使用 SRS-22R 评分和 EQ-5D 评分后，我们发现这两种评分方式之间相关性较弱，尤其是在患者的主观感受评分这一方面。在年老的脊柱侧弯患者中，接受矫形手术的患者 EQ-5D 评分比未接受手术的患者评分显著增高。EQ-5D 评分在成人脊柱畸形（ASD）患者中应用的数据较少，但这一评分在展示手术治疗的经济效益方面较为常用。

（三）Oswestry 功能障碍评价表

Oswestry 功能障碍评价表（ODI）是目前评估腰背部残疾患者健康状况的一个标准。这一量表实用性高，可信性强，并且对疾病状况的变化较为灵敏。这一量表包括 10 个部分。每一部分的评分都分为 6 个层级，第一级评分为 0 分，最后一级评分为 5 分。介于中间的情况就根据等级来评分。最后将各个部分的评分相加，除以 10，得出最终分数，再将这一分数乘以 100 转换为百分位数。评分为 0 ～ 20 的患者为轻度活动障碍，21 ～ 40 分的患者为中度活动障碍，41 ～ 60 分的患者为重度活动障碍，61 ～ 80 分的患者为残疾，81 ～ 100 分的患者为仅能卧床，或患者有意夸大他们的病情。据报道，正矢状位平衡的患者 ODI 评分较正常矢状位平衡患者的 ODI 评分差。美国食品药品监督管理局将 ODI 评分改善 15 分定为脊柱融合手术成功的标准。一项报道将最小临床差异值定为 12.8 分的评分改善。最基础的临床获益 ODI 评分改善 18.8 分，或评分有 36.8% 的提高，或行腰椎融合术后 1 年，ODI 评分小于 31.3 分。

（四）SRS-22R

SF-36 被广泛应用的原因是它可以将不同干预方式得出的预后做对比。但是针对特定疾病采用的评估方法可以对特定疾病的变化有更高的灵敏度，比如对脊柱畸形的评估。对脊柱畸形患者评估的需要催生出了脊柱侧凸研究学会 22R 标准（SRS-22R）。SRS 问卷内容包括对疼痛的管控情况，对自我状态的评估，肢体功能情况，自我满意情况。这一问卷会根据各个方面的评分得出一个总分。SRS-22 量表已经过了几个版本的更替，包括 SRS-30，SRS-29，SRS-24，SRS-23，SRS-22 及 SRS-22R。这些修改扩大了评估的范围，提升了其内在相容性。

SRS 评分对评估青少年特发性脊柱畸形（AIS）非常得有效。在 AIS 患者中，通过与 SF-36 评分相联系，可以得出 SRS-22 量表在患者精神状态和疼痛控制方面的精确评分。根据 SF-36 生理功能综合评分可以很好地预测出 SRS-22 功能评分。然而，患者的自我状态评估得分不能与 SF-36 评分相对应。对于 AIS 患者，目前已经确定的最小临床差异是 SRS 疼痛评分改变 0.2 分，SRS 外观评分改变 0.98 分，SRS 活动力评分改变 0.08 分。因为缺少基准的对照，在精神健康评分、自我满意程度评分和总分方面，还没有确定最小临床差异的标准。

随后的研究发现，SRS 评分在评估成人脊柱畸形（ASD）方面同样实用和有效。与性别和年龄相对应的正常成年人志愿者相比，ASD患者的SRS评分在疼痛、自我状况评估和肢体功能方面的得分都较差。只有在精神状态方面，在年龄较大的男性这一群体里，与健康的人群相比，患者得分没有像预期得那么差。进一步说，SRS评分与SF-36评分具有同样的有效性。将SF-36评分与SRS评分中的项目一一对比，即疼痛评分对应疼痛指数，功能评分对应肢体功能，自我状态评估对应社会能力评估，精神状态评估对应精神状态指数，可以发现对脊柱畸形患者，两种评分方式的相关性非常高。类似的，SRS-22R评分与ODI评分（功能评估方面）的相关性也非常高。与ODI评分相比，SRS-22R评分对于疾病状态的变化灵敏度比较高。而对ASD患者首次手术后的疗效评估，ODI评分又比SF-12灵敏度高。最小的临床差异值，SRS疼痛评分是0.587分。SRS外观评分是0.8分，SRS活动力评分是0.375分，SRS精神评分是0.42分。

四、结果测量指标的应用

（一）影像学评分和生活质量评分在分类中的应用

一项使用了Schwab-SRS分型和矢状位修正的针对ASD患者的前瞻性队列研究表明，与接受非手术治疗的患者相比，接受手术治疗的患者年龄较大，肢体功能障碍较严重，矢状位上脊柱骨盆的对齐程度较差。Schwab-SRS分型与囊括ODI评分、SRS评分和SF-36评分的生活质量评分相对应。一年内矢状面垂直轴的修正的变化与ODI评分、SF-36生理评分，以及SRS-22评分的总分和单项评分的变化都有相关性。矢状面垂直轴的修正和骨盆入射角（PI）减腰椎前凸（LL）的改变与最小临床变化和ODI与SRS的单项得分相关。

（二）生活质量评估在对患者的选择及对疗效的预测中的应用

生活质量评估，是一种结合了影像学评估和临床表现评估的方法，这一方法可用于指导对脊柱畸形患者的诊治，并且可为患者和医师对疗效的预期提供参考，还可作为一种评估疗效的方法。多个中心已经开始协作，在脊柱畸形研究小组的成人脊柱畸形预后分部（SDSG/ADO）开展针对ASD的前瞻性研究。许多的研究，包括脊柱畸形研究小组的研究，已经对接受手术治疗和非手术治疗的患者进行队列研究，应用SF-36评分，SF-12评分，ODI或SRS评分来评估手术疗效。

SF-12精神状态评分和生理状态评分已经被应用于脊柱畸形患者中。一项研究表明，与SF-12评分等于35分或高于35分的患者相比，评分低于35分的患者提高5.2分的可能性要高6倍。另外一项研究报道，选择手术治疗的患者比选择非手术治疗的患者SF-12生理功能评分要差。

研究发现，与没有经历过手术的患者相比，要求手术的患者的ODI评分，尤其是在行走方面的评分要差。研究显示，患者的脊柱平衡阳性率与患者的ODI站立评分相关，同样的，骨盆前倾程度的增加与ODI行走评分相关。这种相关性表明较强的骨盆前倾限制了有效的活动，所以治疗的目标就是使骨盆前倾恢复正常。接受手术的患者在ODI的评分方面有了显著提高，临床随访发现，这种提高至少可以保持5年。术后出现器械失效、假关节、伤口深部感染、再手术等并发症的患者，在术后2～5年的随访中，ODI

评分均比没有出现并发症的患者要差。

从为脊柱畸形患者专门制订SRS-22评分开始，这一评分就可以指导临床诊疗工作。与ODI和SF-12评分相比，SRS-22评分对患者病情的变化最为灵敏。从术后到术后2年，评分中改变最大的是SRS-22R自我感觉评分，其次是SRS-22R总评分、SRS疼痛评分和ODI评分。并且大多数研究表明，SRS-22R评分的基准线，尤其是在自我评估方面，接受手术的患者的得分要比不接受手术的患者得分差。然而，在一个较早的研究中，接受和未接受手术治疗的患者SRS评分并没有显著区别。

如果降低了SRS总评分、疼痛评分、外观评分的基准线，那么对于每一个方面来说，术后的改善都会增加。与选择非手术治疗的患者相比，选择手术治疗的患者术后2年的SRS评分显著增高。在最终的3～5年随访中，同一队列的患者保持了SRS评分的提升。近期的一项研究发现，脊柱矫形手术后的改善主要出现在术后第1年，并且这些改善在术后1～2年比较稳定。然而，与没有出现术后并发症的患者相比，术后出现并发症的患者SRS和ODI评分显著降低。

生活质量评分的应用会在脊柱侧弯手术患者的手术方案制订中提供帮助。除了影像学表现，患者症状的严重程度，总体健康状况，患者对手术风险的接受程度以外，还要考虑到SRS-22R评分、ODI评分、SF-36评分和其他有价值的评估方法。

五、截骨术后的疗效

接受脊柱截骨手术的患者，期望术后影像表现上有显著的改变。许多接受椎弓椎体截骨（PSO）或全脊柱切除术（VCR）治疗的患者，矢状面垂直轴距离的提高小于50mm。5年以上的随访发现术后一直保持了SRS评分的提高。PSO作为一种强力的脊柱前凸矫形手术方式，可以在单层面上矫正超过30°的前凸畸形。然而，PSO可能会导致相对应的胸椎后凸，从而对矢状位上脊柱的正常形态有负面影响。出现不利的胸椎后凸的危险因素包括年龄较大、更大的骨盆前倾程度、骨盆入射角更差的术前T1-SPI评分。

PSO或VCR术后都有较多的并发症。据报道，早期的并发症包括矢状位对位不良、伤口感染、硬膜外血肿、脊柱相邻节段击穿、神经系统损伤、硬脊膜撕裂，还有一些相关的并发症，如深静脉栓塞、心肌梗死、心律失常、视野缺失、精神错乱、脑脊液压力过高、呼吸窘迫。晚期并发症包括出现假关节、伤口感染、脊柱相邻节段击穿、内固定物失效及内固定物突出。

生活质量评分被应用于接受了脊柱矫形手术的患者中来评估患者的手术疗效。据报道，PSO术后出现了多种原因导致的ODI评分下降。ODI与SRS评分的提高与影像学表现的满意程度密切相关。在对接受了PSO的患者进行了回顾分析后，发现随访2年，患者的ODI和SRS评分均有提高，并且这种提高至少可以保持5年。另一批随访的患者中，也发现了ODI评分的提高，这批患者经过5～12.5年的随访，基于SRS的评分标准，有90%的人说对手术疗效满意或基本满意。类似的，一项对60岁以上老年患者的随访中，SRS标准的5个小项评分和ODI标准评分均有显著的提高，并在2年的随访中保持了这种提高。尽管脊柱截骨术后有大量的并发症，在术后的中期和长期随访中，接受这种手术的患者疼痛评分和生活质量评分均有大幅的提升。

六、未来的发展方向

在未来，我们仍然需要大量的随访来明确手术的效果。回顾性和前瞻性影像学参数的应用将会使研究得出更好的结论，这些影像学参数也被证实与生活质量的提升程度相关。此外，患者自述的报告结果数据与仪器检测结果不一致。在一个多中心的数据库中，只有40.5%的患者认为SF-36评分、ODI评分、腿部疼痛评分和术后1年的满意度评分相一致。尽管总体来讲这些方面的评分都在提升，但在对满意程度和成功的等级上，不同的测量方法得出的结论不尽相同。临床上在制订最小临床差异值和基础临床获益值时，应充分考虑到不同测量方法得出的数据的差异性。更加广泛地应用生活质量评分，对于那些想得出最佳临床疗效的治疗方法的研究非常有帮助，尤其是那些探索脊柱畸形最佳治疗方法的研究。

对PSO或VCR或其他有着较多并发症的手术的研究分析可以使患者有更好的治疗选择。随着脊柱截骨手术获得更为广泛的应用，一些手术带来的副作用或是脊柱相邻节段击穿这样的并发症可以被更深入地研究。在生活质量评估方面，更长时间的随访可以更好地对疗效进行观察，并且可使患者有更好的治疗选择。

脊柱矫形手术术后疗效评估的方法不断涌现。例如，腰椎僵硬指数（LSDI）就是令受试者做出不同的姿势，并通过对比患者的因脊柱僵硬而活动受限与因疼痛而活动受限的情况，评估患者的腰椎僵硬程度。在早期的报道中，LSDI被用于区分椎管狭窄患者的功能差异，此评估方法仍需进一步的研究来证明其有效性。

现有的数据可以协助我们仔细地选择患者的手术适应证，但仍须在影像学表现、临床表现、生活质量评估上对每一位患者进行谨慎的评估，这样不仅可以提供功能性的评估方法，而且还可以改善脊柱畸形患者的护理。

关键点：

影像学表现、临床表现及其他可以用来评估脊柱畸形患者的方法。在术后随访中，SRS-22提供了一种针对脊柱畸形的疗效的评估方法，这一方法应该与SF-36和ODI联合使用。将对疾病的特定的评估方法与一般的健康评估方法相结合，可以得出一种综合性的疾病预后评估方法。

（桑　尚　朱晓东）

参 考 文 献

［1］Blondel B，Schwab F，Ungar B，et al. Impact of magnitude and percentage of global sagittal plane correction on health-related quality of life at 2-years follow-up［J］. Neurosurgery，2012，71（2）：341-348；discussion 348.

［2］Hart RA，Gundle KR，Pro SL，et al. Lumbar stiffness disability index：pilot testing of consistency，reliability，and validity［J］. Spine J，2013，13（2）：157-161.

［3］Hart RA，Pro SL，Gundle KR，et al. Lumbar stiffness as a collateral outcome of spinal arthrodesis：a preliminary clinical study［J］. Spine J，2013，13（2）：150-156.

［4］Hassanzadeh H，Jain A，El Dafrawy MH，et al. Three-column osteotomies in the treatment of spinal deformity in adult patients 60 years old and older：outcome and complications［J］. Spine（Phila Pa

1976）, 2013, 38（9）: 726-731.

［5］Kim KT, Lee SH, Suk KS, et al. Outcome of pedicle subtraction osteotomies for fixed sagittal imbalance of multiple etiologies: a retrospective review of 140 patients［J］. Spine（Phila Pa 1976）, 2012, 37（19）: 1667-1675.

［6］Lafage V, Ames C, Schwab F, et al. Changes in thoracic kyphosis negatively impact sagittal alignment after lumbar pedicle subtraction osteotomy: a comprehensive radiographic analysis［J］. Spine（Phila Pa 1976）, 2012, 37（3）: E180-187.

［7］Sánchez-Mariscal F, Gomez-Rice A, Izquierdo E, et al. Correlation of radiographic and functional measurements in patients who underwent primary scoliosis surgery in adult age［J］. Spine（Phila Pa 1976）, 2012, 37（7）: 592-598.

［8］Terran J, Schwab F, Shaffrey CI, et al. The SRS-Schwab adult spinal deformity classification: assessment and clinical correlations based on a prospective operative and nonoperative cohort［J］. Neurosurgery, 2013, 73（4）: 559-568.

［9］Smith JS, Klineberg E, Schwab F, et al. Change in classification grade by the SRS-Schwab Adult Spinal Deformity Classification predicts impact on health-related quality of life measures: prospective analysis of operative and nonoperative treatment［J］. Spine（Phila Pa 1976）, 2013, 38（19）: 1663-1671.

第11章　脊柱截骨术后神经相关并发症

一、概述

AS术后的神经损伤情况非常少见，此并发症与手术类型和手术大小有关。一项长达10年的对AS术后即刻出现神经损伤的研究中，Crammer等学者分析得出此类并发症出现的风险是0.178%。其中，胸椎手术出现此类并发症的风险最高，为0.488%，颈椎手术出现此类并发症的风险为0.293%，腰椎手术出现此类并发症的风险为0.074%。文献报道，此类并发症出现的总的风险为0～2%（表11-1）

表11-1　脊柱术后的神经功能缺损

疾病类型	神经功能缺损发生的概率（%）
颈椎间盘突出	0.07
脊髓病	1.38
胸椎脊髓病	5.59
腰椎间盘突出	0.38
腰椎椎管狭窄	0.63
畸形	2.25

AS截骨手术本身的特点就是出现神经损伤的风险较高，根据手术的方式与手术的大小，出现手术并发症的概率为0.06%～11%（表11-2）。此类手术的术前谈话要求每1例手术都必须跟患者讲清楚术后可能出现的并发症。必须要有术中脊髓检测来确保尽早发现术中的脊髓损伤，对于术中的脊髓损伤。尽早采取措施可以挽救神经功能缺损。

表11-2　不同脊柱截骨矫形术后神经功能缺损发生的概率

作者及发表年份	神经功能缺损发生的概率（%）
Ahn 等学者（2002）	PSO 11
Bridwell 等学者（2003）	PSO 11
Buchowski 等学者（2007）	PSO 12.1
Suk，Chuang，Kim等学者（2005）	VCR 0.06
Suk，Chuang，Lee等学者（2003）	VCR 8
Wang 等学者（2008）	VCR 1.53

术中神经功能缺损发生的原因有时比较明确，有时则不然（图11-1）。AS截骨术是一种非常复杂的手术，其造成神经损伤的机制有很多种。内置物放置不当是一种常见的

原因。许多AS手术中已经报道了术中钢缆和螺钉的放置不当这些原因，这种情况在脊柱畸形、每个节段都需要在不同的角度进钉的患者中更为常见。在对脊柱畸形进行矫正时，需要牵拉和移动脊髓，这些操作可以直接伤害到脊髓或间接影响到脊髓的血供。在术中，进行矫形时，减压器的边缘，尤其是上端的底边可能会压迫到脊髓。任何对硬脊膜的移动都会影响其血供，进而造成神经功能缺损。

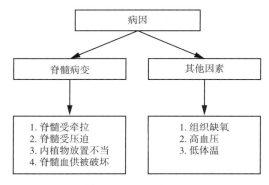

图11-1　脊柱截骨矫形术后神经功能缺损的原因

二、脊髓的血供

脊髓的血供主要来自脊柱前动脉和一对脊柱后动脉。不同脊柱节段的动脉，如腰椎、胸椎、颈椎的动脉会汇入逐级上升的脊柱前动脉和脊柱后动脉。这些节段动脉在椎体的滋养孔层面分为多个分支，并且与相邻节段的动脉相互吻合。第二级的血管网在脊髓腔中。所以，当需要结扎脊柱节段血管时，结扎应远离神经孔，避免影响血管的吻合（图11-2）。

与其他的节段相比，胸椎的血供最差。最大的髓内滋养动脉——Adamkiewicz动脉，常起源于$T_6 \sim T_9$的某个节段，此动脉可增强胸椎脊髓的血供。目前，对结扎Adamkiewicz的分支动静脉后会产生的不良后果还没有定论。然而，无论什么时候，还是要尽量避免结扎这些分支动静脉。

Kato和Kawaraha等研究了犬的动物实验模型。他们研究了中断Adamkiewicz的分支动静脉对脊髓血管二级分流的影响，发现结扎4条以上的连续的Adamkiewicz动脉的滋养动脉会导致脊髓动脉的中断。Murakami和Tomito等报道，中断Adamkiewicz动脉不一定会造成神经功能缺损。在他们的回顾性研究中，180位做椎体全切手术的患者，有15例患者的Adamkiewicz动脉需要被切除，而这些患者均未出现神经功能缺损的症状。据他们的经验，甚至术中牺牲掉3对节段血管都不会造成神经损伤。

绝大多数的AS截骨手术都会不同程度地造成脊柱的短缩。Ji等在犬的动物模型中研究了脊椎长度缩短对脊髓血供的影响。缩短椎体一半长度的脊髓会造成躯体诱发电位可逆转的改变。他们

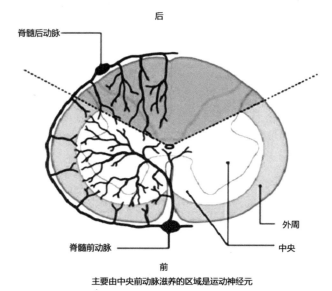

图11-2　脊髓横断面及分布血液供应

注意到，脊髓缩短的长度达到椎体长度的2/3时，脊髓血供会出现临时增加。但脊髓缩短的长度超过椎体长度的2/3时，脊髓血供会逐渐减少。Kawahara等在犬的动物模型上研究了脊髓缩短会带来的影响。他们将脊髓缩短分为三个等级。第一等级：安全范围，脊髓缩短不超过椎体的1/3；第二等级：警告范围，脊髓缩短为椎体的1/3～2/3；第三等级：危险范围，脊髓缩短超过椎体的2/3。

神经功能缺损范围为0.06%～11%，而且常是部分损害。有些部分的神经功能缺损经常由脊髓损伤造成，也有部分神经功能缺损出现在脊柱矫形手术后。

1.脊髓压迫综合征　中央的神经比外周的神经更容易受累及。此症状预后良好，约50%的患者会有正常的内脏和膀胱功能。这种症状可出现在颈椎矫形手术后。

2.脊髓半侧损害综合征　在AS截骨术后比较罕见，其原因是脊髓半侧被切断。此并发症会出现损伤同侧的运动障碍和对侧的痛觉障碍及温度觉障碍。预后通常较好，多数患者可恢复行走能力和膀胱功能。

3.前脊髓综合征　前脊髓综合征可能是由于在AS截骨关闭后牵拉到了前脊髓动脉。该并发症可能会造成完全的运动障碍、痛觉障碍和温度觉障碍。脊髓后柱被保留下来，这种并发症很难有较明显的恢复。

4.后脊髓综合征　较为罕见，常因骨或后纵韧带、黄韧带在后方撞击脊髓引起。这种并发症常出现震动觉或方位感的缺失。其他的感觉或运动功能都不受影响。

5.马尾神经综合征　马尾神经综合征出现的原因是马尾神经平面以下的神经根受损。其症状为非对称性的运动功能损失，感觉受损，大小便失禁。完全的马尾神经综合征可出现膀胱和肠道功能的丧失。通常表现为部分的功能障碍。

6.脊髓圆锥综合征　此并发症出现在骶髓或相邻节段的神经根受损的情况，会造成膀胱功能、胃肠道功能和会阴肌肉功能障碍。还可能会造成相邻节段的神经根损伤，进而造成不同程度的下肢肌力减退。

7.混合型的症状　上述症状可能合并出现，而这种多种症状混合出现的情况临床上较为罕见。

三、术前因素

有必要认识到，一些术前因素更容易导致术后的神经功能缺损。因此，术前应完善影像学检查，根据这些检查，可以提供恰当的建议并制订出避免并发症的相应的术中对策。虽然做AS截骨手术的患者术前一般都会做MRI，但必须指出，对于先天性脊柱侧弯、不典型的脊柱弯曲畸形或是做翻修手术的患者，MRI是必须做的。有一些术前的状况较易导致术后神经功能缺损的出现。

增加神经功能缺损的因素有：①脊柱后凸畸形；②急性的后凸畸形；③严重的后凸畸形；④僵硬的后凸畸形；⑤先天性脊髓病变；⑥神经纤维瘤，黏多糖综合征；⑦前期有手术史；⑧术前神经功能缺损；⑨感染后的病变。

四、术中因素

术中因素包括脊柱的病理病变、脊柱手术和使用仪器的类型。由于AS矫形手术的时间往往较长，安全的患者术中体位非常重要，并且必须避免对患者的骨或眼睛造成压迫，应特别注意避免压迫造成患者外周神经损伤。对于骨性突起，应给予额外的衬垫保护。对于严重的脊柱畸形的患者，应该格外注意避免正常的脊柱节段被放置在严重畸形的地方过久。常受累及的神经是股外侧皮神经、尺神经和臂丛神经。一般来讲，神经功能缺损持续的时间不会太长，通常6～8周后功能可以恢复。

因视神经压迫而造成的视觉缺损是AS术后常见的并发症。脊髓手术术后出现视觉缺损（POVL）的概率是0.2%。Lee等在美国麻醉手术术后视觉缺损注册人群中选取研究对象，对POVL的患者做了回顾性研究。术中出血量大于1000ml或手术时间长于6小时与术后出现视觉缺损的相关性高。Lee等近期通过一项多中心病例对照研究发现，出现POVL的高危因素包括肥胖，使用威尔森脊架，麻醉时间延长，失血量增多和胶体使用不足。另外，男性患者也更容易出现POVL。

围术期做术前准备时应使血细胞压积、血压维持在一个理想的范围内。麻醉控制性降压可以减少术中失血，并且使手术视野暴露更为清楚。在进行矫形手术时，平均的血压应当控制在90mmHg。在手术暴露术野时，为了减少出血，动脉压可以控制在60mmHg。应尽量减少手术出血并及时补充损失的血容量。腰椎的硬膜外麻醉可以降低交感神经的紧张度与骨内压，进而减少术中出血。

五、常见的AS截骨手术

（1）Smith-Peterson截骨术（SPO）：与其他手术方式相比，SPO的术后神经功能缺损出现的概率较低。而且即使出现了术后神经功能缺损，通常也只是暂时性的。由于每个层面矫形时矫正的角度只有10°～15°，后侧的缩短不超过1cm。这么轻微的缩短一般不会造成明显的脊髓压迫。神经损伤往往是由椎间盘突出的压迫、骨性结构的压迫、血供受影响或是椎弓根螺钉置入不当造成。当置入椎弓根螺钉或移除黄韧带时，应格外注意，防止损伤硬脊膜。

在进行SPO截骨时，截骨截出的夹角应该正对椎间孔。当将截出的两个倾斜的骨面对合时，应格外注意。如果截骨面不平整，那么支点就会向脊髓滑移，截骨斜面的尖角就会对脊髓造成明显的压迫，并且这种压迫还会使脊髓被拉伸。如果术中操作不正确，就会造成椎体位置的变动。正确地使用椎弓根螺钉，就可以极大地减少椎体半脱位或错位出现的概率。

（2）椎弓椎体截骨（PSO）：与SPO相比，PSO的要求较高。这种截骨手术要截除椎板的头尾部，楔形切除包含椎弓根的椎体。PSO在每个节段都可以做40°～45°的矫形。PSO造成神经损伤的原因是脊髓的背侧撞击、硬脊膜屈曲和（或）椎体半脱位。

Adams等报道了在108例接受手术的患者中11.8%出现了神经损伤，只有3例患者神经损伤是不可修复的。Buchowski等报道了108例接受手术的患者中12.1%出现了神经损伤。这12例患者中，有3例患者出现了永久性的神经损伤，他们都是因为退行性矢状位平衡而手术的患者。在这些病例中，与出现神经功能缺损相关性最强的情况是退行性脊柱畸形。在他们的研究中，出现术后神经功能缺损数量最多的是L_3节段的PSO。但L_4节段的PSO出现神经功能缺损的概率最高（5例中2例出现了神经功能缺损）。他们的研究病例都是来自同一个研究机构，但选取的队列不同。在两组研究中，即使是出现永久性神经功能缺损的患者在经过一段时间的康复后也获得了比较好的功能恢复。

2003年，Bridwell等报道，在66例接受PSO治疗的患者，5例患者术后出现了暂时性的神经功能缺损。其中4例患者出现了神经根损伤，1例患者出现了尿潴留。在围术期，只有2例患者通过神经监测和唤醒实验发现了神经功能缺损。出现神经功能缺损的患者都是前25例接受手术的患者，这些患者术中闭合了楔形骨面的中央和周围部分。对其余的患者，他们在术中做了广泛的中央减压，这些患者术后均未出现神经功能缺损。他们建议手术时应至少做上、下一个节段的广泛的中央减压。即使两个节段的脊柱中央减压也可以避免神经的损伤。矫形应当在注视下进行。如果术中发现了挤压脊髓的情况，应当扩大减压范围。在腰椎节段应当做PSO，因为这些节段脊髓周围可操作空间较大。如果患者需要两个节段的PSO，那么最好能分次手术，而不是将手术一次完成。在截骨手术最后关闭伤口时，应当进行神经检测和唤醒实验，如果发现了神经功能的变化，更大范围的减压常可以恢复这种损伤。

（3）全脊柱切除术：SPO和PSO可以较有效地对脊柱后凸进行矫正，但这两种手术方式不适用于严重的脊柱后凸或僵硬的脊柱后凸畸形。前路或后路脊柱的截除手术对于多节段的脊柱畸形最适用，但与其他的手术方式相比，这种手术术后并发症出现的风险非常高。所以，几乎所有的脊柱外科医生在进行矫形手术时都会将这种手术方式作为最后的备选方案。对于脊柱全切手术，目前尚无大宗的病例报道。Suk等报道了16例脊柱前路截除手术，其中有1例Beals综合征患者术后出现了完全的神经功能缺损，此患者术前也有神经功能缺损。进一步的检查并没有发现其他的病理改变。Suk等报道了另外一批腰骶椎僵硬畸形的患者。在这批患者中，有2例患者出现了神经功能缺损，这些患者在术后6个月神经功能都完全恢复了。Wang等报道了13例接受改良脊柱切除手术的病例，2例患者出现了暂时性的神经功能缺损，其中一例患者在术中发现了诱发电位的变化，另一例患者是在术后发现的神经功能缺损。2例患者在术后6周神经功能都恢复了正常。

由于对于脊柱全切术的研究报道较少，现暂无对脊柱全切术后神经功能缺损特定原因的研究。但以下列举的措施可有效预防神经功能损伤的出现。由于脊柱畸形会伴随各种解剖结构的变异，应该在有神经监测的状态下置入椎弓根螺钉。因为手术切除了三个柱，所以在截骨手术中，脊髓会很容易移动。在切除椎体时，放置固定棒是必要的。在术中，一直到手术结束，都应保持椎弓根的内侧壁和后壁薄边的完整，因为这样可以保护神经根和硬脊膜。使用磨头来避免伤及硬膜囊和减少硬膜外血管的术中出血。最后，椎体的缩短手术应该在可视下进行，避免过度的弯曲硬脊膜或薄片的边缘压迫到脊髓。

六、术后因素

硬膜外血肿是造成神经功能缺损最常见的术后原因，此症状可能在术后早期出现，也可能在术后晚期出现。MRI可用来检测此类并发症，如果发现了此并发症，应立即采取措施排除血肿。

减压不充分也是术后出现晚期神经功能缺损的原因。SPO或PSO术后可能出现神经根痛或无力的症状，这是由于在神经孔处的骨去除不足。置入物的位置不当也是造成神经功能缺损的原因。对置入物位置不佳最好的诊断方法是 CT，如发现置入物位置不佳的情况，应立即手术调整置入物的位置。

七、迟发的神经功能缺损

置入物位置不佳可能会导致术后迟发的神经功能缺损，近端交界性后凸畸形伴脊柱不稳可能会导致脊髓受压并造成神经功能缺损。

八、神经监测

神经监测和唤醒试验可用做手术中神经功能缺损的诊断。经颅诱发电位和体感诱发电位检测及肌电图是术中神经检测最常用的神经生理方法。

Hilibrand 等对比了经颅诱发电位和体感诱发电位检测及肌电图在检测术中神经损伤的作用，发现与传统的肌电图相比，诱发电位在监测术中新发的神经功能缺损方面有较大的优势。Fehlings 等研究了多模式检测的有效性，多模式检测结合的方法更有效，特异性较高。单独的体感诱发电位监测的灵敏度较低，但是特异性与多模式检测结合的方法相同。

Fehlings 等回顾了不同类型脊柱外科手术中神经监测的有效性。与多模式联合的神经监测相比，单一方法的神经监测（运动诱发电位或体感诱发电位检测）的灵敏度和特异性都比较低。虽然多模式联合的神经监测在发现神经功能缺损方面的灵敏度较高，但这种方法的实用性不高。Bai 等研究了在椎弓根螺钉置入术中电子监管仪器（ECD）使用的实用性。他们发现使用 ECD 提高了椎弓根螺钉置入术的安全性。我们推荐，如条件允许，应在术中使用多模式神经监测，并且在手术结束时做唤醒实验来判断神经功能。如果无法使用多模式联合的神经检测，与单独的皮质诱发电位检测相比，运动诱发电位是更好的选择。

Cheh 和 Lenke 等报道了胸椎后凸的患者在行截骨矫形手术时术中脊髓检测信号缺失的情况。42 位患者，有 9 位出现了运动诱发电位的改变，所有的患者皮质诱发电位检测信号都是正常的。Sucato 和 Lenke 等研究了在术中通过诱导电位或脊髓唤醒实验发现神经功能缺损后的应对措施。43% 患者的检测指标的变化在进行截骨时被发现，43% 在进行畸形矫正时被发现，3% 在置入内固定时被发现。

Jarvis 等将神经检测的变化分为 3 种类型：类型 1——在减压之前出现，类型 2——在进行截骨或减压时出现，类型 3——在截骨结束时出现。他们注意到，提高血压可以增强一半以上的类型 2 患者中的运动电位信号，以及部分类型 3 患者的运动电位信号。如果类型 2 患者的报警信号对血压升高没有反应，那么在截骨结束时，脊柱会短缩，并且会使减压更充分，并提高脊髓的血流灌注。如果类型 3 的患者报警信号对血压升高无反应，那么重新打开截骨区域，使用椎体护架或减小矫形的角度可以提高信号。

总结

随着新的脊柱手术工具和术中神经功能检测手段的出现，脊柱外科医生现在可以对严重的或僵硬的脊柱畸形进行矫正手术。但神经功能缺损一直以来是 AS 术后的高危并发症。我们应该应用恰当的术前、术中、术后预防措施，以防止术后神经功能缺损的出现。

（徐　炜　朱晓东）

参 考 文 献

［1］Smith JS，Saulle D，Chen CJ，et al. Rates and causes of mortality associated with spine surgery based on 108，419 procedures：a review of the Scoliosis Research Society Morbidity and Mortality Database ［J］. Spine（Phila Pa 1976），2012，37（23）：1975-1982.

［2］Ji L，Dang XQ，Lan BS，et al. S study on the safe range of shortening of the spinal cord in canine models ［J］. Spinal Cord，2013，51（2）：134-138.

［3］Lee LA. Perioperative visual loss and anesthetic management ［J］. Curr Opin Anaesthesiol，2013，26（3）：375-381.

［4］Jarvis JG，Strantzas S，Lipkus M，et al. Responding to neuromonitoring changes in 3-column posterior spinal osteotomies for rigid pediatric spinal deformities ［J］. Spine（Phila Pa 1976），2013，38（8）：E493-503.

［5］Wilson JR，Vaccaro A，Harrop JS，et al. The impact of facet dislocation on clinical outcomes after cervical spinal cord injury：results of a multicenter North American prospective cohort study ［J］. Spine（Phila Pa 1976），2013，38（2）：97-103.

［6］Rogers WK，Todd M. Acute spinal cord injury ［J］. Best Pract Res Clin Anaesthesiol，2016，30（1）：27-39.

［7］Singh R，Kumar RR，Setia N，et al. A prospective study of neurological outcome in relation to findings of imaging modalities in acute spinal cord injury ［J］. Asian J Neurosurg，2015，10（3）：181-189.

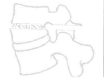

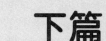

髋关节置换手术

第12章 髋关节受累的危险因素

第一节 髋关节受累的流行病学

一、髋关节的解剖结构和髋关节病变的病理基础

髋关节由股骨头和髋臼相对构成，属于杵臼型滑膜关节。它是人体最大、关节窝最深、最典型、最牢固、最完善的球窝持重关节，既坚固又灵活，也是骨发育畸形、外伤、感染、骨坏死和肿瘤等的好发部位。AS累及髋关节时，可侵犯滑膜、骨皮质、骨髓质、关节面软骨、盂唇、关节囊、肌腱末端等，从而出现相应的异常影像学改变。

髋臼内仅月状面被覆关节软骨，髋臼的中央未形成关节面的部分称为髋臼窝，其内充满脂肪，又称为Haversian腺，形成脂肪垫，可随关节内压的增减而被挤出或吸入，以维持关节内压的平衡。脂肪垫的表面覆有滑膜，毛细血管非常丰富。炎性细胞累及滑膜时，脂肪垫滑膜增生、肥厚，髋臼窝内形成大量结缔组织，将股骨头向外推移。而关节内侧间隙内无脂肪垫，在股骨头韧带的牵拉作用下间隙变窄。

关节间隙内常有滑膜皱襞，宛如舌状深入关节间隙内，故称滑膜舌。滑膜内有丰富的毛细血管，可分泌滑液。生理情况下，髋关节周围的关节囊内仅有少量的滑液，以营养软骨、减少关节活动时的摩擦。AS髋关节炎性反应可导致关节囊的滑膜层及纤维囊层增厚，滑膜下毛细血管扩张，滑液分泌增加，囊内积液增多致关节囊扩张，刺激滑膜下的神经，引起关节疼痛。AS累及髋关节滑膜舌形成血管翳，深入关节内扩展至软骨表面或软骨下，形成滑膜嵌入，可发生关节粘连或纤维化。成熟关节软骨的营养供应来自于滑膜表面，AS累及滑膜可导致软骨营养障碍而出现变薄。关节粘连、纤维化和软骨变薄可能是引起髋关节间隙狭窄的原因。股骨头颈交界处也有脂肪性滑膜覆盖，当此处的滑膜血管增生时，环绕在股骨头边缘的滑膜也反应性增生形成骨性突出，被称为滑膜骨化。

髋关节囊厚而坚韧，上端附于髋臼的周缘和髋臼横韧带，下端前面附着于股骨颈的转子间线，后面附于转子间嵴的内侧（距转子间嵴约1cm处），因此，股骨颈的后面有一部分处于关节囊外，而颈的前面则完全包在囊内。髋关节周围有韧带加强，主要是前面的髂股韧带，长而坚韧，上方附于髂前下棘的下方，呈"人"字形，向下附于股骨的转子间线。髂股韧带可限制大腿过度后伸，对维持直立姿势具有重要意义。此外，关节囊下部有耻骨囊韧带增强，可限制大腿过度外展及旋外。关节囊后部有坐骨囊韧带增强，有限制大腿旋内的作用。关节囊的纤维层呈环形增厚，环绕股骨颈的中部，称为轮匝带，能约束股骨头向外脱出，此韧带的纤维多与耻骨囊韧带及坐骨囊韧带相编织，而不直接附在骨面上。股骨头韧带为关节腔内的扁纤维束，主要起于髋臼横韧带，止于股骨头凹，表面有滑膜被覆，内有血管通过。一般认为，此韧带对髋关节的运动并无限制作用。当累及肌腱韧带附着点时，导致起止点炎，患者可因疼痛而不能行走。

髋臼盂唇是髋关节的纤维软骨结构，直接附着于骨性结构的边缘。盂唇在髋臼切迹处失去软骨成分，构成髋臼横韧带横架于髋臼切迹，并与切迹围成一孔，形成髋臼关节囊隐窝，内有神经、血管等通过。盂唇具有加深髋臼窝和密封髋关节的作用，有助于维持髋关节的稳定性，还可分担压力、吸收冲击力等。当关节退变、关节不稳或炎性病变浸润时，激活盂唇内纤维软骨细胞增生，血管入侵后盂唇骨化。

骨髓分造血和基质两大系统，其中造血系统是更新循环血细胞的成体造血干细胞的主要来源，而基质系统则含有骨髓间充质干细胞（bone mesenchymal stem cell，BMSC）。成人骨髓的BMSC具有多向分化的特性，既可分化为成骨细胞，为骨生长及骨修复提供细胞来源；又可分化为破骨细胞，在骨转换时对破骨细胞发出信号，引起骨质破坏；还可分为脂肪细胞，为不同的造血需要提供灵活反应的空间。各种原因通过某种机制导致成骨细胞分化减少，脂肪细胞和破骨细胞分化增加、活跃，进而引起成骨细胞-破骨细胞的偶联失衡，最终导致骨丢失和骨质疏松。由于成骨细胞和脂肪细胞共祖，在特定条件下可相互转化，存在"此消彼长"的关系，即骨髓中的脂肪细胞与松质骨的骨量成反比，因此，骨髓脂肪是评价骨质量的一个早期重要指标。多名学者通过测量骨髓脂肪含量与骨密度的关系也证实了这一点。因此，当髋关节出现骨髓脂肪沉积（bone marrow fat deposition，BMFD）时，须提示临床防治骨质疏松的发生。

骨质疏松在AS中较为常见，但增龄、去卵巢及其他原因均可造成骨质疏松，故不能作为诊断AS的依据。在排除绝经后、老年性、激素治疗及肝肾疾病等因素对骨质量的影响和股骨头坏死（osteone of the femoral head，ONFH）之后，在中青年人群中，尤其是年轻男性，如果出现髋关节骨质疏松伴骨质硬化，须进一步检查以排除AS。

在AS患者体内，起止点炎触发机制和骨炎触发机制共同起作用，对机体造成损害。当肿瘤坏死因子（tumor necrosis factor，TNF）、IL-6和IL-17被激活时，类风湿关节炎样滑膜炎和持续的炎症反应导致骨组织、滑囊及肌腱末端出现病变，破骨细胞分化因子、DKK1蛋白和血清硬化蛋白共同起作用，使机体受到损害；如果机体出现修复应答反应，前列腺素2、骨形成蛋白（bone morphogenic protein，BMP）和Wnts生成增加，成骨活动增强，可导致骨质硬化、滑膜钙化和韧带骨赘形成。AS累及髋关节时，其病情并非持续性发展，而是损伤与修复交替进行，因而病程进展较为缓慢，其进展速度取决于损伤或修复的持续时间。

二、髋关节受累的病理表现

髋关节病变起病往往比较隐匿，在早期表现出来的症状很容易被忽略，可出现髋关节间歇性疼痛，而滑膜炎及腱端炎（髋关节不仅属于滑膜关节，同时有圆韧带肌腱的附着）的发展呈现出持续性。在发现髋关节疼痛症状明显或伴有活动功能受限的同时，X线片提示软骨破坏，关节间隙变为狭窄。AS所侵犯的中轴关节改变主要是由于腱端炎；对于外周关节的侵害，主要为滑膜炎而无类风湿性的骨质侵蚀；而AS髋关节改变包含着腱端炎及滑膜炎两种病理改变，诱发纤维化或骨化而使股骨头逐步增大。AS常可侵蚀外周的滑膜关节如膝、踝等，却极少发生类似类风湿关节炎（rheumatoid arthritis，RA）所表现出的骨侵蚀。跟RA（部分研究者倾向于认同破骨多于成骨而表现出骨吸收）相比而言，AS则成骨多于破骨而表现出骨赘增生明显。

三、髋关节受累的诱发因素

张幼莉等通过对比分析130例无髋关节损害和65例已选择THA的AS患者发现，AS伴髋关节损害的病患，其炎症反应和免疫反应持续或反复存在，且其HLA-B27阳性率达到100%，提示HLA-B27阳性的病患其出现髋关节损害的概率更大（赫军的研究支持该结论，同时也提出AS病患若低热、疲乏、食欲缺乏等全身症状偏重、血小板计数及红细胞沉降率值增高明显，其出现髋关节损害的比例也会有一定的增高，同时在损害程度上更为严重，增加在治疗康复上的难度。同时研究发现，对于AS髋关节损害的病患来说胸廓也更容易出现通气受到限制的情况；起病较早的AS病患其病程的发展也较迅速；若外周关节作为首发的部位，伴有程度比较严重的外周关节炎和全身症状，其出现髋关节损害的概率也相应增加；早期选择柳氮磺吡啶（salicylazosulfapyriding，SA-SP）而减少激素应用，对于髋关节损害的出现及程度起到延缓或减轻的作用。除此之外，研究者还通过分析AS病患使用激素史（AS发病1年之内）的情况发现，AS髋关节损害病患所占的比例比未出现髋关节损害的高，提示激素可能是导致AS伴发髋关节损害的因素之一。

四、髋关节病变的发病时间

据有关文献显示，我国AS髋关节损害的发病率在60%的水平。对于AS病患而言，AS的主要致残因素是髋关节病变，一旦发生髋关节病变往往提示预后不良。

1.在出现髋关节损害的时间上，赫军通过分析81例AS髋关节病变病患临床循证医学的结果，发现髋关节损害的敏感期为发病后5～10年，髋关节起病所占的比例为38.3%（袁国华等统计提示髋关节损害起病所占的比例为48.5%，幼年发生髋关节损害者占32.4%），有家族史的病患中髋关节损害发生较早。Carette通过长期随访142名AS病患提示绝大部分的髋关节损害出现在发病10年内，若期间并没有出现髋关节损害，以后出现髋关节损害的可能性很小。

2.在髋关节损害的发病年龄上，Calin通过对1500例AS髋关节损害病患的追踪发现，伴发严重髋关节损害中90%的病患其发病年龄小于23岁，同时还发现髋关节损害在30岁以后出现的机会较小，而且在损害程度上相对处于轻度。张幼莉等研究也提示，严重的髋关节损害其发病偏早，病程的发展速度也相对增加，髋关节损害大多数发生在5年内。

3. 在男女发病比例及时间上，男性明显高于女性，我国文献所报道的比例为2：1。肖征宇等研究显示，AS病患中，女性比男性在起病年纪上稍延后，病程进展也大都处于早中期的状态，速度延缓。

五、AS髋关节病变的力学变化

AS会导致脊柱僵硬融合，出现后凸畸形，身体躯干重心发生下移及前移，引发矢状面正失衡，机体为代偿后凸畸形，会通过骨盆后倾、后旋（Tang等研究提示AS病患额骨盆容易在矢状面发生异常旋转）骨盆和膝关节屈曲（Obeid等已证明膝关节屈曲可以作为矢状位失衡的代偿机制之一）等改变来实现。

同时，张亮等的研究结果显示，对于脊柱参数而言，AS病患明显具有胸椎后凸增加和腰椎前凸丧失的倾向，并未受到髋关节发生融合的影响；但对于髋关节参数，AS病患呈现出明显的骨盆后倾尤其是髋关节发生融合的病患；统计学发现，性别、年龄及肥胖并未对脊柱-骨盆参数产生影响，但作者并未给出AS病患与对照组发生骨盆倾斜的比例及实际数据。

有部分研究者认为，AS病患出现骨盆后倾的现象十分常见，同时病患髋关节处于强直和屈曲状态，很容易导致髋臼杯的外倾及前倾角度发生增大（姜炜等通过分析21例AS髋关节强直病患骨盆和股骨颈的相关参数发现，骨盆倾斜角与股骨颈前倾角两者之间存在线性相关，即股骨颈前倾角等于8.05加上0.828和骨盆倾斜角之积）。不仅如此，骨盆的后倾也会使髋关节出现脱位的概率增加，因为它能够将髋臼的负重部位转移到后方区域。

姜炜等认为，AS改变了脊柱的正常生理曲度而骨盆会相应地出现后倾，骨盆后倾后，骨盆倾斜角也会随之变大，髋臼位置相对而言处于前移状态，髋臼后缘成为负重点而诱发撞击，增加了髋关节发生脱位的概率，同时对髋关节的外展、屈曲和后伸活动造成一定的限制。为稳定身体重心和髋关节，股骨颈前倾角会出现代偿性的增大。

六、AS髋关节病变的鉴别诊断

肿瘤、结核、化脓性感染均可累及髋关节，其临床症状和实验室检查有所不同，软组织肿块或脓腔的出现可作为鉴别诊断的要点。此外，肠病相关性髋关节病、反应性关节炎、银屑病关节炎、Reiter综合征亦可累及髋关节，其影像学表现类似于AS髋关节病变。肠病相关性髋关节病变常并发于胃肠道疾病。反应性关节炎常有急性风湿热的前驱症状，与AS鉴别时须结合临床病史。银屑病关节炎常伴有典型的皮肤损害、多发不对称的手足远端指（趾）间关节毁损性关节炎。Reiter综合征以不对称性的下肢关节受累为特征，常伴有尿道炎、结膜炎、脓溢性皮肤角化病等临床症状。类风湿关节炎也可累及髋关节，但其血清类风湿因子呈阳性。

然而，AS起病隐匿，累及髋关节时可出现关节间隙变窄、骨髓水肿和骨髓脂肪沉积、骨髓囊变、骨皮质增生或破坏、关节囊积液等异常的影像学征象，这些征象与同样起病隐匿的 ONFH、髋关节退行性关节炎（degenerative arthrosis of hip，DAH）、髋关节滑膜炎（hip bursitis，HB）并不容易区分，其临床症状也大致相似。因此，在病变的早期阶段需要结合临床资料及髋关节外的影像学表现加以鉴别。

1.与股骨头无菌性坏死相鉴别　对于股骨头无菌性坏死以往研究已经较为明确，即早期股骨头密度增高，中期股骨头阶梯状塌陷，晚期股骨头碎裂、变形，很少累及髋臼和关节间隙。而 AS 以关节面改变为著，关节间隙变窄。黄烽曾报道 AS 髋关节病变被误诊为股骨头无菌性坏死后，患者长期制动，结果加速了髋关节功能障碍。因此，两病的鉴别诊断具有一定的实际意义。

2.与类风湿关节炎相鉴别　类风湿关节炎先发病于手足小关节。关节面破坏常始于髋臼上唇和股骨头外上方，骨内小囊状破坏多在 0.5cm 直径以下，由于肉芽组织不断压迫吸收骨质，囊变周边常无明显硬化。类风湿关节炎晚期关节周围肌肉萎缩，屈曲变形，纤维性或骨性强直。而 AS 累及髋关节除强直外，较少有变形。

3.与髋关节结核相鉴别　髋关节结核发病早期主要表现为中量以上的关节积液和骨质疏松。随病程进展，可出现较明显的滑膜增生、骨性关节面破坏和髋周肌肉萎缩。滑膜增生表现为关节囊肥厚。增强扫描，关节囊内软组织密度影明显强化。关节间隙变窄少见。多数关节间可持续增宽。骨性关节面破坏表现为关节面模糊、中断，髋臼窝扩大和皮质下骨缺损。晚期，关节半脱位加重，关节周围滑膜囊积脓和（或）肌间隙内多发脓肿形成。关节腔、骨破坏区和周围脓肿内多有碎骨片或钙化。关节囊及脓肿壁厚薄不均匀，有明显强化。部分患者因治疗修复或合并化脓性细菌感染，邻关节骨质内出现斑片状或条带状硬化网。

4.与退行性骨关节病相鉴别　退行性骨关节病是引起成人髋部疼痛较为常见的病变，多见于老年人。病损常致承重区变窄，局限于股骨头，关节间隙和髋臼一般正常，只有晚期才受累。关节面硬化且不规则，关节间隙局限性狭窄且相对较轻。髋臼前、后缘尤其是前缘的骨质增生更为明显，呈致密的三角形网。髋臼囊变少见，关节面下出现大小、深浅不一的假囊肿，周围有硬化致密带。而髋臼囊变是髋关节损害的早期征象。另外，此病常合并于 AS 髋关节后期改变，故须紧密联系病史及腰椎、双侧骶髂关节影像学表现，才能做出明确诊断。

第二节　幼年型强直性脊柱炎

幼年型强直性脊柱炎（juvenile ankylosing spondylitis，JAS）与 AS 一样是以骶髂关节和脊柱慢性炎症为主的全身性疾病，并已证实 JAS 是一独立的疾病，不是 AS 的早期阶段。该病也以男童发病为主，国内外有关女童 AS 的报道罕见。目前已发现女性 AS 发病相对较晚，症状轻，不易出现脊柱强直。JAS 虽然不是儿童关节疾病的高发病，但其病程迁延，早期症状不典型，极易误诊为幼年特发性关节炎，而且因多累及髋关节而致残，预后不良，往往需要进行髋关节置换手术。所以，我们要重视该病。而目前对 JAS 的研究落后于成人。JAS 早期临床表现有自身的特点，而且儿童骶髂关节（SIJ）正处于发育阶段，影像学诊断也受限制，如继续沿用 AS 的诊断标准不易做出早期诊断，易延误治疗，导致残疾。现很多文献公认 HLA-B27 在 JAS 中与 AS 起着相似的作用。根据 JAS 临床特点，为早期诊断提供线索，以早期治疗，改善预后，并建议制订更适用于 JAS 的诊断标准。

一、JAS 的发病机制

JAS 的发病机制至今尚未完全明了，一般认为与以下因素有关：

（一）遗传因素

JAS 有明显的家族遗传倾向，提示其可能与遗传因素有关。HLA-B27 呈常染色体显性遗传，其与 JAS 发病密切相关。国外文献报道 JAS 患儿 HLA-B27 抗原阳性率高达 90%。此外，HLA-B27 阳性患儿骶髂关节改变较阴性者严重，多数伴有明确家族史。可能的致病机制为 HLA-B27 直接参与或通过与特殊抗原及某种 T 淋细胞受体相互作用。另有 HLA-B60、HLA-DR 基因、MICA、热休克蛋白（heat shock protein，HSP）和 TNF 等许多除 HLA-B27 之外的分子被证实与 AS 有关。

（二）免疫因素

文献报道 JAS 患儿 $CD3^+$、$CD8^+T$ 细胞明显减少，而 $CD4^+T$ 细胞明显增加，提示 JAS 患儿细胞免疫功能紊乱。此外，免疫球蛋白 IgG、IgA、IgM 水平的明显升高，提示 JAS 患儿在细胞免疫功能紊乱之外同时存在体液免疫功能的紊乱。

（三）内分泌因素

JAS 常见于年长儿或青春期患儿，且男童发病率是女童的 7～9 倍。目前认为此现象可能与男童体内突发性增加的睾丸激素有关，而女童则被迅速增加的雌激素保护而很少发病。

（四）感染因素

C 反应蛋白（C-reactive protein，CRP）是炎症损伤的一种敏感标志物，与炎症反应程度关系密切。文献报道 JAS 患者 CRP 水平明显高于对照组，提示 JAS 发病可能与感染有关。目前认为 JAS 可能与克雷伯菌、风疹病毒感染有关。

二、JAS 的临床特点

（一）早期临床特点

JAS 多以外周关节为首发症状，大多数为单关节起病，最多见的为膝、髋关节，很少最早出现腰骶痛。此外，JAS 患者中肌腱附着点痛或足跟痛也常见。JAS 发病 1 年内多伴有发热、乏力、发育障碍等全身症状。实验室检查可见不同程度贫血，白细胞计数高，血小板计数增多，红细胞沉降率及 CRP 升高。影像学上 JAS 骶髂关节损害出现较晚，有数据显示，JAS 外周关节影像学改变明显，分析是由于儿童处于生长发育阶段，存在骨骺、软骨，骶髂关节与成人比较增宽，X线、CT难以确定是否存在病变。因本病常侵犯髋关节，易丧失劳动能力及生活能力。

而AS起病大多缓慢隐匿，多表现为背部疼痛，腰背部僵直。仅有少部分患者从外周关节起病。AS全身伴随症状少。骶髂关节损害出现早，X线、CT易发现病变。其预后大部分患者功能状态和工作能力都很好，甚至在病情持续发展的患者也如此。一些过去的研究表明JAS比AS功能预后恢复好，致残和疾病损害轻。但Calin A等对英国强直性脊柱炎协会1500名患者调查结果发现，发病年龄越早，髋关节受累发生率越高，预后越差。随着发病年龄增加，髋关节受累发生率也随之降低，严重性也随之减少。

（二）女童强直性脊柱炎

成人AS发病率男女比例为3∶1，女性患者症状轻，较少整个脊柱受累，骶髂关节病变多停留在炎症阶段，少见强直。JAS男童发病率也占绝大多数。对于女童的临床特点，国内外报道罕见。如文献记载女童与AS相似，以腰骶部疼痛起病为主。有报道90%以上的JAS患儿HLA-B27为阳性，支持其作为与其他脊柱关节病鉴别诊断的重要依据。女童AS的临床特点及与男童的差异有待进一步研究。

三、JAS实验室检查特点

HLA-B27与AS的关系是迄今为止已知的HLA与疾病的关系中最密切、最典型的，有文献报道HLA-B27在AS患者中阳性率高达96%以上。虽然其致病机制尚不明确，但国内外文献以下述观点为主：节源性肽假说、分子模拟学说、受体学说、免疫应答基因学说及连锁不平衡学说等。此外，现已发现除HLA-B27分子外，还有许多分子被证实与AS有关。Brown等发现，B60可能是次于B27的独立的AS易感基因。AS多发家系研究也发现，B40（B60和B61为其亚型）对B27（＋）AS有35%的危险性。还有某些HLA-DR基因、MICA、热休克蛋白（heat shock protein，HSP）和TNF基因等其他基因与AS相关的报道。随着对HLA-B27亚型的深入研究，发现在中国汉族正常人群中，HLA-B*2704和HLA-B*2705构成了HLA-B27的优势亚型，分别占50.85%和40.68%（合占91.5%）。HLA-B27对AS的早期诊断、延缓或预防发病有着积极的指导作用。JAS和成人AS在与HLA-B27的关系上有相似之处，但仅有HLA-B27阳性而无其他临床表现则不能诊断，而HLA-B27阴性也不能除外AS。而对于JAS患儿，往往没有腰背疼痛，仅有一个或几个外周关节肿痛，因而HLA-B27检测显得尤为重要，如果阳性则考虑有JAS的可能。即HLA-B27阳性的儿童，有较高的患JAS的遗传易感性。

此外，CRP是第1个被发现的急性期反应蛋白，是炎症组织损伤的标记。其产生有其积极的生理应激作用。通过激活补体经典途径，促进免疫复合物的清除，介导吞噬细胞吞噬免疫复合物和细胞凋亡的碎片。在炎症病理状况下，组织微环境呈酸性，CRP解聚为CRP单体（mCRP）更进一步促进免疫复合物与Fcγ受体结合，产生一系列的反应有助于机体抵抗感染。同时，CRP具有与IgG和补体相似的调理及凝集作用，促使巨噬细胞的吞噬功能，刺激单核细胞表面的细胞因子表达及其他免疫调节功能，因此，CRP水平的高低与疾病的炎症反应程度密切相关，当有炎症存在时CRP会明显升高。JAS存在炎症反应可能与感染有关。红细胞沉降率同CRP一样，常用于评价风湿性疾病活动性，尤其评价RA病情活动有重要意义，然而AS不同于RA，其病理为附着点炎，骶髂关节受累为主，红细胞沉降率和CRP评价AS病情活动的价值尚有争议。Yildirim等研究发现，在AS患者中测得的CRP值与Bath AS测量指数评分密切相关。而且，近来有研究提示急性炎性反应指标不仅与JAS活动性有关，而且ESR增高可能预示着骨吸收增强。马兴等研究表明JAS早期患者ESR显著增高，而且证实了增高的ESR与腰椎骨矿含量、骨密度显著负相关性，为降低AS相关性骨质疏松症（osteoporosis，OP）这种JAS的严重并发症提供了依据。但红细胞沉降率作为临床常规检查，受诸多因素影响。两者与JAS的相关性有待进一步阐明。同时部分病例有贫血、血小板增多等改变，分析与炎症反应有关，大量研究表明，RA患者血液改变可能与肿瘤坏死因子，干扰素γ，白细胞介素1、6多种细胞因子直接或间接作用有关。也有研究报道AS患者血小板增多的机制可能是感染因素破坏了人凝血与抗凝系统的平衡，凝血系统功能亢进，使血液处于高凝状态。而JAS血液改变的机制还需大量研究进一步证明。

总之，JAS实验室指标检测结果与成人AS有诸多相似之处，提示JAS发病机制可能与成人AS的发病机制相似，即也与HLA-B27抗原有关，疾病过程中伴有炎症反应和免疫功能紊乱。本病发病与基因遗传、免疫反应有密切的关系，也可能均与感染有关。

四、JAS影像学检查特点

根据各诊断标准，目前影像学检查仍为JAS重要的诊断依据，现以骶髂关节CT为主。因为与普通X线片相比，CT发现早期仅有轻度SIJ病变的敏感性更强。研究表明，CT能更好地显示诊断骶髂关节炎所需的细小改变方面，即对本病的早期诊断具有很高的敏感性。由于骶髂关节解剖特点，JAS早期常累及骶髂关节前下滑膜部，且髂骨侧较重。其关节基本病理改变是糜烂、增生、硬化，常始于髂骨侧并向韧带部发展，随着病情向骶骨侧和韧带部发展，可有小囊变，最终可见关节间隙改变和关节强直。但目前各诊断标准均要求放射学SIJ炎为Ⅱ级以上并结合临床特点才能准确诊断，国内推荐的诊断标准建议把MRI改变纳入其中。研究表明，MRI对于AS早期诊断更有优势，因为MRI在评价骨髓水肿、关节旁水肿和软骨的炎性改变及骨髓内脂肪沉积等方面的优势已经得到证实，通过对SIJ炎患者与健康人SIJ强化前后抑脂像对照研究发现，两者差别显著。有国外文献报道，MRI在SIJ炎诊断中可显示早于骨质改变的软骨及滑膜病变，MRI在X线显示明显病变3年前的预测价值为60%，敏感性85%，特异性47%。MRI不仅可发现早期病变，还可显示中晚期（放射学Ⅲ、Ⅳ级病变）改变，并能鉴别急慢性病变。并且，MRI用于SIJ放射线损伤减少了，尤其适于妇女和儿童。但MRI影像学征象与AS早期病理改变之间的关系，以及MRI对于炎症活动性及分期的价值须进一步阐明，对于JAS早期SIJ及脊柱病变的MRI成像方法及分级标准有待统一。MRI价格贵，而且空间分辨力不如CT，观察骨皮质侵蚀缺损方面不如CT敏感，故在临床实际应用中应权衡利弊。

ECT定量放射性核素检查因为假阳性较多，现已否定。近来迅猛发展的CT介入检查，为有创性检查，虽有利于早期诊断，但在儿童中广泛应用受到限制。

目前JAS的放射学诊断依据仍参考AS的分类标准，我们认识到儿童的骶髂关节、脊柱等处于发育阶段，在解剖和病理改变上有其自身的特点，影像学所示也不同于成人，故应统一JAS的影像学标准，以早期诊断，改善预后。

五、诊断

对于诊断JAS现仍沿用AS的诊断标准，近年来有不同标准：1966年纽约标准，1984年修订的纽约标准，还有的可参考欧洲脊柱关节病初步诊断标准，符合者也可列入此类进行诊断和治疗，并随访观察及国内2001年汕头全国AS研讨会提出的AS诊断方案。

目前尚无专门用于JAS的诊断标准，临床上一般采用成年AS的分类标准，以修订的纽约标准常用。其至今已有25年，当时对JAS的临床特点的认识尚不深刻，诊断技术如CT、MRI，以至骶髂关节穿刺术也尚未像今天一样广泛，此外该标准的临床部分只包括腰背症状和体征，这对成人来说是必需的，因为成人AS以腰背症状为最常见，可高达90%。而JAS以腰背症状发病者只有10%左右。80%～90%患儿以外周关节炎或肌腱端炎为主要症状。若以成人AS诊断标准用于JAS，必然使多数患儿得不到早期诊断。据文献报道AS从发病至X线出现骶髂关节炎需（9±6）年。因此，AS早期诊断的方向，应在肯定的放射学骶髂关节炎（即骶髂关节形态学变化）出现之前进行诊断。2001年汕头全国AS研讨会所推荐的AS诊断标准，就是基于上述理念，其临床标准中第一项中已把JAS的特征性表现，如下肢非对称的单或寡关节炎和肌腱端炎、跗骨炎等与腰痛等同重要放在一起，并引入动态MRI检查标准和病理学检查标准，达到早期临床诊断。对JAS诊断的敏感性优于修改的纽约标准。但能否广泛应用尚待更多的验证。

现已知幼年强直性脊柱炎为幼年脊柱关节病的一种，国外很多研究长期随访后发现未分化的脊柱关节病最终也会进展为AS，但随访时间的长短不同，所占比例不同。国内学者随访88例未分化幼年脊柱关节病患者，其中53.4%发展为AS。JUSpA并不等于JAS的早期，这是因为JUSpA可能是现已明确的某种脊柱关节病的早期，或者多种重叠，也可能是无临床表现的某种脊柱关节病的挫顿型。JAS除临床表现外，需具有肯定的影像学骶髂关节炎方可诊断。故对该病患儿应随访及时复查骨盆X线及骶髂关节CT，做到早诊断早治疗。

现有的诊断标准中，骶髂关节炎影像学依据是诊断JAS的重要标准之一。许多幼年强直性脊柱炎始于外周关节，早期表现与JIA少关节炎型等疾病难以区分，骶髂关节影像学检查尤其是CT或MRI，对JAS的早期诊断意义重大。但在外周关节病变期，也无改变。在缺乏肯定的放射学骶髂关节炎的情况下，HLA-B27的检测，阳性家族史，动态观察对诊断有意义。由于该病变的特殊性，较难鉴别，但经长期随访，最终可做出诊断。

六、治疗

JAS目前尚无根治方法，主要治疗目的在于控制症状及改善预后，为达到上述目的，其治疗手段应呈现综合性，包括药物、体育、理疗、康复和职业、心理等各方面。现临床常用的药物分以下几类：

（一）非甾体抗炎药

传统的抗炎药，包括保泰松、布洛芬、吲哚美辛、双氯芬酸、奈普生、萘丁美酮、美洛昔康、尼美舒利、塞来昔布、伐地考昔等，通过抑制COX-2活性及通过COX非依赖性的途径产生抗炎作用。国内外多个报道及研究推荐作为治疗AS的一线用药，对于减轻疼痛，改善肢体姿势，提高生活质量有明显疗效。另外有研究认为，该类药可阻滞韧带骨赘的形成来改变AS患者的病程。目前治疗AS患者的主要目标应是消除症状，同时鉴于非甾体抗炎药的副作用及不良反应，需要决定当症状消除时是否继续用药。其主要副作用及不良反应包括心血管损害，胃肠道反应，肝损害，肾损害，高血压，变态反应如皮疹、瘙痒、光敏反应及哮喘，中枢神经系统反应如头晕、头痛、耳鸣、嗜睡、失眠、感觉异常，血液系统损害包括血细胞减少及凝血功能障碍等。

（二）缓解病情抗风湿药

被作为二线用药，当非甾体抗炎药效果不佳时可用于控制病情活动，抑制病变进展。甲氨蝶呤是应用最广泛的抗风湿药之一，其药理机制为通过抑制细胞内二氢叶酸还原酶作用而抑制叶酸合成，干扰胸腺嘧啶脱氧核苷酸的合成，抑制细胞增殖和复制，从而改善病情，同时也有抗感染作用而减轻症状。有研究认为MTX可通过IL-1、巨噬细胞和单核细胞而发挥作用。其不良反应包括胃肠不适、肝损伤、肺间质炎症和纤维化、血细胞减少等，故用药期间应定期复查血常规、肝功能及其他相关项目。柳氮磺吡啶认为对轻型病例特别以外周关节受累为主者有效。白芍总苷是一种从中药白芍中提取的免疫调节剂，通过调节T细胞亚群的平衡而使失调的细胞或体液免疫恢复正常，其本身有较好的抗感染及镇痛作用，其单独或与其他慢作用抗风湿药联合对自身免疫性疾病具有疗效好、副作用少等优点。且对实验性肝炎存在保护作用，可对抗四氯化碳或D-半乳糖所致的肝损害。近年来有研究认为锝亚甲基二膦酸盐在关节面骨质修复及镇痛方面有一定的作用，在JAS的治疗中副作用较少。此类药物还包括雷公藤总苷、来氟米特、硫唑嘌呤、环磷酰胺、沙利度胺等。

（三）生物制剂

1. TNF-α拮抗药　可以特异性、靶向性拮抗TNF-α，从而达到治疗风湿性疾病的目的，对于骨质的损害有延缓和改变作用。此类药物包括恩里昔马布/英夫利昔单抗（infliximab）、依那西普（etanercept）及阿达木单抗（adalimumab）等。其使用指征如下：诊断明确；至少4周疾病活动的存在，包括持续的、分值至少在4以下的BASDAI和1位专家就临床特征、急性期反应用及影像特征所形成的观点；3个月内至少两种NSAID治疗无效、关节腔注射类固醇类抗感染药物无效，且对伴有外周神经炎者使用SSZ治疗失败；当生物学治疗出现慎用或禁忌时。其主要不良反应为感染（细菌、病毒或是结核的）、严重过敏反应及狼疮样病变等。阿达木单抗是一种人肿瘤坏死因子特异性重组IgG1单克隆抗体，可有效控制疾病活动性、显著改善AS患者的身体功能及健康相关生活质量，且此改善作用可维持3年以上。

2. 环孢素A　对多种已知的或正在研究中的自身免疫性疾病，如再生障碍性贫血、器官移植、银屑病、肾病综合征、类风湿关节炎等具有良好的疗效。也有环孢素 A 治疗 JAS 的个案报道，分析可能是环孢素 A 通过抑制 T 细胞活化过程中 IL-2 基因的转录，对淋巴细胞产生特异并可逆的作用。与其他细胞抑制剂比较，应用环孢素 A 感染的发生率较低，这是由于与细胞抑制剂不同，这种强力的免疫抑制剂并不抑制造血干细胞，也不影响巨噬细胞的功能。其主要不良反应为肾毒性，其次有肝功能异常、多毛症、恶心厌食、头痛癫痫、消化道症状等，长期用药者淋巴肉瘤发生率增高。不良反应发生率高限制了其在临床中的应用。

药物治疗的同时须结合物理疗法等，主要目的在于缓解症状，保持良好姿势和减缓病情进展。

（四）糖皮质激素

不作为常规治疗。少数使用大剂量抗感染药也不能控制症状的病例，大剂量甲泼尼龙短期冲击治疗可暂时缓解疼痛。JAS 早期表现不典型，比成人 AS 更易延误诊断，特别以女性为甚。早期诊断并接受规范化治疗的病例，症状缓解明显，骶髂关节及外周关节影像学改变的进展不明显，功能预后相较成人 AS 好。由此可见，对于出现腰骶部疼痛伴外周关节受累的患儿，无论有无家族史、体格检查有无阳性体征，均应尽早进行骶髂关节 CT、HLA-B27 和红细胞沉降率等检查，并长期随访，做到早期明确诊断及尽早规范治疗，是改善本病预后的关键。

（童文文　徐卫东）

参 考 文 献

[1] Shen W, Scherzer R, Gantz M, et al. Relationship between MRI-measured bone marrow adipose tissue and hip and spine bone mineral density in African-American and Caucasian participants: the CARDIA study [J]. J Clin Endocrinol Metab, 2012, 97（4）: 1337-1346.

[2] He C, He X, Tong W, et al. The effect of total hip replacement on employment in patients with ankylosing spondylitis [J]. Clin Rheumatol, 2016, 35（12）: 2975-2981.

[3] Obeid I, Hauger O, Aunoble S, et al. Global analysis of sagittal spinal alignment in major deformities: correlation between lack of lumbar lordosis and flexion of the knee [J]. Eur Spine J, 2011, 20 Suppl 5: 681-685.

[4] Chen D, Yuan S, Zhan Z, et al. Early-stage hip involvement in patients with ankylosing spondylitis: A Chinese study based on magnetic resonance imaging [J]. Mod Rheumatol, 2016, 26（6）: 933-939.

[5] Jadon DR, Ramanan AV, Sengupta R. Juvenile versus adult-onset ankylosing spondylitis-clinical, radiographic, and social outcomes. a systematic review [J]. J Rheumatol, 2013, 40（11）: 1797-1805.

[6] Chen HA, Chen CH, Liao HT, et al. Clinical, functional, and radiographic differences among juvenile-onset, adult-onset, and late-onset ankylosing spondylitis [J]. J Rheumatol, 2012, 39（5）: 1013-1018.

第13章　髋关节病变的影像学表现

强直性脊柱炎（AS）主要发生于青壮年，绝大多数于40岁以前发病，以20～30岁为发病高峰年龄。30%以上AS侵及外周关节，以青少年AS常见。AS髋关节受累的突出表现为早期四肢活动受限，其次为慢性下腰痛，晚期可表现为僵硬步态和屈曲变形，以致卧床不起或爬行。其中，隐袭起病的下腰痛常表现为臀部疼痛、大腿根腹股沟区疼痛或大腿膝关节放射痛，多于活动期出现，为难定性的钝痛，性质较为剧烈。开始可为单侧或间断性，数月内逐渐变成持续性、双侧受累，伴下腰区僵硬和疼痛。其中女性患者HLA-B27阳性率明显少于男性，致残率较男性患者低，且愈后相对较好。AS发展至全脊柱强直后不可逆转病情，造成不同程度的残废。且到后期脊柱、髋关节的强直畸形、牵拉，疼痛难以缓解。临床上对幼年或青少年发病，以外周关节或髋痛起病者，伴外周关节炎、发热、盗汗等症状，ESR、CRP、IgG、IgM等指标高者应高度重视，影像学检查可发现早期髋关节病变，在AS诊断中发挥极其重要的作用。

一、AS髋关节病变的影像学特点

关节间隙局限性狭窄为AS髋关节受累时最早、最常见的异常影像学征象，在X线骨盆平片上为关节间隙内侧狭窄，在CT、MRI上表现为关节间隙后部狭窄。随着病程的延长和病变等级的增加，关节间隙局限性狭窄所占的比例逐渐减少，髋关节间隙均匀狭窄的征象增多，最终可见关节强直。但是，髋关节间隙内侧狭窄在患者中也较为常见，如果患者年龄较大，髋关节尚未出现明确的囊变和滑膜骨化时，容易被诊断为DAH。髋关节间隙内侧狭窄在ONFH中极为少见。髋关节间隙均匀性狭窄在AS患者中较为多见，其发生率明显高于对照组，可发生在起病半年以内，多数发生在起病5年后。髋关节上侧间隙狭窄和股骨头向外上方半脱位在ONFH中较为多见，极少见于AS和DAH患者。AS髋关节强直的发生率较骶髂关节低，且绝大多数发生在起病5年之后，此时骶髂关节已有明确的异常影像学征象。国内学者报道，髋关节间隙不受体重和X线片体位的影响，因而髋关节间隙可以作为关节受累时的评估指标。

二、髋关节病变骨髓质的异常影像学表现

AS髋关节骨髓质病变包括骨质疏松、骨质硬化、骨髓质囊变、骨髓水肿（BME）、骨髓脂肪沉积（BMFD）等影像学征象。其中，骨质疏松最为常见，在起病半年内即可出现，且贯穿病程的始终，随着病程的延长，其发生率有增高的趋势。国外学者认为，AS骨代谢异常与25-羟基维生素D缺乏、ESR和CRP升高有显著的相关性。

在髋关节病变的早、中期，骨质疏松在X线平片上主要表现为局灶性或散在的筛孔样、小片状骨小梁稀疏区，其周围常伴有增粗的骨小梁、环形或条状的硬化骨髓质。病变晚期，骨小梁增粗、稀疏或缺失，骨髓质内见斑片状或囊状低密度影，以及索条状、斑片状和环形高密度影。CT图像显示髓质区局限性或大片状骨小梁稀疏、增粗或变细、

结构紊乱，严重时正常骨小梁消失，骨髓质表现为稀疏的条状、斑片状、环形高密度影交织呈网状结构。病变过程中，活动期与静止期不断交替，骨髓质处于反复破坏和修复的状态，骨质疏松与骨质硬化并存，增粗、硬化的骨小梁及囊变区的硬化环起到强有力的支撑作用，故髋关节骨质疏松虽然很常见，股骨头塌陷却很少见。

骨髓质囊变是 AS 较为特征性的影像表现之一，其发生率明显高于对照组，最早可在起病半年至2年内发生，存在于病变的全过程，与国内学者的报道一致，对 AS 髋关节病变的早期诊断有重要价值。X 线和 CT 表现为骨髓质内大小不等、类圆形或椭圆形的囊状透亮区，主要排列于关节面下，其周围常见圆形硬化边和斑片状的硬化骨质，MRI 表现为类圆形或椭圆形的 T_1WI 低信号、T_2WI 高信号影，边界清楚。

三、髋关节病变骨皮质的异常影像学表现

与骨髓质的异常征象相比较而言，关节面骨皮质的破坏较少且轻。多数 AS 患者的股骨头和髋臼骨性关节面表现为光滑、弧形、连续的致密线，其原因在于 AS 的滑膜病变较轻，骨侵蚀较表浅且很快被骨增生所掩盖，因而严重的骨侵蚀和骨面塌陷比较少见，主要表现为骨皮质增厚、毛糙、中断等征象，病变晚期可出现骨皮质部分或完全消失。骨皮质的影像学变化对早期诊断的价值有限。

四、髋关节周围组织结构的异常影像学表现

肌腱和韧带的炎症性起止点病导致骨破坏和修复，是 AS 的特征性表现。起止点炎可作为早期诊断的依据，当髋关节出现起止点炎时，须提示临床进一步检查以排除。然而，X 线平片和 CT 的软组织分辨率较低，无法辨认起止点炎，对该征象的诊断价值有限。

正常的髋关节囊内仅有少量积液，MRI 表现为股骨头韧带周围和股骨颈外侧的小条状、梭形或弧状 T_2WI 高信号，当髋关节囊出现中等量积液，尤其是髋关节隐窝膨胀扩张出现大量积液时，应高度怀疑有疾病的存在，需要进一步查找病因。

滑膜骨化可出现在疾病的早期阶段，半年之内偶可发生，多数见于起病2年之后。盂唇骨化在患者中也不少见，呈双侧对称性发病，多见于病程较长、病情严重的患者，多数患者年龄偏大，但其发生率明显低于 ONFH 和 DAH，病变早期并不常见。

五、AS 髋关节病变的影像学表现特点

1. X 线检查　X 线平片具有多部位、多角度摄像观察骨质及关节等改变的特点，费用较低且方便易行，目前仍是诊断的首选检查方法。

X 线较早期显示关节面软骨下骨质破坏：股骨头囊变破坏、髋臼增生软骨下囊性变，髋关节间隙均匀性狭窄，股骨头增大，股骨头基部外侧孤立性骨赘和骨盆骨炎。其中髋臼增生软骨下囊性变，髋关节间隙均匀性狭窄，股骨头增大，股骨头基部外侧孤立性骨赘和骨盆骨炎在其他髋部骨病非常少见，为髋关节较为特征性的 X 线表现。对于上述特征性的 X 线表现，国内也有不少报道。陈海松等报道髋关节损害髋臼软骨下囊性变发生率为65%，髋关节均匀性狭窄在关节狭窄中占97.6%。陈海松等的研究同时发现髋臼囊变可出现于其他异常征象之前，能独立出现，并存在于髋关节损害的全过程，因此

提出髋臼囊变是髋关节损害的早期X线征象。

X线晚期显示骨质破坏及骨骼畸形：股骨头皮质侵蚀破坏，股骨头关节面边缘骨赘形成，股骨头内见条片状硬化，股骨头密度减低和髋关节间隙不规则狭窄则相对是髋关节损害的少见X线表现。高根德等测量了40例正常人及40例AS髋关节损害患者髋关节中髋臼与股骨头的比值，发现AS患者股骨头增大和头与臼不相适应。

2. CT检查　CT在髋部，优势有：①关节及周围软组织异常。明确显示软组织密度影及其病变部位、边界和范围，区分关节腔积液及关节囊肥厚。②前后部关节间隙和骨性关节面异常。③关节内游离体。可显示关节骨化游离体等。④邻近关节内病灶可显示邻近关节内病灶大小、位置、边界和成分。⑤可较早地显示滑膜侵犯的范围、关节腔内微量气体。

AS髋关节受累的CT表现：

（1）关节间隙均匀性狭窄：多为双侧同时，与退行性骨关节病的承重区变窄不同。

（2）骨性关节面破坏：是滑膜肉芽组织侵犯吸收骨性关节面所致。最多见于股骨头后部。而退行性骨关节病、化脓性关节炎等易导致承受应力较大的股骨头前侧破坏为主。髋关节受累是判断患者预后不良的重要依据。

（3）关节面下或经关节面骨质破坏：多为单髋多灶，多位于髋臼顶部，类圆形、半圆形或分叶状。经关节面下骨破坏多呈半圆形，关节面下骨破坏多呈类圆形，多伴有硬化缘。关节面下骨质破坏是骨髓内肉芽组织增生所致。经关节面骨质破坏是关节腔内滑膜肉芽组织增生局限性破坏关节软骨、骨性关节面、关节面下松质骨所致。硬化缘为反应性成骨所致。

（4）邻关节面骨质硬化：多位于髋臼，尤为髋臼后唇。多为斑片状。紧邻关节面范围1.1～10.5mm，可知邻关节面骨质硬化多较局限。

（5）股骨头滑膜附着处突出：解剖上，关节囊内面衬有滑膜，在关节囊附着处，滑膜随其外的纤维层返折增厚形成上、下支持带，血管通过支持带到达股骨头边缘并进入股骨头。故病灶多位于骺痕的边缘，呈丘状或钩状，自下而上连续层面观察：沿股骨头前后外侧向上延伸至股骨头顶部外侧正中。滑膜炎症易导致附着部位的反应性成骨。增生的滑膜肉芽组织纤维成骨。

（6）骨性关节面增生多呈尖角状。可累及前唇、后唇、髋臼窝和股骨小头凹关节面边缘。髋臼前唇发生率较高，病理机制尚待探讨。

（7）关节腔积气及积液：积液量一般较少，与髋关节结核和化脓性髋关节炎不同。

（8）关节腔内软组织增生：CT值超过30Hu，均匀高密度，考虑为滑膜肉芽组织增生所致。不均匀密度，考虑为增生滑膜肉芽组织或与关节积液混杂存在所致。

（9）关节腔内骨化影：各髋病变大小不等，考虑其与病程相关，是滑膜肉芽组织骨化所致。

（10）关节腔内游离体：考虑是骨性关节边缘骨赘脱落所致。

（11）远离关节面的骨质增生：股骨大转子和（或）股骨小转子处与骨皮质相连的增生骨影，股骨大转子为最易好发部位。病理机制为肌腱附着处肉芽组织增生成骨。

（12）远离关节面骨质硬化：见于股骨大小转子和股骨颈转子间交界部。

（13）远离关节面骨质破坏：表现为类圆形、半圆形或分叶状，长径1～8mm。位于股骨颈与转子间交界处、股骨颈和股骨大小转子区边缘部。相邻骨皮质完整或吸收消失。病理机制与关节面下或经关节面骨质破坏类同。

（14）骨质疏松较少见，可能与骨髓充血水肿及失用有关。

3.MRI检查　MRI利用氢质子进行成像，具有良好的软组织分辨率，在确定滑膜炎方面，明显优于CT。MRI可进行多方位、多序列成像，具有无电离辐射等特点，故除具有类CT的关节囊及周围软组织、前后关节间隙、关节内游离体和邻近关节内病灶的显示优势外，尚可直接显示关节软骨异常、髋关节的少量积液和邻近关节骨端骨髓信号的改变。注射Gd-DTPA增强可鉴别水肿和炎性组织。但对关节囊壁钙化和关节内钙化游离体则不如CT。

AS髋关节受累的MRI表现

（1）关节间隙改变：由于滑膜炎症改变或血管翳形成侵犯软骨，致关节表面软骨破坏，大片的软骨破坏导致弥漫性或局灶性关节间隙变窄。

（2）骨性关节面改变：关节面下的骨质增生在T_1WI和T_2WI上均为低信号。骨赘的表面为低信号的骨质，其内见高信号的骨髓。MRI显示AS髋关节骨性关节面破坏欠佳。

（3）关节面下或经关节面骨质破坏：AS多引起髋关节的关节面下骨质破坏。MRI可较清晰地显示髋臼或股骨头软骨改变。AS髋关节炎早期，病灶表现为关节面下的骨质缺损区，局部代之以T_1WI低信号，T_2WI高信号影。骨质硬化在各序列均为低信号。

（4）邻关节面骨质硬化：MRI在显示邻关节骨质硬化方面欠佳，不如CT敏感，因其在各序列均为低信号，故不作为观察邻关节骨质硬化的首选检查。

（5）股骨头滑膜附着处突出：股骨头颈交界区见丘状或钩状突起。

（6）骨性关节面增生：髋臼关节面边缘（包括髋臼窝边缘）骨质增生，可呈半圆形、钩状或尖角状突起。

（7）关节腔积气、积液：MRI对关节腔积气显示较差。当积液量少时可以无症状。但当积液量较多（超过6ml时），就会出现症状。MRI可以清楚地显示出积液，这也是X线、CT所不能及的。炎性渗出形成大量积液时，内侧和外侧的关节囊均扩张、弯曲，此时矢状面和横断面均能显示。

（8）关节腔内肉芽组织增生：滑膜炎活动期，其病理变化在MRI平扫上较难区分。Gd-DTPA增强后，$SE-T_1WI$及脂肪抑制像上呈明显强化高信号，不同于单纯积液。

（9）关节腔内骨化、游离体：关节腔内斑片状骨质信号影，且游离体须伴皮质样边缘。

（10）远离关节面的骨质增生：股骨大转子及小转子上呈尖角状自骨皮质表面向外突出的骨赘。

（11）远离关节面的骨质破坏：远离关节面的股骨颈、股骨大小转子及耻骨联合等部位的圆形、半圆形的骨质缺损。

（12）骨质疏松：MRI显示AS髋关节邻关节骨质疏松较或更佳。MRI成像时，骨质疏松在$MRI-IRFSE-T_2WI$序列像上为高信号。疏松较重处显示骨髓水肿，T_1WI呈低信号，T_2WI高信号。

六、各种影像学检查方法的比较

X线平片具有多部位、多角度摄像观察骨质及关节等改变的特点，费用较低且方便易行，目前仍是诊断AS的首选检查方法。但X线平片由于关节面前后重叠，早期较小病变显示不清，且无法区分滑膜和韧带病变，所以对AS的早期诊断意义有限。CT具有良好的密度分辨率和空间分辨率，清楚地显示关节面的微小侵蚀、微小囊变及软组织肿胀，避免了早期髋臼囊变的遗漏。在观察骨皮质侵蚀破坏及骨质硬化CT强于MRI，但MRI可显示CT所不能显示的关节软骨异常、骨髓水肿和脂肪沉积等改变。余卫等认为髋关节软骨异常和骨髓内水肿是AS的早期改变。注射Gd-DTPA增强可鉴别水肿和炎性组织。

综上所述，当中青年男性双侧髋关节出现关节间隙内侧后部狭窄、BME、BMFD时，应提示临床进一步检查以排除AS，或随访观察。若髋关节出现骨髓质疏松伴硬化、骨髓质囊变、起止点炎、关节囊积液等征象而不伴关节周围软组织肿块、脓腔时，应首先考虑AS。

（童文文　郝　强）

参 考 文 献

［1］Mackay K，Brophy S，Mack C，et al. The development and vacation of a radiographic grading system for the hip in ankylosing spondylitis：the both ankylosing spondylitis radiology hip index［J］. Rheumatol，2000，27（12）：2866-2872.

［2］Mermerci BB，Pekin D Y，Sivas F，et al. The relationship between osteoporosis and vitamin D levels and disease activity in ankylosing spondylitis［J］. Rheumatol Int，2010，30（3）：375-381.

［3］Huang ZG，Zhang XZ，Hong W，et al. The application of MR imaging in the detection of hip involvement in patients with ankylosing spondylitis［J］. Eur J Radiol，2013，82（9）：1487-1493.

［4］Chen D，Yuan S，Zhan Z，et al. Early-stage hip involvement in patients with ankylosing spondylitis：A Chinese study based on magnetic resonance imaging［J］. Mod Rheumatol，2016，26（6）：933-939.

［5］Zhao J，Zheng W，Zhang C，et al. Radiographic hip involvement in ankylosing spondylitis：factors associated with severe hip diseases［J］. J Rheumatol，2015，42（1）：106-110.

［6］Ulu MA，Batmaz İ，Dilek B，et al. Prevalence of osteoporosis and vertebral fractures and related factors in patients with ankylosing spondylitis［J］. Chin Med J（Engl），2014，127（15）：2740-2747.

第14章　髋关节置换术术前准备

第一节　患者准备

一、入院前准备

AS患者累及髋关节时一般已进展到疾病的中、末期,多数患者有长期服药史,如消炎镇痛药、激素、免疫抑制剂、生物制剂等,但患者往往服药不规律,导致疾病控制情况不一。故拟行髋关节置换手术前应至骨科或风湿科医生处就诊,评估疾病活动度、服药情况,以及长期服药导致的肝肾功能下降、胃肠道反应、免疫力低下等。

术前应尽量将红细胞沉降率、C反应蛋白稳定在正常水平,以免影响术后效果。有长期非甾体抗炎药服药史的患者应注意胃肠道不良反应,如有严重的消化道出血、溃疡等不良反应应更换选择性非甾体抗炎药(如塞来昔布),视情况也可停用。有长期或近期激素及免疫抑制剂服用史的患者应注意免疫功能,检测相关指标。除此之外,目前多数学者认为,术前服用阿司匹林不应是关节置换手术的禁忌证,但服用其他抗凝药如氯吡格雷、华法林等应至少停用1周并检测凝血功能后再行决定是否行髋关节置换手术。

由于长期脊柱或髋关节的受累,AS患者往往丧失劳动能力,经济条件较差。髋关节置换手术花费较高,因此,患者拟行髋关节置换前应详细询问当地医保政策及政府部门,办理相关手续以最大程度减轻手术相关的经济负担。同时,患者行髋关节置换术前应进行充分的心理疏导,缓解紧张情绪,这需要患者、患者家属及外科医生的共同努力,给予患者手术治疗的信心。

二、入院后准备

由于AS患者生活能力普遍较低,手术前后须至少1名家属陪同并帮助患者完成相关术前准备。患者入院后应配合医护人员详细描述病史、完善检查。此外,还需要准备术后所需物品,如医用胸腹带、弹力袜、尿垫、尿壶、便盆、助步器等。应保持规律的饮食、睡眠,避免着凉,手术前一晚洗澡,并保证足够的休息。

(刘德琳　傅利勤)

第二节　外科医生准备

周密的术前准备是全髋关节置换术(THA)成功与否的关键和保障。它可以帮助外科医生预测术中可能出现的困难，评估手术风险、手术难度、术前主要矛盾及术后预期效果，从而提前准备特殊的假体和工具，准备应急的手术方案，减少并发症的发生，最大程度地获得良好的手术效果。AS患者累及髋关节后的THA远比普通髋关节置换更加复杂且难度更大，故充分的术前准备就显得更加重要。术前准备主要包括：病史采集、体格检查、辅助检查、手术入路的选择和假体的选择。

一、病史采集

AS属于全身性自身免疫性疾病，往往伴有其他系统及器官的受累，故对于AS患者，入院后应详细询问其病史。详细的病史采集可帮助外科医师明确患者就诊的主要目的，了解患者目前髋关节受累主要以疼痛为主还是关节活动度受限为主，从而对手术后的效果进行预估。往往髋关节强直时间越长，周围软组织挛缩及肌肉的失用性萎缩就越为严重，其术后的功能康复效果就越差。详细的病史采集应包括：

1.了解患者本次入院的主要原因和期望解决的问题，即髋关节受累的主要矛盾。

2.对于以疼痛为主要矛盾的患者应询问其疼痛时间、部位、持续的时间和强度；了解是否存在应该询问主诉的性质和部位，以及持续的时间和强度；还要了解是否存在干扰医生对疾病本身做错误判断的其他病症，如腰椎间盘突出症、梨状肌综合征等。对于以关节活动受限为主的患者应询问其髋关节活动受限的时间、程度、跛行情况、日常活动受限情况等。还要了解患者的宗教背景、职业、活动嗜好等情况，有利于指导手术时假体选择及术后功能恢复。

3.除了询问患髋的一些症状外，还要注意询问有无心功能不全、慢性阻塞性肺部疾病、肝肾功能不良表现出来的一些症状，如心前区疼痛、运动能力、咳嗽、气短、黄疸、大小便情况等。

4.在个人史中了解有无饮酒、吸烟的嗜好。

5.既往史中了解有无系统性慢性疾病，如心脏病、高血压、糖尿病、肺部疾病、肝肾功能不全等。如有相关基础疾病，应仔细询问疾病控制情况及服药情况。AS患者在围术期常需要服用一些内科治疗药物，是否需要停药应根据不同的药物区别对待，应在减少手术并发症和维持药物疗效之间找到一个平衡，以利于AS患者的术后康复。THA手术属于择期手术，高血压患者在接受手术之前应将血压控制在稳定范围内：①术晨应继续服用降压药物，避免戒断综合征；②降压理想目标——中青年患者＜130/85mmHg、老年患者＜140/90mmHg、合并糖尿病的高血压患者＜130/80mmHg、合并慢性肾病者＜130/80mmHg，甚至125/75mmHg以下；③如血压未达到理想水平，但仍在160/100mmHg以下，可不必做特殊准备；④血压过高者（＞180/100mmHg），术前应选择合适的降血压药物，使血压平稳在一定水平，但不要求降至正常后才做手术；⑤对原有高血压病史，进入手术室血压急骤升高者，应与麻醉师共同处理，根据患者病情及一般情况，抉择是否延期手术。糖尿病患者术前应规律服用降糖药，血糖须控制在8.3mmol/L以下，尿糖＜（＋＋），对于血糖控制不佳的患者须应用胰岛素调节血糖至理想水平。注意血糖控制平稳的患者术晨须停服降糖药，以免因禁食、禁水导致的低血糖事件发生。

6.手术史中须了解既往有无手术病史，特别是患髋的手术史。

7.须注意既往有无药物过敏、有无输血史及输血反应等。

8.尤其需要注意的是对于拟行THA手术的AS患者，应充分考虑到脊柱-髋关节矢状面平衡的问题。AS患者大多伴有不同程度的脊柱后凸畸形，从而导致骨盆的代偿性后倾，骨盆的后倾程度直接影响了THA术中假体前倾角的大小。因此，外科医生需要充分评估患者脊柱活动度、脊柱有无后凸畸形及后凸畸形严重程度、髋关节活动度、髋关节畸形情况及程度。这需要配合仔细的查体及周密的影像学检查以充分评估。

二、体格检查

考虑到AS疾病的特点及其累及髋关节的特点，故行髋关节置换前应进行详细的体格检查，包括一般体格检查，如呼吸系统、循环系统、消化系统、神经系统等；专科检查应包括术区皮肤条件、患者步态、脊柱畸形情况及程度、髋关节的畸形情况及程度。

一般检查中，心血管系统检查时要注意测量血压、脉搏。心脏节律是否整齐，有无杂音。注意有无颈静脉怒张，心率加快。呼吸系统检查要注意有无桶状胸、干湿啰音、杵状指和发绀。神经系统检查要注意有无偏瘫、肌力和神经反射情况。

专科检查中，术区皮肤条件主要观察髋部有无手术瘢痕或其他皮肤病表现，对手术入路的选择及预估术后伤口愈合情况有一定参考作用。患者步态可在一定程度上反映患者畸形程度、有无骨盆倾斜、有无脊柱侧弯、有无下肢异常轴线，对术中假体安放位置提供一定的参考意义。

脊柱畸形情况根据患者病程长短及受累程度不一，应分别评估颈椎、胸椎、腰椎的活动度及畸形情况，如有无脊柱侧凸或后凸畸形。正常成人颈椎活动度参考数据：前屈、后仰，35°～45°；左、右侧方活动，40°；旋转，60°～80°。正常成人腰椎活动度参考数据：前屈，75°～90°；后伸，30°；左右侧弯，20°～35°，旋转度，30°。对于颈椎强直的患者，需要注意在麻醉后正确的体位摆放、转运过程中颈椎保护及术中颈椎体位的保护与固定。对于胸椎强直及后凸患者，应注意评估后凸严重程度及其对骨盆代偿性后倾的影响。由于THA手术大多采用侧卧位，故对于严重胸椎后凸畸形导致侧卧位时脊柱超出手术床边缘的患者，应注意提前准备摆放手术桌以保证术中体位安全。

髋关节的活动度及畸形情况是拟行THA手术之前需要重点检查的项目，成年人髋关节正常活动度参考数据：屈曲，130°～140°；后伸，10°～30°；内收，20°～30°；外展，45°～60°；内旋，30°～45°；外旋，40°～50°。AS患者髋关节累及的程度也各不相同，按受累程度及髋关节活动受限程度由轻至重可大致分为非僵硬髋、僵硬髋、纤维性强直髋、骨性强直髋。

非僵硬髋的患者一般以疼痛为主，关节活动度尚可。僵硬髋的患者通常伴有不同程度的活动度受限，但仍存在一定的关节活动度，伴或不伴固定的屈曲挛缩畸形。纤维性强直髋的患者髋关节活动度在清醒状态下基本为0，但影像学检查仍可观察到髋关节间隙的存在，全身麻醉状态下患髋仍有一定的活动度。骨性强直髋的患者影像学检查表现为髋关节间隙完全消失，股骨头与髋臼骨性融合，患髋在患者清醒及全身麻醉状态下均丧失活动度。对于前三类患者的THA手术，往往可通过术中的暴露、关节囊及骨赘的切除、周围软组织的松解来达到股骨头的脱位。而对于骨性融合的患者，术中往往无法将股骨头脱位来进行转子间截骨，需要先进行股骨头头下截骨再行转子间截骨。此外，

AS患者往往合并髋关节不同程度的固定畸形，如屈曲挛缩畸形、外展或内收位的畸形。由于长期的固定畸形，往往髋关节肌肉会出现相应的失用性萎缩，尤其是外展肌肌力对THA术后关节活动度及稳定性至关重要。对于不同的固定畸形，术中须进行不同程度的软组织松解或切除，如关节囊、髂腰肌、髂胫束、外展或内收肌群等。

充分、全面的术前查体及评估可使外科医生对THA的手术难点和可能出现的情况提前做出预判，从而对受累程度不一的髋关节做到个体化的THA手术，提高手术的效果。

三、辅助检查

完善的影像学检查及实验室检查对术前评估AS患者的病情非常重要。髋关节影像学检查主要包括骨盆正位片、患髋正侧位片、双下肢全长片、全脊柱正侧位片，必要时可行骨盆CT平扫＋三维重建检查。实验室检查主要包括血常规、尿常规、粪常规、肝肾功能、电解质、血脂、空腹血糖、凝血常规、红细胞沉降率、C反应蛋白、HLA-B27、血气分析、血型鉴定等。其他脏器功能评估检查包括胸部X线片、心电图、肺功能、心脏彩超等。

骨盆正位片对于THA手术的术前评估至关重要。标准的骨盆正位片拍摄方法为：患者取仰卧位，双侧足尖内旋15°～20°使双足第一足趾接触，X线中心位于耻骨联合处垂直投射。标准的骨盆正位片可评估髂、耻、坐骨及股骨头、颈、大小粗隆，股骨上端的骨质病变，髋关节有无关节炎、关节结核、脱臼等病变的情况。对于AS患者，其髋关节病变情况不一，大多髋关节累及的患者X线片表现为骶髂关节间隙狭窄或消失，髋关节间隙减小或消失，严重者股骨头和髋臼完全融合，关节界限完全消失。骨盆正位片可帮助外科医生评估AS患者髋关节骨化情况、髋臼形态、髓腔形态、骨盆倾斜情况等，从而预估手术难点并有助于假体的选择。对于髋关节完全融合的患者，术中须先行股骨头头下截骨使髋关节脱位，再行转子间截骨，并需要从截断面磨挫股骨头至真臼界面。骨盆正位片还可评估骨盆倾斜程度，有助于术中髋臼假体安放高度的确定。

髋关节正侧位片可评估术前股骨形态、骨质情况、股骨前倾角度。AS患者大多年纪较轻，但往往伴有严重的失用性骨质疏松。可根据髋关节正侧位评估患者臼底厚度、股骨髓腔形态、骨质疏松情况，以利于选择合适的假体，并提前做好术中可能出现的假体周围骨折的应对策略。

双下肢全长片可评估患者下肢力线情况及有无膝关节受累。全脊柱正侧位片可评估患者脊柱畸形情况，如脊柱侧弯、脊柱后凸，典型的AS患者脊柱X线片可表现为典型的竹节样改变。严重的脊柱后凸可导致骨盆代偿性后倾，此类患者术中须注意适度减小髋臼的前倾角，以预防术后前脱位。骨盆CT平扫＋三维重建检查对于严重畸形并可能伴有骨质缺损的患者具有一定参考意义。

实验室检查应重点关注患者术前血红蛋白值、凝血功能、肝肾功能、红细胞沉降率、C反应蛋白等。有研究表明，由于大量的骨赘形成导致骨面的大量渗血及手术时间较长，髋关节骨性融合的AS患者THA手术出血量明显高于其他疾病。故术前应积极纠正贫血并提前办理相关用血手续以备使用。AS患者的红细胞沉降率和C反应蛋白一般较正常人群高，是病情活动的指标，不是判断能否手术的依据。但如果AS患者术前C反应蛋白超过正常值数倍以上，则关节置换术后感染的风险增加。

其他脏器功能检查如胸部X线片、肺功能检查以明确有无呼吸系统疾病；心电图、心脏彩超检查以评估心脏功能。需要注意的是，由于AS疾病特点，患者往往伴有胸廓畸形、限制性通气障碍，部分患者可合并肺间质纤维化，造成混合性通气障碍。因此，完善的心肺功能检查和评估是必不可少的，以尽量减少手术及麻醉风险。有学者建议，AS患者接受全身麻醉手术前应严格禁烟3个月以上，肺功能较差患者应进行术前呼吸功能训练及雾化吸入，以优化肺功能。

四、手术入路的选择

由于AS患者往往伴有不同程度的髋关节周围软组织挛缩或屈曲畸形，THA手术入路的选择应考虑到松解难度、手术时间等因素。有学者曾对比了改良前外侧入路与后外侧入路对于AS严重屈髋畸形的术后疗效，发现两种入路对屈曲畸形的改善及术后Harris评分无明显差异。对于AS患者的髋关节置换术，手术入路的选择应根据术者习惯选择最熟练的方式，以期做到最大程度的软组织松解及控制手术时间，减少术中出血及手术风险。

五、假体的选择

对于AS患者的全髋关节置换术应选择何种类型的假体目前尚无定论。由于AS患者普遍较为年轻，预期生存时间较长，接受初次全髋置换术的时间较长，一生中有可能需要进行多次的髋关节翻修术，因此大多数医生倾向于选择生物型假体。但也有学者认为，AS患者常伴有严重的失用性骨质疏松及骨代谢异常，股骨上端骨质丢失明显的特点，使骨组织与生物型假体结合困难，因而建议使用骨水泥型假体。

股骨髓腔张开指数（canal flare index，CFI）为小转子上方20mm处髓腔宽度与股骨峡部处髓腔宽度之比。该概念最早由Noble等学者于1988年提出，其测量了200具尸体的股骨形态，结果显示髓腔张开指数为2.4～7.0，均值为3.8。Noble等根据测量结果认为髓腔张开指数在3.0～4.7为普通型，占83%；＜3.0为烟囱型，占9%；＞4.7为倒置香槟型，占8%。有学者认为，对髓腔形态呈烟囱型者，最好采用骨水泥型假体。有学者提出AS患者的股骨上段由于骨皮质变薄髓腔形态更接近于直立，采用骨水泥固定假体柄可取得更好的近段固定效果。但青年患者采用骨水泥型假体后，不利于二次翻修。因此，对于病程较短的青年患者可选择生物型假体。此外，生物型假体表面有特殊涂层，具有骨诱导作用，可以达到早期稳定，延长假体使用寿命和减少手术失败率，这对于青年患者尤为重要。随着生物型假体材料、设计、制造及手术技术等方面的发展，目前生物型假体在AS患者中的应用越来越普遍。

AS患者股骨中段骨质量较好，假体置入后可达到与骨皮质紧密吻合。而AS患者股骨的骨丢失主要存在于股骨上段，假体在这一位置并不能与皮质骨较好吻合。因此，实际上仅达到一种中、远端的紧密配合，而近段并未达到。为了达到近段的紧密配合，对于此类患者应选择假体近段比较大的非骨水泥型假体，以使假体的微孔区与自身骨皮质紧密结合，使新生骨长入，达到生物学固定的作用。股痛是生物型人工全髋关节置换术后常见并发症，目前认为其发生可能和股骨柄刚度与股骨刚度不匹配有关。而AS患者骨质均较差，股骨刚度与金属制成的股骨柄假体刚度差距进一步加大，股痛发生率相对较高。对于一些股骨骨质不佳、髓腔相对狭窄、直立的AS患者，可应用S-ROM股骨假体柄以达到近端和远端的压配及固定。S-ROM组配式假体柄为美国Depuy公司产品，其所采用的近段组配式锁定装置由带微孔涂层的干骺端袖套和中轴主干两个不容的组件组配而成，可调控性较强。S-ROM假体的设计理念是以近段骨长入固定和近段载荷为主，更强调股骨近段和远段的髓内充填及压配，以确保近段的骨长入。假体的近段骨长入主要借助袖套组件获得，其表面为微孔或羟基磷灰石涂层，内侧为ZTT台阶样设计，可将圈式应力转化为轴向压应力。带微孔涂层的袖套主要充填、压配于股骨近侧干骺段，使人体载荷由股骨近侧干骺段承载，以维持正常的股骨载荷和应力传递形式。而中轴主干所特有的槽式构形可以降低假体刚度，锐性侧棱嵴能增强假体在股骨髓腔内的旋转稳定，有利于降低术后股痛的发生。

（刘德琳　徐卫东）

第三节　麻醉医生准备

相比于其他病因的THA，AS患者由于病因特殊，可能合并脊柱强直所致心肺功能障碍及困难气道，其围术期并发症发生率可能较高，对外科医生和麻醉医生在围术期管理方面都提出了更多的挑战和要求。

一、麻醉方式的选择

对于人工髋关节置换术来说，如无特殊麻醉禁忌证，其首选麻醉方式为蛛网膜下腔阻滞（腰麻）。但AS患者大多伴有严重的脊柱强直，尤其是腰椎强直的患者往往伴随棘上、棘间韧带的骨化，给腰麻带来困难，故此类患者应尽量选择全身麻醉以减少麻醉风险。曾有学者报道过对于拟行THA的患者进行腰麻失败改为全身麻醉，患者THA术后第5天出现硬膜外血肿及双下肢不全瘫的病例。而AS患者进行全身麻醉的风险也较一般患者更大，因为随着疾病的进展，患者颈椎和胸椎也常严重受累，甚至发展为头部前屈固定位，不能上仰、侧弯或转动（前后、左右活动严重受限），有些甚至累及颞颌关节导致张口受限。此外，疾病进展还可能造成胸廓畸形，导致通气功能障碍，对于维持术中呼吸循环稳定都造成一定的挑战。因此，对于接受全身麻醉的AS患者，麻醉医生应全面细致的进行术前准备和评估，以尽量减少手术及麻醉风险。

二、全身麻醉注意事项

首先，术前访视时麻醉医生应对患者进行全面的麻醉前评估，包括详细的病史、体格检查（尤其是脊柱及关节的融合畸形情况）、实验室检查（血常规、凝血功能、生化检查、红细胞沉降率、C反应蛋白、血气分析）、BMI、肺功能检查、心电图检查，必要时行心脏彩超检查。考虑到强直畸形可能带来的插管困难及术中体位摆放的特殊需求，需要格外关注AS患者的术前呼吸功能状况。由于脊柱强直及后凸畸形，很多AS患者胸廓扩张受到限制，呼吸储备功能降低。术前除咳嗽、咳痰训练外，应进行肺功能监测。对采用全身麻醉的患者，如果第一秒用力呼气容积（FEV1）小于预计值的40%、最大分钟通气量（MVV）小于预计值的50%、肺功能＜35%，则不能立即接受手术，必须通过呼吸训练等待肺功能改善。

此外，应对AS患者进行全面的术前气道评估，包括：Mallampati分级、张口度、甲颏距、颞颌关节活动度及颈部活动度，以及有无困难气道史。纤维支气管镜引导下气管插管曾是此类患者插管的金标准。近年来，随着可视化插管技术的快速发展，Glidescope、McGrath视频喉镜，以及可视导芯均已被证实为AS患者困难气道管理的良好选择。

具体麻醉策略应包括：①进行充分的术前气道评估，预计通气及插管困难的风险，制订好麻醉诱导及插管方案，以及备选方案、紧急气道处理方法（喉罩、环甲膜穿刺等）、插管失败的处理方法（唤醒患者或取消手术）；②对于有困难气道风险行全身麻醉诱导的患者，给予琥珀酰胆碱诱导；③麻醉诱导前充分去氮给氧；④术中除常规监测外，还须监测患者血红蛋白或血气；⑤术中严密观察患者生命体征变化，避免循环波动剧烈并合理应用血管活性药物，保证患者氧的供需平衡；⑥在转运及术中维持患者的合理体位非常重要，须防止颈部过度屈曲及关节的牵拉；⑦困难气道患者，术后须完全恢复肌力及自主呼吸，患者清醒后方可拔管，必要时转入监护室持续监测。

总之，由于疾病的特殊性及患者疾病受累程度的差异性，AS患者行THA手术的手术风险及麻醉风险均较普通疾病更高。因此，须术前充分评估气道，优化围术期手术及麻醉策略，包括麻醉用药及插管工具的选择，合理用血，加强围术期监测，以保证手术安全。

（刘德琳　杨　涛）

第四节　护 理 准 备

AS本身的病理特点是：严重的髋关节畸形或骨性强直、多关节受累、脊柱后凸畸形、骨质疏松等，给护理工作带来了一定的困难。因此，术前应对AS患者进行充分的护理准备，包括入院宣教、心理护理、体位训练、心肺功能训练和术前宣教。

一、入院宣教

患者入院后应由责任护士对患者及患者家属进行入院宣教，目的是为了让患者了解自身疾病、手术方法、入院后注意事项、术前准备、术中及术后注意事项、术后康复训练的方法及程序。

二、心理护理

AS患者在拟行髋关节置换时往往已经在疾病进展的中末期，病程较长，且大多数患者处于青壮年期，多数伴有髋关节强直的患者甚至丧失了独立生活的能力，其工作、生活均受到严重影响。很多患者长期赋闲在家，需要家人照顾日常起居，生活质量明显下降，容易产生沮丧、自卑甚至抑郁的心理，加上对疾病本身及髋关节置换手术认识不足，术前常伴有不同程度的焦虑。护理人员应根据患者的年龄、职业、文化程度有针对性地进行心理疏导，讲解AS及THA手术的相关知识，耐心解答患者的问题，也可介绍往期曾行THA手术的AS患者术后效果给患者带来接受手术的信心。同时，争取协助患者建立良好的家庭环境，给患者提供心理支持，从而顺利度过围术期。

三、体位训练

体位训练的目的是让患者能平卧或基本平卧，纠正不正确的体位，以配合麻醉和术后体位。AS患者大多伴有不同程度脊柱后凸畸形，平时睡觉不能平卧，常取半坐位或侧卧位而睡。对于严重脊柱后凸畸形的患者可准备气垫床，充气后患者仰卧于床上并在头部枕2~3个枕头，从而使患者尽量做到平卧，仰卧时间可从开始的20~30分钟逐渐延长至2小时左右。

四、心肺功能训练

如前所述，AS患者由于脊柱后凸畸形常会导致胸廓活动受限，因此有必要在术前进行一定程度的有氧训练，增强患者心肺功能，降低全身麻醉气管插管风险并防止术后呼吸道感染。对扩胸明显受限者，在训练时要求不可过高。具体方法包括：① 吹气球：气球的容积为1000ml，患者取坐位或立位，先深吸一口气，然后含住气球进气口，尽力将肺内气体吹入气球内，直至呼尽时为止。每次练习5分钟，每天3~4次。②深吸气、呼气训练：患者平卧位，放松全身肌肉，护士置双手距离患者胸壁1cm，吸气时要求患者尽最大努力吸气扩胸至触及双手掌心；呼气时口唇拢缩成鱼口状，或形似吹口哨状，用双手挤压前胸部和腹部，抬高膈肌，以帮助呼出残气。训练频率每分钟8~10次，持续5分钟，逐渐增加至每次10~15分钟，每日3~5次。③ 有效咳嗽。④ 扩胸运动：患者取仰卧位或坐位，双上肢握拳相对上举或平举，然后往两边尽量分开。每次10分钟，每天2次。⑤ 指导患者利用床上的提手装置，进行上肢拉伸锻炼。

五、术前宣教

手术前一晚再次向患者和家属详细讲解术后注意事项及康复时间表，疏解患者术前焦虑情绪。对于高血压、糖尿病患者，术前应监测血压、血糖，确保在安全范围内，并祝患者遵医嘱服用降压、降糖药物。此外，快速康复理念在关节外科领域的应用越来越成熟。最新的报道表明，缩短术前禁食禁饮时间是安全有益的，术前6小时禁食、2小时禁水或糖类可以降低术后胰岛素抵抗的发生率，且并不增加麻醉的风险。相反，恶心、呕吐的发生率较低。尤其是对于接台患者来说，从术前一晚便开始禁食禁饮给患者带来强烈的不适感。因此，应与外科医生及麻醉医生及时沟通，预估手术开始时间，从而优化患者术前的饮食管理。

（刘德琳　丁瑞芳）

参 考 文 献

［1］Hu Y, Jiang WZ, Huang ZF, et al. Perioperative blood loss during total hip arthroplasty among patients with ankylosing spondylitis［J］. Orthopedics, 2017, 40（5）: e904-e910.

［2］Zhang L, Yang D, Yin X, et al. Risk factors for poor hip flexion after total hip arthroplasty for the treatment of ankylosing spondylitis a multivariate analysis［J］. Clin Rheumatol, 2014, 33（9）:

1295-1301.

［3］Saglam Y，Ozturk I，Cakmak MF. Total hip arthroplasty in patients with ankylosing spondylitis：Midterm radiologic and functional results ［J］. Acta Orthop Traumatol Turc，2016，50（4）：443-447.

［4］Li J，Zhao J，He C，et al. Comparison of blood loss after total hip arthroplasty between ankylosing spondylitis and osteoarthritis ［J］. J Arthroplasty，2016，31（7）：1504-1509.

［5］Jadon DR，Shaddick G，Jobling A，et al. Clinical outcomes and progression to orthopedic surgery in juvenile- versus adult-onset ankylosing spondylitis ［J］. Arthritis Care Res（Hoboken），2015,67（5）：651-657.

［6］Shi D，Xu X，Song K，et al. Comparison of venous thromboembolism after total hip arthroplasty between ankylosing spondylitis and osteoarthritis ［J］. Biomed Res Int，2014，2014：712895.

［7］Zhao J，Li J，Zheng W，et al. Low body mass index and blood loss in primary total hip arthroplasty：results from 236 consecutive ankylosing spondylitis patients ［J］.Biomed Res Int，2014，2014：742393.

第15章 髋关节置换常用手术技术

强直性脊柱炎（AS）是一种主要累及中轴骨关节、骶髂关节、髋关节的慢性炎症性疾病，多见于青少年男性。累及髋关节是AS的重要特点之一，AS患者5%～50%出现髋关节受累，其中50%～90%出现双侧髋关节病变。早期髋关节出现活动性的炎症造成骨质破坏，继而出现修复性的增生并伴有韧带骨化发展为纤维性强直，最后出现髋关节骨性强直。发生髋关节骨性强直的AS患者，病变多处于中晚期，常伴有脊柱、骨盆畸形，严重的骨质疏松、肌肉萎缩、软组织挛缩，目前尚无有效的药物治疗方法。大量临床研究证明全髋关节置换术（THA）是目前改善AS关节功能的有效方法，它能够很好地解除关节疼痛、提高关节活动度，最大限度地重建关节功能。

临床上，按照AS疾病进展，将髋关节受累的程度分为非僵硬髋、僵硬髋、纤维性强直髋、骨性强直髋四类。其中，纤维性强直髋和骨性强直髋是THA的绝对手术适应证。纤维性强直阶段，受累髋关节尚存在一定程度的活动度，活动范围较正常髋关节明显变小，骨盆X线片上表现为髋关节间隙变小，股骨头、髋臼大量骨赘增生（图15-1），也可称之为非融合髋；骨性强直阶段受累髋关节活动度完全消失，骨盆X线片表现为髋关节间隙完全消失，骨小梁通过关节线（图15-2），称之为融合髋。非融合髋的关节置换方式与髋骨关节炎基本相似，而融合髋的关节置换方式变化较大。

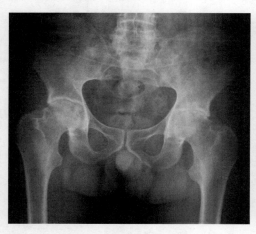
图15-1 强直性脊柱炎患者受累髋关节间隙变小，呈纤维融合

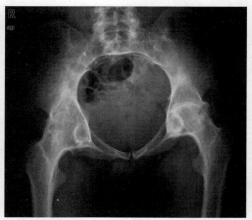
图15-2 强直性脊柱炎患者受累髋关节间隙消失，骨小梁通过关节线，呈骨性融合

第一节 非融合髋的置换术

非融合髋的置换术中可顺利完成髋关节脱位，其手术技术与髋骨关节炎患者的全髋

置换手术完全相同。

一、非融合髋全髋置换术

（一）手术入路

适于行人工髋关节的入路有6种，但最常用的主要有3种：髋关节前外侧入路（Smith-Petersen）、髋关节后外侧入路（Gibson）和髋关节后入路（Moore）。其他切口很少被采用来施行人工髋关节外科的进路，如Charnley入路、Watson-Jones入路、Mcfarland入路等仅偶被使用（图15-3）。

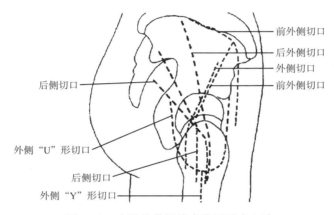

前外侧切口
后外侧切口
外侧切口
前外侧切口
后侧切口
外侧"U"形切口
后侧切口
外侧"Y"形切口

图15-3　全髋关节置换术常用手术入路

1.前外侧入路　髋关节前外侧入路又称 Smith-Petersen入路，是髋关节手术中最常用的手术入路。最初由 Bardenheuer 等（1948）描述，后经 Smith-Petersen 二次改进报道（1956）。由于此切口进路设计巧妙，进路顺畅，髋关节前方显露良好，几乎所有骨科医生都对此入路有深刻体会。该入路利用了缝匠肌（股神经支配）和阔筋膜张肌（臀上皮神经支配）之间的神经界面分离髋关节前外侧面的浅层骨性结构，可以安全地显露髋关节和髂骨，对大多数外科问题都可以得到解决。

（1）麻醉和体位：全身麻醉或连续硬膜外阻滞麻醉。患者仰卧位，患侧臀部用一高6～7cm沙袋垫高，使患侧臀部垫起与手术台成20°～30°，有助于患髋的显露。但此一过伸位，在人工全髋置换时，安置髋臼假体和插入头颈柄假体时，务应切记垫高因素，置臼于外倾45°位时应扣减垫高角度，置臼假体于前倾10°～15°时尤为垫高因素所干扰，不是前倾角过大，就是过小。因此，可考虑置臼假体时撤除垫高沙袋。

臀后放置软性垫子有碍局部消毒和关节显露，甚至会导致切口源的全关节感染。

手术床边插置一只骨盆托于患者健侧髂嵴部，外侧是不宜疏失的，以免造成患者在术中移动所带来的不便。

（2）显露步骤：事先触准髂嵴、髂前上棘和髌骨，既确定了皮肤消毒范围，也为切口确定位置。

①皮肤切口：切口起自髂嵴中段，沿髂嵴外唇向前至髂前上棘，然后转向髌骨

外缘方向延伸10～12cm，切口的下端略向外侧后方弯曲3～5cm。在深筋膜下于髂前上棘下3～5cm处找到股外侧皮神经，于此神经的外侧切开筋膜，将神经牵向内侧。

②沿切口切开皮下组织和深筋膜：依上段切口，行髂嵴、阔筋膜张肌与缝匠肌之间和阔筋膜张肌与髂胫束移行部的切断，将缝匠肌向内侧牵开，并从阔筋膜张肌相连处的疏松结缔组织间隙的肌膜切开、分离，将股直肌同时向内牵开，而不切断附丽于髂前下棘的股直肌直头和附丽于髋臼上缘的斜头腱。向内牵开股直肌可见深层的旋股外、内侧血管的分支。

③沿髂嵴前1/2上侧缘切口切断阔筋膜张肌和臀中肌的髂嵴附着处，同时切断骨膜。用骨膜剥离器做骨膜下推剥至髋臼上缘，用有尾带纱布条垫塞，压迫止血。此时，在阔筋膜张肌从髂嵴髂翼上推剥下来时，可见旋髂浅动脉分支，给予结扎。至此，阔筋膜张肌、臀中肌和臀小肌可以向外牵开，缝匠肌和股直肌向内侧牵开，髋关节囊前部浅层的旋股外侧血管束，一一显露结扎、切断，一般有2～3束。

④关节囊前方做"T"字形切开，可见浅黄色关节液溢出。扩大关节囊壁的横切口，切除前、内、外侧关节囊壁。后方关节囊壁留待股骨头脱出后再行切断，切断时须防止囊后方的坐骨神经免于损伤。

⑤脱出股骨头将患肢内收、外旋，屈膝位脱出股骨头，切断圆韧带。牵开股骨头显露髋关节囊后壁，谨慎地切断与髋臼后缘相连的关节囊壁。至此，股骨头与髋臼之间已较松弛，受限较轻。插入 Homan 3 只充分牵开髋臼周围组织，显露髋臼，可以进行髋臼磨锉，继而完成股骨髓腔的锉扩，而无明显的显露障碍。

⑥必要时向下扩大显露股骨，向上延长显露更多的髂骨。

（3）讨论

①Smith-Petersen 切口的改良：这个入路实际上是 Smith-Petersen 切口的改良。主要改良在以下几点：

A.皮肤切口在原纵行切口的远端向后外做弧弯3～5cm，使股骨上段的显露容易些。

B.Smith-Petersen 切口进路中是切断股直肌在髂前下棘的股直肌直头腱和髋臼上缘附丽的斜头腱的。由于股直肌是仅次于髂腰肌的主要屈髋肌，不宜切断再缝合干扰，故给予牵开保护，对髋臼显露的影响不大。

C.为适应人工全髋关节置换的需要，不仅要有髋臼的良好显露，还应对股骨近段髓腔的锉扩造成有利态势，采取先切除大部分关节囊，有助于提高置入人工关节的运动弧；同时，切断残存的后侧关节囊，使臼骨与股骨上端之间保持适当间距，以排除锉扩股骨髓腔时的强迫方向，是避免穿破股骨危险的关键。

②该入路易产生的并发症

A.股外侧皮神经损伤麻痹：股外侧皮神经约在髂前上棘下方25cm处，经缝匠肌浅面或深面或穿过该肌至股部。由缝匠肌和阔筋膜张肌之间切开阔筋膜时，须注意勿损伤此神经。误伤股外侧皮神经后，局部可形成一痛性神经瘤，并在股外侧出现一手掌面大小的感觉减退区。

B.股神经损伤麻痹：位于髋关节前方的股三角中，因距股直肌较远，除非分离误入到缝匠肌或股直肌的内侧间隙中，一般不会伤及。在深层分离过程中，如果不能确定所分离的间隙，可通过扪及股动脉而定位，在股三角内，股动脉位于股神经的内侧。

C.旋股外侧动脉和升支出血：此动脉主干多起自股深动脉上端外侧壁，在股直肌深面向外侧横行，于股直肌外缘（或深面）发出升、降、横支，升支上行于阔筋膜张肌与缝匠肌之间。在做阔筋膜张肌与缝匠肌分离时，常须将旋股外侧动脉升支切断结扎，以免术中出血。向下翻转已切断的股直肌时，注意勿损伤横行于其深面的旋股外侧动脉主干。旋股外侧动脉升支尚可作为血管束植入到股骨头颈部。治疗股骨头缺血性病变，在此情况下应仔细将其游离，慎勿损伤。

D.股动脉损伤：仅见少数情况下，如血管钳电凝止血时，牵开拉钩与血管钳相接，导致股动脉热灼伤。罕有电刀、手术刀直接损伤，但当股前血管与切口附近组织粘连，或切口过分偏移向内侧时，有可能伤及股动脉。

E.髂腰肌被剥离：在分离髋关节前内侧时，误将髂腰肌从小转子上剥离下来，使髂腰肌向上回缩 3 ～ 4cm，导致屈髋肌力降低。

F.股直肌切断：作为 Smith-Petersen 切口原法，股直肌的直、斜两头均给予切断，有助于髋臼显露。但由于改进了显露方法，股直肌不给予切断，所以不会产生此类并发症。当切断、修复缝合时，缝合不当或过早伸屈髋关节，也会使缝合处分离，影响髋关节屈曲功能。

2.髋关节后外侧入路　髋关节后外侧入路，是常用的人工髋关节外科显露途径，是对髋部结构破坏、干扰最少的一种，因而较多人优先选择这一进路。此入路最初于1982年 Hardinge 报道，一种直接进入髋关节的后外侧入路，用于人工全髋关节置换术。后经 Gibson 改进定型，广为采用，并定名为 Gibson 入路。

（1）麻醉和体位：全身麻醉或连续硬膜外阻滞麻醉。要求肌肉松弛度良好，使经肌间切口的显露良好。

患髋向上的健侧卧位。骨盆前、后用沙袋或骨盆托固定，患肢髋关节和膝关节不做固定，以便于手术中必要时进行各方向活动。位于下方的健侧下肢伸直位，于大转子部，膝、踝关节的骨突部位用软垫垫妥，避免压疮发生。耻骨联合、胸、背部三处各用一只骨盆托固定，维持体位平衡。骨盆托与皮肤之间夹一厚层布垫，避免术中移动。

放置体位时还须注意，将髋关节正对便于术中摄片的位置。如果忽视这一点，会使术中摄片时不得不重新调整体位而带来不必要的干扰。

（2）显露步骤

①皮肤切口：切口起自髂后上棘外下方约6cm处，沿臀大肌纤维方向至股骨大转子后缘，继转向股骨干方向，向下延伸约5cm，全长10 ～ 15cm（图15-4）。

髋关节屈曲90°时，可以以大转子后缘为中心，做一 10 ～ 15cm

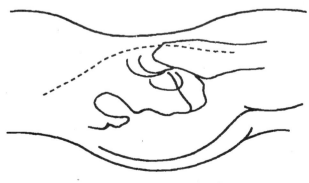

图15-4　Gibson入路手术

长的纵行直切口，当髋关节伸直时，此切口即呈弧形。由于臀大肌的臀下神经在远离切口的内侧，从臀大肌下半裂分肌纤维进入，不会引起此肌的失神经支配现象。

②沿皮下及筋膜切开分离，显露臀大肌和阔筋外侧肌。在臀大肌下段顺肌纤维方向钝性分离，于此肌在股骨大转子的附丽部折向股骨干平行方向切开阔筋膜5～6cm。

臀大肌由臀上动脉和臀下动脉及相伴静脉供血，分开臀大肌纤维时即可见到上述血管的分支，可给予结扎或电凝切断。若粗暴撕裂臀大肌纤维和血管，使血管回缩难以寻觅，导致出血。探寻髋关节囊后方的坐骨神经并悬吊保护。

③显露外旋短肌群：用中号肌拉钩两只相对，牵开臀大肌纤维和切口下段的阔筋膜，显露出附于股骨转子间窝的髋关节外旋肌群及其表面的脂肪组织。坐骨神经经坐骨大切迹出骨盆后，通常在梨状肌的下缘进入臀部，继续沿髋关节外旋短肌的浅面下行至大腿后部。在臀区坐骨神经被包围于脂肪组织中，位于髋关节外旋短肌（闭孔内肌，上孖肌、下孖肌，股方肌）的浅面，很容易扪及，因此并不需要分离即可看到坐骨神经，否则容易引起不必要的出血，导致手术后的粘连。仅须将其连同脂肪组织一起向后内侧推开。术毕，缝合短肌群。

④将髋关节内旋使髋外旋短肌群肌纤维紧张，同时髋关节内旋使手术区远离坐骨神经。从股骨转子间窝的髋关节外旋短肌群的肌止处分别切断梨状肌、闭孔内肌、上孖肌、下孖肌，将肌肉断端牵向内侧，覆盖坐骨神经作为保护，髋关节囊显露。

⑤若扩大显露髋关节后方，可切断股方肌的股骨侧肌止部，并良好电凝或结扎止血，防止止血不良，酿成巨大血肿或失血性休克。沿股骨颈纵轴方向切开或"T"形切开关节囊，显露出股骨头、股骨颈及髋臼后缘。欲使股骨头向后脱位，可用一弯髋臼凿或弯剪刀插入到髋臼和股骨头之间，切断股骨头韧带，再屈髋、屈膝、内旋股骨，使股骨头脱出髋臼，显露出整个髋臼和股骨头，可以完成人工股骨头置换和人工全髋关节置换等手术。

（3）显露过程的并发症

①坐骨神经损伤：坐骨神经穿越髋关节后方外旋肌的梨状肌上下或之间，沿股骨内后方下行。在关节后方距关节囊后壁1.5～2.5cm处，在关节后脱位时易将坐骨神经顶压牵拉，或将其挤压在头与髋骨之间，出现坐骨神经麻痹。在髋关节后外侧显露中，有误伤坐骨神经可能，如夹压、牵拉或切断等。因此，在这一切口内，于止端切断髋外旋肌群前、后，均应分离显露坐骨神经，用橡皮薄膜悬吊保护，时时须提醒手术医生防止误伤。

②臀下动静脉出血：臀下静脉与臀下动脉伴行，臀下动脉发自髂内动脉前干，穿梨状肌下孔至臀部，沿途发出分支分布于臀大肌的下部和中部。钝性分开臀大肌时难免损伤这些动脉分支。仔细轻柔地分开臀大肌，可及早发现经过的动脉分支，予以电凝或切断结扎，避免撕裂后的血管回缩至肌肉中，出血难以控制。

骨盆骨折累及坐骨大切迹时，骨折端可刺破臀下动脉主干，若血管断端回缩到骨盆内，出血活跃时，须使患者仰卧位，经腹膜外入路结扎其近侧的髂内动脉。

③若术中需要扩大显露完成范围再广泛一些的手术时，宜做如下处理：a.扩大皮肤切口。对特别肥胖的患者，由于臀部皮下脂肪丰厚，限制了深层髋关节后方结构的显露。延长皮肤切口，扩大皮下组织分离，强化牵开切创。同时须向上、下延长深筋膜。

b.将股方肌上半部切断。于股方肌股骨上端后方止点1cm处将股方肌上1/2切断，由于出血时止血不易，应于切断蒂部采取连续缝合止血，是防范出血找不到出血点的重要方法。同时，使切口获得少许扩大。术毕缝合切断股方肌部。

总的来说，采用本切口显露可以完成人工全髋置换类手术，对髋臼假体前倾角的良好安置，防止髋关节后脱位等有重要意义。但本切口不能做更广泛的扩大显露，否则易伤及重要结构。

④对经臀大肌的髋关节后外侧入路，有的称为髋关节后侧入路，不同学者认为经臀大肌的部位有不同观点，如Marcy-Fletcher主张经过臀大肌前缘即经臀大肌（臀下神经支配）与臀中肌（臀上神经支配）之间分离。该入路由于利用了两条神经支配界面，较符合解剖要求。而Moore则主张经臀大肌肌纤维间分离进入，却并未利用神经支配界面，但由于可以比较充分地显露髋关节面，又不会引起明显的失神经支配问题，所以临床上后一种切口比前一种切口应用得更广泛。

3.髋关节外侧入路　髋关节外侧入路施行人工髋关节外科仅限于少数几种情况，应用的频度显著低于髋关节前外侧和后外侧入路。例如，当髋关节外侧和后外侧进路皮肤病损、髋关节屈曲畸形而髋关节后外侧或可因皮肤损害感染等，此时不宜作为手术进路。

有些学者习惯采用外侧入路施行手术者，因已熟悉外侧显露的则另当别论。

（1）麻醉和体位：全身麻醉或硬膜外神经阻滞麻醉。

置患者于健侧卧位，或略向背侧倾斜，背与床面成45°位。健侧肋部、髂部、大转子、膝外侧和外踝部均须置软垫，头部垫高与躯体中轴平。胸前、胸背、耻骨联合和骶部置骨盆托，维持上述体位于稳定状态。两膝之间置一厚软垫（若可以放进），最宜达到患肢与体轴近于平行。消毒后，患肢严密包扎并留在无菌洞巾外，以便于术中做被动运动。

（2）显露步骤

①皮肤切口：切口起自股骨大转子下方8cm处，沿股骨外侧缘向上经大转子顶端转向后上方10cm止（图15-5）。

②按皮肤切口切开并向前后牵开阔筋膜，同时将阔筋膜张肌拉向前，臀中肌牵向后方，显露臀中肌深部结构和远侧切口深面的股外侧肌。

③将臀中肌在股骨大转子部的止腱前部用电刀切断向后分离，纵行切开并分离股外侧肌，牵开后显露股骨大转子、股骨和上方的股骨转子间窝附着的髋关节外旋短肌群。

④距止腱0.5～1.0cm处，一一切断髋关节外旋短肌群，缝扎止血后，将外旋短肌群近断端向后翻起，稍做分离即可见髋关节囊，并扪及股骨头。用被动屈伸髋关节可证明这一判断。深层臀小肌的止腱在大转子前方和髂股韧带相连，限制

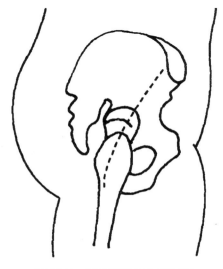

图15-5　髋关节外侧入路切口

股骨外移，用电刀切断臀小肌起腱和髂股韧带，同时在转子间嵴处切断股外侧肌起腱。此时可使患肢内收和屈伸，进一步显露髋关节囊的前、后部，"T"形切开/切除关节囊，被动极度内收、外旋，将股骨头脱出髋臼。用3只Homan牵开器牵开髋臼周围组织，显露髋臼。

⑤切除股骨头，锉扩髋臼和股骨髓腔。

（3）讨论

①向前牵开切口时，尤其使用 Homan 牵开器时，易于牵伤股神经和股动静脉。Homan牵开器的尖端偶可刺伤神经和股血管，应给予防范。Homan牵开器的尖端务必紧贴髋臼外骨壁，不然易于滑脱，也易误伤其他重要结构，如股动、静脉和股神经等。

②若要进一步扩大显露，可向远侧扩大切口，沿股外侧肌纤维方向分离。但向近侧延长扩大切口受限于髂骨。

③在切开前、外侧关节囊时，先电凝或结扎旋股外、旋股内血管。否则出血掩盖了视野，无法辨认，也是造成术后血肿的因素。

④由于大转子是臀大肌、臀中肌等的止点或中继站，为了减少对这些肌肉的干扰，也可以将大转子截下、翻转，待处理完髋关节后，再将大转子用钢丝或螺钉固定回原位。

（二）手术步骤

人工全髋关节置换术可采用的手术入路较多，常用的有前方入路、侧方入路、侧方入路和后外侧入路等。目前较为常用的是后外侧入路或后方入路，现以后方入路展开介绍。

1.股骨头脱位及股骨颈截骨　经后方入路显露髋关节后，切开或切除后关节囊，将患肢置于屈髋、内收内旋使股骨头后脱位。使用骨钩有利于减少股骨干扭转应力，防止股骨骨折和膝关节损伤。将患肢进一步内旋至胫骨垂直于手术台面，分别于大转子、小转子及股骨头下安放Homan拉钩，充分暴露股骨头颈（图15-6）。以试模确定股骨颈截骨平面，截骨线一般应位于转子间线的近侧，从内向外截骨，股骨颈内侧保留1～1.5cm，股骨颈的外侧部分不应有任何残留。大转子的内面也应截除一层，以免妨碍髓腔钻和锉的插入。

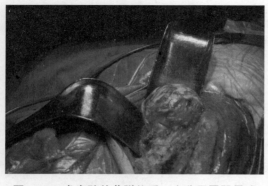

图15-6　术中髋关节脱位后，充分显露股骨头

2.髋臼显露和准备　股骨颈截骨后，进一步切除髋关节前方、后方关节囊，用一钝头Homan拉钩从残留股骨颈下方插入，拉钩顶端越过髋臼前缘，将拉钩柄撬向前方，股骨近端即被推向前方而显露髋臼前缘。拉钩应紧贴髋臼缘骨皮质，以免损伤股神经、血管。在髋臼横韧带深面放置一拉钩，暴露髋臼下缘。另一拉钩牵开髋臼后方软组织，牵开并保护坐骨神经，轻度

旋转股骨以获得髋臼最佳显露。如向前牵开股骨困难，首先应彻底松解关节囊，如仍不满意可切断臀大肌的股骨止点。清理髋臼盂唇、臼窝内的软组织及骨赘等，充分暴露髋臼的骨性边缘和窝底骨板，后者是估计髋臼内壁厚度的重要标志。髋臼锉扩大髋臼内侧时应深达臼窝底，但不超过窝底骨板。磨锉时应从最小号髋臼锉开始，先磨出臼底的中心及深度，再逐步扩大髋臼直径。如横韧带肥厚影响髋臼锉的进入，须予以切除，切除时应避免损伤闭孔血管分支，此处止血困难。磨锉时，股骨颈断端应向前充分牵开，保证髋臼锉的方向可自如地调整，避免锉柄被股骨颈断端推阻而过多磨锉髋臼后上方的软骨下骨。磨锉过程应反复检查，保持固定的磨锉方向，保证所有软骨均被去除，显露有细小点状出血的软骨下骨板。磨锉后的臼窝最高点应高于髋臼外缘水平。

3.非骨水泥髋臼假体植入法 按照最终髋臼锉大小选择假体型号。一般假体的直径较所用的对应髋臼锉大1～2mm，以保证假体的初始稳定。髋臼假体的正确定位为外展40°±10°、前倾15°±10°。植入过程中，假体接触髋臼底骨面时可出现明显的音调变化，可经假体底部小孔确定假体与臼底骨面是否贴合。如有必要可加用螺钉固定。应尽量避免在前上象限和前下象限安放螺钉，以免伤及髂外动静脉和闭孔血管神经。后上象限最安全，后下象限在钻孔及拧入螺钉时，术者以示指插入坐骨大切迹附近，以防伤及坐骨神经。一般采用直径6.5mm的自攻螺钉，长度20mm左右，应使用测深器确定，一般安放2～3枚螺钉。螺钉头部应完全埋入假体上的螺钉孔，否则将导致聚乙烯内衬安放困难。冲洗后安装聚乙烯内衬。

4.非骨水泥型股骨假体植入法 髋关节置于屈髋90°、极度内收位，助手维持小腿与床面垂直，在近段股骨下面放置宽头Homan拉钩，小转子处另安放Homan拉钩，牵开臀中小肌，用矩形骨刀凿除残端松质骨，矩形骨刀放置时应偏向大转子侧，使假体进口与髓腔保持直线。如股骨近端皮质很薄，可在小转子近侧预先绑扎一道钢丝，以防扩髓和假体植入时造成骨折。非骨水泥股骨柄假体有直柄和解剖柄等不同种类，前者用直的髓腔钻扩大髓腔，后者用软钻或软锉以适应股骨干的生理弧度。按术前X线片模板测量结果，再用髓腔锉进行髓腔扩大，必须按从小到大逐级进行到接近术前测量结果。从小号到大号逐级替换，髓腔锉击入时应遵循"锉进再击，锉停停击"的原则，不可使用暴力。锉的方向应使拟安装的假体颈与股骨后髁切面呈前倾15°～20°，避免颈后倾、柄内翻或外翻。最后打入的髓腔锉的上缘标记线应与股骨颈截骨线平齐。

检查稳定性后透视验证髓腔锉的位置及大小、深度等。安放股骨头试模，调整颈长以恢复正常下肢长度和股骨头中心位置。如股骨近段无明显解剖变异，假体头的球心应在大转子顶端的水平上轻度屈髋牵引下复位，牵引时应保持膝关节于屈曲位以减少坐骨神经张力。检查关节稳定性、活动度、下肢长度及极限活动时是否出现撞击。屈曲内旋脱出关节，置入小号髓腔锉，以股骨颈锉磨锉股骨颈截骨面，植入股骨假体及股骨头。检查假体稳定性，反复冲洗伤口，牵引复位，再次检查关节稳定性及活动度，在关节深处及皮下放置负压引流管，逐层缝合短外旋肌、深筋膜、皮下组织及皮肤。

典型病例：非融合髋全髋置换术

患者张某，男，22岁，因"双侧髋关节疼痛2年余，加重伴活动受限1个月"门诊拟"强直性脊柱炎，双侧髋关节受累"收入院。查体：拄双拐入病房，脊柱正常生理弯曲，无侧弯后凸畸形，各方向活动度正常。骨盆无畸形，挤压分离试验（－），双上肢感觉运动正常，肌力5级，双下肢感觉正常，肌力5级，双侧股四头肌无萎缩，双侧股骨大粗隆叩击痛（－），腹股沟中点下方压痛（－），无肿胀、畸形。双髋关节屈曲80°，后伸0°，内收0°，外展0°，内外旋转20°。双侧"4"字试验（＋）。四肢腱反射存在，病理征未引出。

入院后明确强直性脊柱炎诊断（图15-7），给予分期全髋关节置换手术（图15-8，图15-9），患者术后髋关节疼痛症状消失，恢复髋关节下蹲功能。

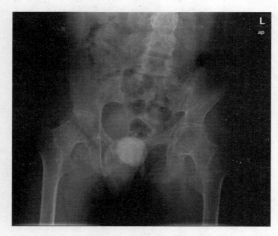

图15-7 术前骨盆X线正位片显示骶髂关节融合，双侧髋关节间隙狭窄，符合强直性脊柱炎诊断

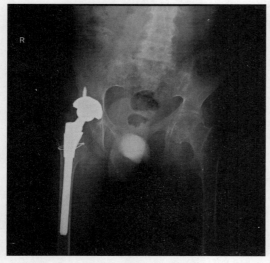

图15-8 第一次手术，行左侧髋关节表面置换手术

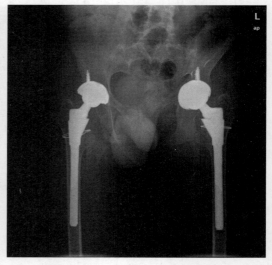

图15-9 第二次手术，行右侧髋关节表面置换手术

二、髋关节表面置换术

（一）体位及入路

目前，髋关节表面置换多采用后外侧入路。患者取侧卧位，用固定架固定耻骨及骶骨，保持骨盆中立位，这有助于髋臼打磨及假体安装角度的精确确定。在牢固固定的同时还应使髋关节能够屈曲90°及充分内收，以保证股骨头脱位及显露。后侧入路，切口以大转子顶点为中心向下延伸6～8cm，向上转向后方延伸4～5cm（图15-10）。

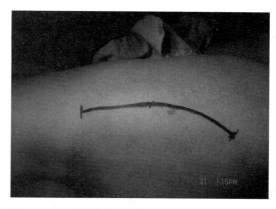

图15-10 髋关节表面置换手术常规采用后侧入路

常规切开皮肤、皮下及筋膜，钝性分离臀大肌纤维，切断外旋肌，Homan拉钩牵开外展肌，显露后方关节囊。切开关节囊，为获得满意显露，可尽可能切除关节囊。屈曲、内收、内旋髋关节，使之脱位。如果髋关节屈曲不能超过90°，推荐采用较直的切口，并使用Charnley自动拉钩。

（二）手术步骤

1.安放定位导针　用卡尺测量股骨颈宽度，安装中心定位针导向器，在量角器辅助下确定中心定位针置入方向，保证柄干角在140°。固定中心定位针导向器，通过导向器钻入3.2mm克氏针，钻入深度40～50mm（图15-11）。正确置入中心定位针的关键是必须要有良好的术野显露。由于股骨颈后方皮质为一弧形，因此，中心定位针的方向应相对于股骨颈中央轴线前移，以免打磨股骨头时在股骨颈前面形成切迹。

表面置换术中，股骨假体安放在冠状面和矢状面上所允许的误差范围更小，假体位置受疾病性质、畸形状态的影响更大，对手术技术的要求也更高。冠状位上应尽量避免内翻位安放，而应保持5°～10°的外翻位安放，以尽量减小股骨颈上方假体颈交界处的张应力。研究显示，130°外翻放置时，假体颈交界处的张应力较140°外翻放置增加31%。因此，严格按照手术规范实施手术是保证良好疗效的手段之一。

使用筒锉测量器检测中心定位针的位置及方向。围绕股骨颈旋转筒锉测量器，如果测量器的尖端碰到一侧皮质，而在对侧存在较大间隙，说明中心定位针不在中心，应重新置入。

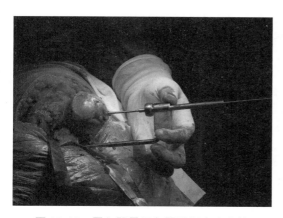

图15-11 置入股骨导向器进行中心定位

2.磨削股骨头　沿中心定位针安装筒锉，从大号筒锉开始逐号打磨股骨头，直至较术前确定的尺寸大一号（图15-12）

时停止打磨。改而处理髋臼侧，以便在安装完髋臼假体后，为再次调整股骨侧留下余地。打磨过程中，如筒锉十分接近股骨颈，应停止打磨，剩余骨质用骨刀去除。打磨完成后，用股骨颈拉钩将处理后的股骨拉向前上方。插入髋臼拉钩，显露整个髋臼。

3.安装髋臼假体　髋臼侧假体的安装类似于传统全髋置换术。

4.进一步修饰股骨头　重新置入定位针，打磨股骨头至最终尺寸。安装股骨头截骨导向器，使其完全覆盖打磨过的股骨头。用固定钉将其固定在股骨头上，用摆锯截除股骨头顶端。在股骨头截骨导向器表面安装假体柄导向器，沿股骨颈钻孔。置入锥形锉导向器，用锥形锉完成斜面骨床的准备（图15-13）。

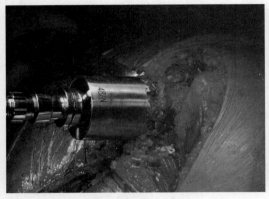

图15-12　筒锉对股骨进行磨锉，直至达到术前确定的型号

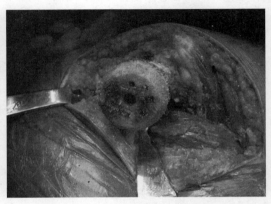

图15-13　完成股骨侧准备

5.安装股骨假体　安装股骨假体试模，旋转试模，假体试模与骨床之间应有均匀一致的骨水泥间隙（图15-14）。用3.5mm钻头在骨床上打孔，以利于骨水泥进入骨孔固定。脉冲冲洗骨床，调合、放置骨水泥，安放股骨假体。如果股骨头骨质较差或股骨头较小时，假体柄也应使用骨水泥固定。短柄进行骨水泥固定时，钻孔的深度至少要比柄长2mm，为骨水泥提供空间。复位，缝合切口。

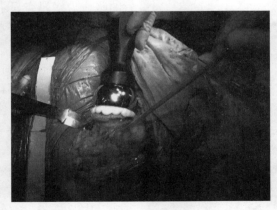

图15-14　安装股骨假体前，在股骨头表面均匀涂抹骨水泥

典型病例：非融合髋表面置换术

患者虞某，男，21 岁，因"双侧髋关节疼痛 2 年余，加重伴活动受限 1 个月"门诊拟"强直性脊柱炎，双侧髋关节受累"收入院。查体：拄双拐入病房，脊柱正常生理弯曲，无侧弯后凸畸形，各方向活动度正常。骨盆无畸形，挤压分离试验（－），双上肢感觉运动正常，肌力 5 级，双下肢感觉正常，肌力 5 级，双侧股四头肌无萎缩，双侧股骨大粗隆叩击痛（－），腹股沟中点下方压痛（－），无肿胀、畸形。双髋关节屈曲 80°，后伸 0°，内收 0°，外展 0°，内外旋转 20°（图 15-15）。双侧"4"字试验（＋）。四肢腱反射存在，病理征未引出。

入院后明确强直性脊柱炎诊断（图 15-16），给予分期髋关节表面置换手术（图 15-17，图 15-18），患者术后髋关节疼痛症状消失，恢复髋关节下蹲功能（图 15-19，图 15-20）。

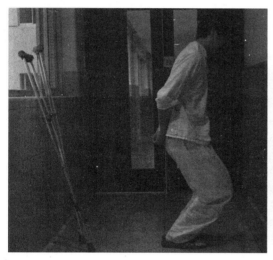

图 15-15 患者术前因髋关节疼痛拄双拐，无法完全下蹲

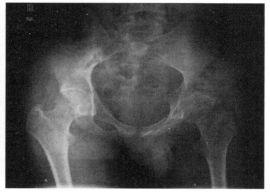

图 15-16 术前骨盆正位片，双侧骶髂关节模糊，髋关节间隙狭窄，符合强直性脊柱炎诊断

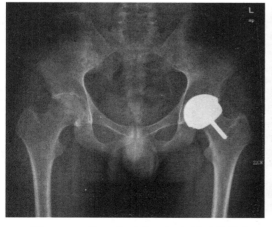

图 15-17 第一次手术，行左侧髋关节表面置换手术

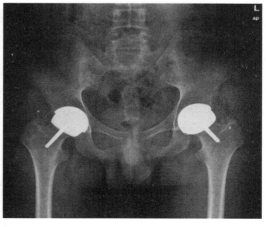

图 15-18 第二次手术，行右侧髋关节表面置换手术

123

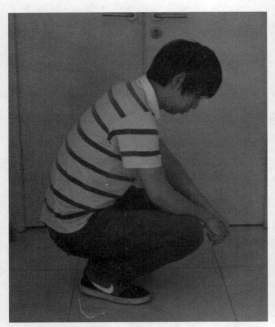

图15-19　术后患者完全恢复下蹲功能

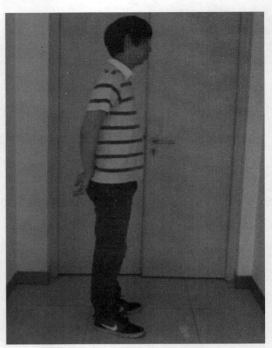

图15-20　站立位无屈曲挛缩畸形

第二节　融合髋的置换术

融合髋全髋置换术

（一）体位及入路

严重躯干屈曲患者，手术体位选择有时十分困难，甚至麻醉方法也有困难。

1.不拘泥习惯切口，哪个部位方便，就选择哪个部位切口。因此，要求医生熟习多种切口，揣摩假体安置角度。切不可安错了角度，或角度不足或过度选定切口后，再由麻醉医生选定麻醉方式和进针点，确有因与习惯显露不同错置了角度，不得不再手术翻修。

2.选择切口应显露好，无遮掩，消毒容易。对屈髋内收畸形的患者，有时皮肤褶皱的消毒困难，更不用说当时的显露入口。须经方便的非常用规范切口进入后，首先找到股骨颈，在小转子上方1cm外做斜向内下的截骨，使头颈分离后，畸形体位立刻被动纠正，助手握持患肢，再补充消毒那些不完善部位（图15-21）。然后，

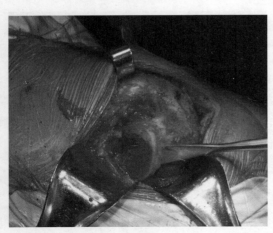

图15-21　当股骨头和髋臼完全骨性融合时，可先截断股骨颈，纠正畸形后再行髋臼和股骨准备

用消毒透明薄膜几丁质粘贴覆盖。

实在无奈时，如后外侧切口或前外侧切口均无法选择时，外侧切口常也感不便，可在外侧就近做一3～5cm小切口，并探到股骨颈在小转子上方，切断股骨颈后即可自如选择熟习的显露途径。

（二）髋臼侧成形

髋臼由于与股骨颈形成骨性连接或仍属纤维联系，找到髋臼骨边界不难，主要难点是对骨性臼的真正深度不易掌握。宜先用小号髋臼锉（直径44～46mm）开始，既注意术前测量的骨性髋臼位置和深度，同时也注意磨锉的深度，不要一次就磨足，稍磨即行检视3～4次，可根据臼底卵圆窝脂肪判断锉磨的深度。当达到适当的位置、角度和深度时，试置臼试件，并不断调整或更换髋臼锉型号，最后磨锉至满意的深度、角度和位置为主（图15-22）。最易发生的偏差有3种情况：①把髋臼前上壁过多磨锉掉造成前上臼壁（前柱）缺损，置臼困难。即使骨水泥置臼，仍有不稳定之虞。须行大块自体或异体骨植入螺钉固定后，再行磨锉。②将髋臼内壁磨穿，造成骨水泥大块挤入盆内，臼假体内陷，髋关节活动严重受限。一般来说先天性髋臼内壁部分缺损偶可见到，但其缺损不大，例如仅在直径2cm缺损时，只要骨水泥不要过多捺入，常见固定臼假体手法即可完成。若缺损窗超过2cm应植骨修补。取自体髂骨片植入髋臼底或盆内侧臼底，再用适量骨水泥固定臼假体。如采用生物型人工全髋，用植骨片（股骨头）＋骨泥植入，更加顺当。③臼前壁磨去，多是髋关节囊后壁未给予松弛，髋臼锉纳入臼内时过于困难而被抬起髋臼锉磨锉所致；若是少量磨损可不给予处理，因臼假体植入的稳定性不受影响；若前壁前柱尽皆磨锉掉，必须植骨修补再置臼，有时可以大臼植入。

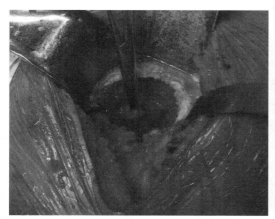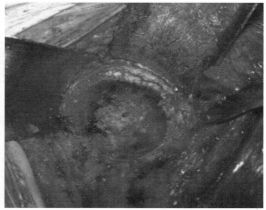

图15-22 股骨颈截断后，反向锉磨股骨头，直至达髋臼底部，锉磨深度可根据臼底卵圆窝脂肪进行判断

因此，切断股骨颈后，并不能掉以轻心，去随意磨锉即可成形髋臼，宜将臼内股骨头大块凿出留用（或术后置骨库），以免临时局促。

（三）股骨颈切骨劈裂的修复

在 AS 髋关节畸形时，头臼骨性强直或纤维性僵直，在切断股骨颈时，存在仓促和摸触下切断的盲目性，特别是切断角度失当，切断面过低或骨刀刃未切断股骨颈侧呈大斜形劈裂骨折等。这些意外情况的处理方法：①角度不当，指股骨颈切骨面恰与股骨侧假体领不平行，反而成反角，甚至成角甚大，特别是大转子侧骨质缺损过多。宜待所有程序都处理完后，骨水泥填入后插入假体柄于适当深度后，将预先磨锉好的劈裂骨片回植，同一次骨水泥固定，其外周用钢丝结扎。骨折缝宜尽可能剔除骨水泥。②切骨水平过低时，宜重新检查切除的股骨颈连接部，将该部切下距小转子 1cm 高的那段环形段，重新与之对合。若切断的头颈段已被咬碎，无法恢复环形段时，可将股骨头松质骨修琢成环形段后套接在股骨上端，在骨水泥固定假体柄后，再在松质骨环形段外再植贴皮质骨，以促进其股骨颈坚韧度的早日修复。

（四）股骨侧穿出及对策

AS 患者的髋周软组织多年丧失收缩舒张运动，软组织缺乏弹性。在处理股骨髓腔锉扩时，因内收屈膝外旋受限，难以将股骨上端股骨颈切骨面顺利插入软杆扩大器，更不能插入髓腔扩大器。待助手稍事用力内收屈膝，或用显露板托起股骨干插入髓腔扩大器。由于本来就有骨质疏松，加之显露不佳，髓腔锉成角并受剪力，易出现股骨干内侧穿出或骨折。

1.若当时发现穿出　轻巧地显露穿出部，同时松解关节囊，并尽可能切除纤维化的关节囊，上段股骨即松弛；同时，在股骨穿出部贴上金属板侧壁，用持骨钳夹持股骨和金属板，再用髓腔扩大器插入时不再穿插出股骨，并逐渐滑向股骨远端，局部再用植骨遮盖。或用软杆扩大器重新插入，在骨外顶压通过穿出部，以后再用髓腔扩大器。

2.若手术未发现穿出　即骨水泥和假体柄插入已硬固，当时无条件翻修，穿出部位又低，手指刚可扪及时，表明假体位置基本正确，臼假体和头柄假体异常力学影响较小，可不做处理，但须在穿出点植骨，以便局部形成坚强的新骨层。

3.若手术后发现穿出　位置高，在假体柄中下 1/3 平面，穿出的长度近于 1/3，宜早期翻修。若穿出位置在下 1/3 范围以内，征求患者意见，可在使用一段时间后，视松动或扩大穿出、疼痛时再翻修。

4.股骨劈裂　处理一般较易，用钢丝或环扎带结扎 1～2 道，即可获稳定结果。

5.股骨骨折　骨折线位于假体柄长度以内，若在中 1/3 平面，可借助假体柄插过股骨骨折平面骨水泥一并固定；若骨折位置低，在下 1/3 假体柄时，宜更换长柄假体插入骨折平面 10～15cm 即能固定牢固。

如果术中没有长柄假体准备，处理有 3 种方法：①钢板螺丝钉固定，上段螺丝钉通过股骨侧皮质，同时加钢丝或结扎环带 3 道。下段按常法固定。②环抱器固定。是用镍钛记忆合金制作，在体温下复温后，会紧紧抱牢骨折的股骨上、下段。③钢板加结扎环带固定。

典型病例：融合髋全髋置换术

患者罗某，女，28岁，因"双髋部及腰骶部疼痛15年，加重伴跛行3个月余"门诊拟"强直性脊柱炎，双侧髋关节受累"收入院。查体：平车入病房，颈椎固定，活动受限，侧方活动受限，后伸10°，前屈10°。脊柱正常生理弯曲，无侧弯后凸畸形，各方向活动程度受限。骨盆无畸形，挤压分离试验（－）。双下肢无肿胀，双下肢强直畸形，双侧股四头肌萎缩。双股骨大粗隆部叩击痛（＋），腹股沟中点压痛（＋）。双下肢皮肤感觉正常。双侧髋关节活动范围：屈曲0°，后伸0°，内收0°，外展0°，内外旋转0°。双侧"4"字试验无法完成（图15-23）。双下肢肌力5级，四肢腱反射存在，病理征未引出。

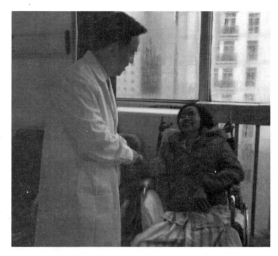

图15-23 患者术前病废，完全卧床，失去行走能力

入院后明确强直性脊柱炎诊断（图15-24），给予分期全髋关节置换手术（图15-25，图15-26），患者术后髋关节疼痛症状消失，恢复髋关节正常功能（图15-27）。

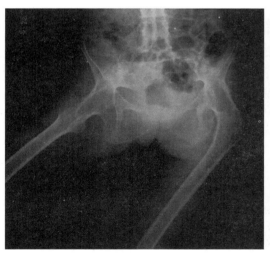

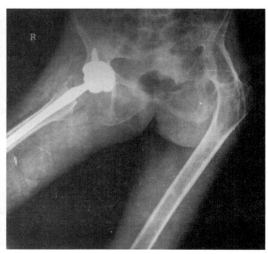

图15-24 术前骨盆X线正位片显示骶髂关节、双侧髋关节完全融合，符合强直性脊柱炎诊断

图15-25 第一次手术，行右侧全髋关节置换手术

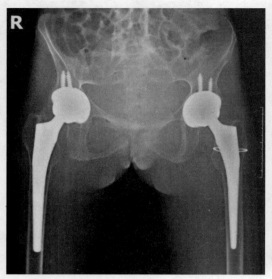

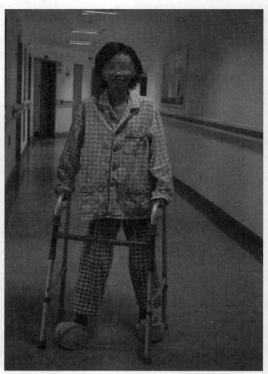

图 15-26　第二次手术，完善左侧全髋关节置换术后，髋关节畸形得以矫正

图 15-27　患者术后恢复行走功能，重返生活

（李　甲　徐卫东）

参 考 文 献

［1］Nystad TW，Furnes O，Havelin LI，et al. Hip replacement surgery in patients with ankylosing spondylitis［J］. Ann Rheum Dis，2014，73（6）：1194-1197.

［2］Lee SH，Lee GW，Seol YJ，et al. Comparison of outcomes of total hip arthroplasty between patients with ankylosing spondylitis and avascular necrosis of the femoral head［J］. Clin Orthop Surg，2017，9（3）：263-269.

［3］Xu J，Zeng M，Xie J，et al. Cementless total hip arthroplasty in patients with ankylosing spondylitis：A retrospective observational study［J］. Medicine（Baltimore），2017，96（4）：e5813.

［4］Feng DX，Zhang K，Zhang YM，et al. Bilaterally primary cementless total hip arthroplasty for severe hip ankylosis with ankylosing spondylitis［J］. Orthop Surg，2016，8（3）：352-359.

［5］Gu M，Zhang Z，Kang Y，et al. Roles of sagittal anatomical parameters of the pelvis in primary total hip replacement for patients with ankylosing spondylitis［J］. J Arthroplasty，2015，30（12）：2219-2223.

［6］Dabir S，Ramanath S，Shah H，et al. Surgical technique and outcome of uncemented THR using HA coated stems in fused and deformed hips due to ankylosing spondylitis［J］. Hip Int，2015，25（2）：142-145.

第16章 髋关节置换术后并发症

第一节 全髋关节置换并发症

Willess 于 1938 年行首次人工髋关节置换术后，该手术方式逐步在临床推广应用，现已成为各种髋关节终末性疾病的标准手术之一。随着人口老龄化，髋关节疾病的患者逐年增多，接受人工全髋关节置换术（total hip arthroplasty，THA）的患者日益增多。THA 是骨科较大、较复杂的矫形手术，术后可能发生多种局部或全身并发症。尽管当代骨科矫形治疗技术和麻醉水平日渐成熟及进步，但患者术后仍然有较高的围术期并发症发生率，包括感染、神经损伤、假体无菌松动、关节脱位、深静脉血栓等。其中感染、神经损伤和血管损伤等并发症也是其他类型大手术后常见的，而有些并发症则是本身独有的，如术中骨折、假体松动、断裂等。有些并发症如血栓形成、肺栓塞等常可带来致命后果，另外一些并发症如关节失稳、假体松动等常可严重影响患者健康和生活质量，最终需翻修手术。有效预防术后并发症，可以显著提高术后治疗效果。

一、感染

感染又称为 THA 术后灾难性的并发症，是 THA 术后最严重的并发症之一，是导致手术彻底失败的主要原因。多数假体感染最终需要再次手术去除假体，甚至造成患者的终身残疾或死亡。THA 术后感染包括伤口感染和植入物的感染，其处理重在预防，防止感染发生；一旦发生感染，应及早的诊断和治疗。

THA 术后感染的临床表现常是多样化的，根据出现的时间可分为早期感染和晚期感染，根据持续时间长短可分为急性感染和慢性感染，根据部位分有浅部感染和深部感染。浅部感染常见于切口感染。术后 3～4 周内出现的感染为早期感染，常表现为典型的急性感染症状。其临床表现与非特异性化脓性感染一样，急性炎症的体征（红、肿、热、痛）明显。可表现为 THA 术后患肢局部疼痛肿胀，尤其被动关节活动时疼痛更剧烈，患者可出现体温不明原因突然增高。有些 THA 术后人工髋关节感染只表现关节周围可以忍受的慢性疼痛，持续数月或数年。少数患者查体可见出现皮肤瘘管或局部有脓性分泌物流出。晚期感染可由细菌经血源性播散，常发生在术后数月至数年。常见的感染源可来源于口腔感染、泌尿系感染、皮肤感染等，患者发生晚期人工关节感染数天前常出现感染疾病症状。THA 术后晚期感染临床表现常无特殊症状，一般无局部急性炎症表现或不明显的临床症状（暗红、肿胀、局部体温高等表现），体温和血常规白细胞计数可以不高，但红细胞沉降率可以增快，一般可达 30～60mm/h，甚至 100mm/h。人工关节慢性感染属低毒性细菌感染。一般患者由术后开始即出现关节疼痛，常有休息时或夜间疼痛，有时术后早期有伤口愈合不良，浅层感染或术后伤口引流管拔除较晚的历史，患者无全身或局部感染症状，有时红细胞沉降率增快。

人工关节置换术后感染临床症状常不典型，常需要结合临床辅助检查综合判断。早期急性感染X线片可见人工关节周围软组织肿胀，特征性影像学表现假体周围出现局灶性或片状骨质溶解或"吞噬样"缺损，假体柄周围有明显骨膜增生反应，应高度怀疑有细菌或其他特殊感染存在。红细胞沉降率及C反应蛋白检验是感染的一个重要诊断。当红细胞沉降率增快，C反应蛋白增高，而临床表现有疑似感染征象者，应行关节穿刺抽液。应抽取三个标本行穿刺液检查，包括常规检查、细菌学革兰染色、细菌普通及特殊培养加药敏试验，如三者均为阴性则可排除感染；如三者均为阳性则可确定有感染存在；如只有其中一个标本为阳性则应再行第二次或多次穿刺检查，直至确定诊断。为避免出现假阴性结果，关节穿刺前应停用一切抗生素4周后进行。

人工关节假体感染一旦确定后，应依据穿刺液细菌培养确定细菌种类，并根据细菌的抗生素药物敏感试验、患者的年龄，以及身体免疫力状态、感染时间长短来确定综合治疗方案。早期感染患者（术后3周以内），除根据药敏试验选用敏感抗生素进行治疗外，常需切开清创引流，术后用抗生素生理盐水灌注冲洗。人工关节假体感染后处理关键在于早期彻底清创，越早手术清创效果越好，在感染4周以内的清创，用抗生素生理盐水灌注冲洗成功率在70%。非骨水泥型术后较难清创，如新生骨细胞尚未生长、植入假体未达到牢固固定前，可行人工关节假体拔除、行二期翻修置换。对免疫功能低下、类风湿或糖尿病患者、长期使用激素者、年老体弱者，行翻修手术后再次感染机会很大，或伴有髋臼、股骨近端骨缺损者，重建术后又发生感染者，以及预期寿命不长者等，去除髋关节假体行关节融合手术，术后用抗生素生理盐水溶液灌注冲洗负压引流更适用。对低毒性细菌的慢性感染病例，分期处理可以挽救患肢的功能，常有两种方式：一期再置换术或二期置换手术。一期再置换术是彻底清除感染病灶，大量生理盐水灌注冲洗使感染灶消除后，再次进行人工髋关节置换术。二期再置换术是一期去除人工关节并彻底清除病灶，旷置髋关节，控制空腔感染，待关节穿刺液细菌培养阴性后再进行置换。对于这两种处理方法，学者们一直处于争议中，目前认为一期再置换感染控制成功率略低于二期再置换术，为70% ～ 80%。但不论是一期还是二期置换术，翻修手术最好使用骨水泥假体，应在骨水泥中加入抗生素，如第二代头孢菌素或庆大霉素、万古霉素等，以预防翻修手术后的再次感染。

人工关节置换术后感染细菌可来源于伤口细菌、手术过程中的污染或是其他部位的感染灶通过血源途径扩散所致。虽然原因不同，但与其他器官或组织感染一样，需要具备三个基本条件：感染源、有利的细菌微生物繁殖内环境及全身或局部机体免疫抵抗力的下降，任何一个条件被破坏就可以预防感染。人工关节置换术后应针对以下几个方面预防术后假体感染：术后防止压疮发生；预防血肿形成，及时清创切开引流；早期发现感染，及时处理，如伤口愈合不良，持续渗液者，应警惕是否感染的可能，必要时须切开引流；防止血源性感染，对术后身体任何部位的感染，都应及时治疗处理。

二、神经损伤

THA引起的神经损伤多由手术损伤所致，特别是AS引起髋关节强直致周围软组织严重病变，手术分离软组织时易损伤。术中神经损伤的主要原因有：一是电凝或骨水泥直接烧灼伤；二是局部止血不彻底所致血肿，压迫损伤致神经损伤；三是牵拉所致神经损伤。术中容易造成坐骨神经和腓总神经损伤，其次是股神经。

　　人工髋关节置换术的神经损伤常由直接损伤引起，一般情况下术中不必常规显露坐骨神经。但对于复杂病例的THA手术，如先天性髋臼发育不良病例，手术中仔细辨认并保护坐骨神经。髋臼内凸、股骨极度外旋、股骨头颈严重短缩等髋关节严重畸形患者行THA手术，沿神经纤维走行附近操作时，尽量避免用电凝止血。关节囊切除时，注意勿伤坐骨神经；固定髋臼时钻孔不宜过深，避免穿透骨盆髋臼内外侧骨皮质，如穿透应在所钻骨孔内塞入骨块，避免骨水泥烧伤或挤压坐骨神经。手术后行肢体制动时，注意勿压迫腓骨小头，以免压迫腓总神经造成神经损伤。

　　THA术后患者出现神经损伤症状时，药物治疗可应用神经性营养中成药和复合性维生素B族药物。行石膏托外固定患侧肢体，防止足下垂或马蹄足畸形。X线片检查坐骨神经损伤考虑血肿压迫所致，应行早期清创清除血肿，切开行减压术。THA术后出现神经损伤症状，经治疗6周以上仍没有神经功能恢复迹象，应考虑是螺钉或骨水泥压迫所致神经损伤，应及时行探查性手术了解是否有神经压迫，及时松解压迫神经，经积极适当的治疗大多数患者的神经功能均能获得较满意的恢复。

三、假体无菌性松动

　　假体松动影响THA术后远期效果，导致患者术后疼痛，是导致假体失败的主要原因，直接影响人工髋关节假体的使用寿命。假体无菌性松动临床症状不典型，临床诊断较困难。假体松动后可无任何症状，或表现轻微疼痛，严重者出现难以忍受的关节疼痛，髋关节活动功能障碍，常须口服镇痛药或行翻修术。人工髋关节假体松动可发生在假体髋臼侧或股骨侧，或两侧同时发生。股骨柄松动多发生于THA术后10年内，术后10年出现的假体松动多为髋臼侧松动。

　　假体无菌性松动是多因素综合作用的结果，根据产生的原因分为机械力学因素及生物学因素。机械力学因素主要来源于假体因素，生物学因素常来源于骨细胞活化反应、细胞因子释放等生物学反应。人工关节假体配伍不当不但直接影响人工关节的功能和松动率，也是人工髋关节松动原因之一。在生物型和非生型的假体中，非生物型骨水泥假体术后松动发生率高，生物型假体利用骨细胞长入假体达到长久固定，松动发生率低。非生物型假体松动常见原因有：骨水泥准备不充分致填塞过迟，骨水泥填塞时已出现凝固，流动性差无法渗入到骨小梁间隙中；填充量不足，骨水泥没有完全覆盖骨床；填充前髓腔含有破碎组织和血凝块，搅拌时混入骨水泥中，或搅拌时混入气泡，阻止骨水泥与骨床的接触，术后早期极易发生松动。手术者操作不规范也是导致骨水泥假体松动的原因，如假体插入股骨髓腔过程中，股骨柄于内翻位插入，柄端穿透股骨皮质；生物型髋关节假体柄插入过浅或不到位，近段裸露过多，假体缺乏足够强度骨的组织支撑。生物假体配伍不当也是假体松动的原因，选用头臼摩擦较小的材料如复合金属对聚乙烯、陶瓷对陶瓷的配伍，是远期效果较好的配伍方法。生物型髋臼侧假体固定松动常与手术者操作、假体工艺有密切关系。髋臼磨钻角度不当髋臼后上缘磨削过多，使髋臼假体外上缘支持不牢易发生松动。髋臼研磨深度不够或髋臼上壁缺损，髋臼假体安装缺乏足够骨组织支撑，植入后髋臼假体易旋转松动。髋臼研磨或削骨过深（软骨层被研磨，松质骨裸露）致剩余骨髋臼窝骨质薄，髋臼假体固定不牢固，易向髋臼切迹方向内侧移位，甚至易骨折穿破髋臼底突入骨盆。应用非生物型假体行骨水泥固定假体髋臼时，加压不足致骨水泥与骨盆骨之间不能达到紧密镶嵌，或加压过大致骨水泥完全从髋臼窝溢出，髋臼假体底部与骨盆骨组织或直接接触，或髋臼假体周围骨水泥分布不均或过少，髋臼假体均不能达到牢固固定；髋臼假体在骨水泥凝固过程中移动形成间隙，或固定时移动致假体交界面间有血液渗入影响直接接触。

术中假体选择不当也是人工关节无菌松动的又一关键因素。髋臼研磨致髋臼窝过大，或髋臼内骨质缺损多，人工髋臼小，植入假体不能与骨性髋臼窝紧密匹配或完全紧贴，假体在THA术后容易松动。对特殊髋关节疾病如髋臼发育不良、AS患者髋关节病变，术中不易找到真臼，行THA置换时误将髋臼假体安置在高而浅的假髋臼上，长期应力作用下易致松动。假体制作工艺不符合标准，不与手术器械配套，髋臼假体窝不能包绕人工股骨头假体1/2以上，这也是髋臼假体松动的重要原因。生物性因素常见于一些特定疾病患者行THA置换术。营养不良患者的骨细胞生长代谢差，骨细胞不能长入生物假体表面形成固定融合。AS患者长期服用激素致骨钙丢失，术后未及时补充钙，成骨细胞不能利用钙成骨。手术截骨致股骨矩的完整受破坏，或致股骨矩长度过短，而不能稳定假体柄所受的弯矩作用，术后易松动。

假体无菌性松动无特异临床表现，如出现固定螺钉断裂、假体下沉或移位、股骨柄变形断裂等情况，诊断假体松动并不困难，但多数情况下诊断十分困难。最常见临床表现为THA术后疼痛，股痛提示股骨假体松动，而臀痛多为髋臼松动，且疼痛逐渐发生，活动或行走时加重。患者活动后可出现髋关节"弹响征"，体位改变弹响痛反而减轻，这是典型的假体无菌性松动的体征。体格检查可见肢体短缩，跛行，髋关节周围深压痛、叩击痛，髋关节屈伸、内旋、外旋活动受限且出现疼痛，负重试验阳性（负重时疼痛加剧），单足站立征（Trendelenburg征）阳性。假体无菌性松动诊断最常用的影像学方法是髋关节X线片。典型X线片图像假体周围出现超过2mm透亮带，即可诊断假体松动。并不是所有假体松动都有临床症状，生物型假体柄或骨水泥假体柄在股骨髓腔内移位后重新获得稳定的固定，可表现为疼痛突然消失或无临床症状。因此，假体无菌性松动主要通过对患者随访的临床症状、X线片观察假体周围透亮带的进展过程，结合分析判断。

针对无菌性松动最好的解决方法是再次翻修手术。至今尚无明确的药物治疗标准，国内外许多学者报道大量研究，其应用药物包括二膦酸盐类药物他汀类药物、红霉素、强力霉素骨保护素、环氧化酶抑制剂等，仍未见一个有确切疗效的药物。但对没有临床症状而已确定假体松动的患者，必须严密观察，以防延误手术时机。人工髋关节置换术后无菌性松动的发生是多种因素（假体、患者本身、手术操作）共同作用的结果，但最根本的原因还是人工关节假体材料（金属聚乙烯或陶瓷）不能与骨组织有机地融成一体，缺乏真正长期的稳定性，故研究生物相容性及力学性能更好的生物材料或骨组织本身的修复才能从根本上解决无菌性松动的问题。发展新型假体材料，减少假体各部件的摩擦力，针对个体化设计符合人体机械力学原理的假体，同时探索新型有效的生物基因治疗方法，是预防和治疗THA术后假体无菌性松动的有效策略。

四、假体脱位和半脱位

人工髋关节置换术后早期并发症是假体脱位和半脱位，也是导致术后疼痛的原因。大宗临床病例回顾研究结果显示，初次 THA 术后脱位率为 1.0% ～ 10.0%，仅次于假体无菌性松动。术后 5 周内发生的脱位称为早期脱位，6 周以后的脱位称为晚期脱位，术后 2 ～ 3 年后发生的脱位多因外伤所致。

目前临床研究认为影响脱位直接原因与髋关节骨性结构和软组织结构稳定性有关。究其原因主要有以下三大类，分别为患者因素、手术因素及术前教育和术后护理因素。其中与患者因素相关的包括患者术前全身的一般情况、年龄、体重、性别、身高、疾病诊断等。手术前肌肉萎缩或严重营养不良患者，髋关节周围肌肉张力下降，术后脱位的发生率明显增高。年龄也是影响脱位因素之一。普遍认为高龄、中青年患者的早期脱位远较其他年龄段发生率高，Brytrom 等研究报道的高龄患者早期（≥ 80 岁）脱位的风险是年轻患者的 4.5 倍，而中青年患者远期脱位发生率相对较高。其原因是与高龄患者髋部肌肉萎缩致软组织松弛，年轻患者运动多、关节使用频繁有关。性别研究认为不同性别之间髋关节脱位发生率无差别。肥胖患者由于髋关节承重大，髋关节呈屈曲内收致软组织碰撞，假体脱位发生率较身材偏瘦长患者脱位率明显高。有髋部手术史、翻修手术史的患者，因手术髋关节局部的软组织瘢痕形成，平衡稳定性被破坏，患者易发术后假体脱位。患者本身存在有精神或神经肌肉系统障碍，髋关节功能障碍明显，假体脱位发生率高。

与假体脱位和半脱位相关的手术因素有：假体固定位置不当，髋臼植入过高或内偏，植入髋臼假体后发生股骨与髋臼缘的撞击致脱位；股骨颈长度过短或股骨柄假体置入后呈内翻位；股骨近端扩髓时骨质去除过多，致假体植入后关节囊松弛，周围软组织张力减低，都容易造成髋关节脱位。患者术前护理教育、术后的护理及康复指导对 THA 术后假体脱位也有明确影响。较大宗的病例对照研究结果发现，接受术前教育组患者的早期脱位率明显低于对照组。

髋关节脱位可能致髋关节疼痛，体检时可有髋臼撞击声。X 线检查是诊断髋关节脱位的主要方法，一旦确诊应立即行手法复位。手法整复失败者，复位后仍反复脱位者，或假体固定位置明显偏移，应针对其原因施行手术，术后用防止再脱位髋人字石膏固定 6 ～ 12 周。

预防术后髋关节脱位，主要从手术因素及术前教育和术后护理因素着手。髋关节手术应尽量保护髋关节周围软组织，减少术后瘢痕形成；维持适当长度的股骨颈，截骨要尽量恢复术后肢体长度均衡；根据不同患者髋关节病变行个体化假体选择；正确进行行术后康复训练，避免后脱位和前脱位；术中针对不同患者给予髋臼正确固定位置；术后搬动患者保持髋关节伸直、外展且旋转中立位。

五、疼痛

全髋关节置换术疼痛的发生率高达 28.1%，慢性疼痛是 THA 术后随访中最常见的症状，严重影响患者的术后生活质量。THA 术后疼痛原因可能与手术操作及关节以外的因素有关。常有以下与疼痛有关的三大类原因：髋关节内源性因素、髋关节外因素和患者精神心理因素等。髋关节外因素以腰椎病变、血管病变、神经损伤最常见，是术者在围术期需要考虑的。髋关节内源性因素是术后疼痛的主要原因，松动、感染、异位骨化、假体失败和骨折等是疼痛的主要原因。

THA术后髋关节疼痛是一个普遍症状，常被骨科医生忽略。然而疼痛的严重程度与病变的严重程度并不平行一致，临床医生在判断病情时，需要结合病史，根据疼痛出现的时间、诱因、部位、性质、加重或减轻的因素，实验室检查及影像学来评估确定疼痛的原因。早期术后疼痛常与手术创伤有关，给予镇痛药，减轻关节活动强度，多可缓解。术后疼痛持续2周以上或术后突然出现新的髋关节疼痛，临床医生应即早查出病因并采取相应治疗措施，要弄清楚是髋关节假体本身的因素，还是髋关节外病变引起的疼痛。如果确定是由于感染、脱位、松动或假体位置不良等造成，则往往需要行髋关节翻修术。对晚期疼痛原因不明的个体，在积极确定疼痛原因的基础上，应根据个体情况，予以相应的处理。

预防感染、异位骨化、骨折等引起疼痛的手术并发症是减少THA术后疼痛发生的首要措施。THA术后出现疼痛，采取积极措施，给予患者心理上的安慰和行动上的合作。

六、骨折

骨折在THA术中或术后均可发生。THA手术患者骨折最常发生的部位是股骨，其次是髋臼和耻骨支。髋臼和耻骨支骨折发生率低，且多为裂缝骨折。

术中股骨骨折与手术操作过于粗糙有关，骨折多发生在髋关节假体脱位、假体植入股骨髓腔及髋关节假体复位的三个环节。髋臼锉研磨髋臼可发生髋臼边缘骨折；AS患者长期服用激素致骨质疏松，用髋臼锉研磨用力过大可致髋臼中央型骨折。在股骨周围软组织松解不够，股骨颈未暴露，暴力牵拉行髋关节脱位易致骨折。髋臼边缘的骨赘切除不充分，关节腔内粘连情况下强行髋关节脱位，均可引起骨折。股骨骨折常由股骨髓腔扩腔不当或股骨假体柄插入用力过猛，假体选择不当如假体柄较大，手术操作易发生股骨骨折。

术中发生的扩大髓腔或假体植入近端骨折，多数可以发现，应及时扩大手术野暴露骨折部位，确认骨折类型和程度，并采用相应的措施处理。稳定性假体近端周围骨折不用特殊处理多可自行愈合；对近端假体周围不稳定的骨折，可用钛合金捆绑于骨折处，或改用长柄假体后再捆绑。非生物型骨水泥假体，防止骨水泥进入骨折间隙影响骨折愈合。

THA手术骨折预防关键在于正确的术中操作。彻底松解髋关节周围的软组织及暴露股骨颈后行髋关节脱位，勿强行牵拉及扭转股骨近端脱位；必须切除髋臼边缘的骨赘，切除困难时可先截断股骨颈，再取出股骨头；手术时根据患者体型按照由小到大的试模顺序选择个体化假体。

七、下肢静脉血栓形成

静脉血栓栓塞症（venous thromboembolism，VTE）是人工全髋关节置换术后潜在危害最大的并发症。Hull RG研究报道下肢骨科手术深静脉血栓的发生率可高达32%～68%。VTE主要指血液不正常地凝结在静脉系统内而堵塞静脉管腔，导致静脉血液回流障碍。根据静脉血栓发生的部位的不同，将 VTE 分为深静脉血栓（deep vein thrombosis，DVT）和肺栓塞（pulmonary thromboembolism，PTE）。骨科手术患者发病率较高的是深静脉血栓，而致命性肺栓塞的发病概率较低。

根据 Virchow 三大因素理论，下肢深静脉血栓的形成主要与血流缓慢、静脉壁损伤和血液高凝状态有关。血管内膜是否完整、循环血液中的凝固因素是否稳定、血液中凝血系统与抗凝系统彼此是否平衡，这些都是维持血液正常流动所需的因素。当以上因素失衡时，就会增加患者发生血栓的危险。尤其是对于静脉系统，本身血流相对动脉较缓慢，所以更加容易发生血栓。髋关节疾病患者术前、术后卧床时间长，术中、术后患者制动，麻醉药致周围静脉舒张，可使下肢深静脉血流减慢易致血栓形成。术中牵拉导致股静脉的挫伤、撕裂伤及电刀灼伤血管均可诱发深静脉血栓。除手术操作对手术区域组织的破坏、失血等直接因素外，止血带的使用也会增加深静脉血栓的发生。

深静脉血栓高发于 THA 术后 1 ~ 24 天，以前 4 天为最多见，绝大多数患者症状轻微，由小腿静脉丛逐渐向上发展。表现为下肢肿胀、感觉麻木、皮肤青紫，严重者可致患肢青肿。可能发生血栓脱落导致致死性肺栓塞，甚至引起患者死亡，这也是骨科手术后并发症致死的主要原因之一。DVT 诊断主要依据多普勒超声检查、静脉造影或核素静脉造影检查，静脉造影敏感性、特异性高，是诊断血栓形成的金标准。

下肢深静脉血栓确诊后，应采取积极的治疗措施。除抬高患肢，卧床休息，积极抗凝和溶栓治疗是必需的。对范围局限，48 小时以内的原发性髂股静脉血栓，可行取栓术。对药物治疗无效，不能控制血栓蔓延，下肢深静脉血栓已扩展到下腔静脉且并发肺栓塞，小型肺栓塞反复发作者常须行下肢静脉成形术。

对行 THA 的患者术前评估，对高危患者进行常规 DVT 预防治疗，降低 DVT 和致死性的发生是十分有必要的。研究发现，髋关节置换术后对患者进行规范化物理性预防和药物性预防，可显著降低 DVT 的发生风险。目前现有的预防血栓性疾病措施都是围绕 Virchow 的三大因素理论进行的。THA 术后 DVT 与术中静脉损伤密切相关，术中要轻揉操作，避免血管损伤。术后临床应用充气加压泵行物理性预防，发挥肌肉泵的功能，加速下肢静脉血液的回流速度，避免缓慢血流致血小板黏附于血管内皮细胞，导致术后 DVT。除了物理性预防，药物性预防也是降低下肢 DVT 的常用措施，研究结果提示，其有着显著的预防 DVT 作用，可用的药物有低分子华法林、右旋糖酐、低分子肝素等。

八、异位骨化

异位骨化（heterotopic ossification，HO）是指在人体非骨骼系统组织内形成新骨质，可发生在各种软组织中，组织学上和正常的骨质差不多，也称钙化，属于病理成骨现象，全身关节多见于肘关节和髋关节。异位骨化是 THA 手术后的并发症之一，尤其 AS 患者髋关节强直畸形，行 THA 术后发生异位骨化的概率更高。

Chalmers 等提出 HO 的形成必须具备成骨的前体细胞、成骨诱导物和成骨的组织环境这三个条件，也就是说自身环境下成骨作用和破骨作用的相互影响，成骨作用被异常激活增强就会产生骨化，一些未分化的组织细胞本该分化形成正常组织细胞，结果被诱导为成骨细胞的过程。异位骨化发生在不同的组织部位，临床表现及对机体影响不一样，如发生在关节周围就会严重影响关节的活动功能，导致关节功能障碍。

全髋关节置换术后髋关节周围容易发生HO，有文献提示AS行THA术后发生率更高，从而成为术后影响关节功能的重要因素，也是临床医生在行强直髋关节置换术后应重点考虑的问题，但对于HO与AS的关系一直未明确证实。目前普遍认为髋关节置换术后异位骨化的主要原因有：术中关节周围软组织长时间牵拉损伤致钙离子异常释放；术中骨碎片进入周围软组织中，手术未清除干净；有些并发症如感染或髋关节脱位可增加HO的发生率；患者个体差异及原发髋关节病变的影响，如AS和严重的髋关节骨性关节炎，术后HO发生率较高。然而，也有文献报道非AS患者THA术后异位骨化的发生率与AS患者并无统计学上的明确差异。

HO常发生于术后2～3周。轻微的HO常无症状；严重病变可导致整个髋关节、骶髂关节区域软组织的完全骨化，关节僵硬。临床主要表现为患髋静息痛，局部肌肉痉挛，软组织有压痛，局部可表现"颇似感染"的皮肤红肿，全身可有低热，实验室检查可有红细胞沉降率快。HO常通过X线检查来诊断，骨化早期（3周）易被忽略，影像学表现可见髋关节、骶髂关节附近软组织出现稀疏、边界不清的"薄纱样钙化"，但随着钙化逐渐加重，典型钙化灶的形成（1年左右），髋关节附近可见大量异位骨形成，可导致髋关节活动受限，此时X线检查出现典型骨化样改变，可明确诊断HO。甚至严重患者髋关节、骶髂关节整个区域软组织的骨化，关节僵硬。

目前HO治疗无特效疗法，以对症治疗为主。对范围小、不影响髋关节功能的异位骨化，定期观察，轻微疼痛症状时口服非甾体抗炎药治疗；严重的异位骨化致髋关节功能明显受限者，异位骨化成熟后可行手术分离切除，术后联合药物（非甾体抗炎药）和放射性治疗较有效。对于HO的预防，手术操作应仔细，止血彻底，不得粗暴，避免不必要的损伤；骨碎片清除干净，勿遗留在髋关节周围的软组织中。术后关节功能康复要循序渐进，不可用暴力按摩。药物（非甾体抗炎药）和放射性治疗是较有效的预防手段，前者是通过抑制COX酶来影响成骨诱导物进而预防HO的发生；后者是通过放射线的杀伤作用影响成骨细胞，也有文献报道可以通过两者的联合应用来预防，效果会更好。对于非甾体抗炎药的疗效，吲哚美辛有较大的胃肠道反应，所以现提倡应用第二代选择性抑制COX-2的药物塞来昔布；但国外文献报道非甾体抗炎药对预防HO是没有必要的，因预防药物和未加干预的术后HO发生率并无明显差异。

九、股骨柄假体失败

股骨柄假体失败常见于股骨柄假体变形和断裂，原因是骨组织及股骨柄假体部分固定不稳定，骨组织与股骨柄假体存在间隙，长期承受的应力及微动力作用致股骨柄假体弯曲和断裂。股骨柄假体失败常发生于术后2年内，占90%以上。股骨柄假体中1/3变形和断裂在临床上最常见，有时也可见股骨柄假体近1/3变形和断裂，假体柄的远侧1/3很少或几乎不发生。股骨柄假体变形和断裂的平面主要取决股骨柄假体在股骨髓腔内牢固固定所在平面，同一假体发生两处断裂者罕见。

股骨柄假体的初期稳定性是导致股骨柄假体失败的直接原因，其主要原因有劣质假体原材料、工艺上设计的不合理、临床医生选择假体及操作失当，同时还与患者体重、受力状态有关。假体原材料硬度低，致使假体柄抗承受力强度的性能相对较低，长期超重的承受应力易致假体柄变形断裂。假体柄工艺设计不合理，假体柄的弯曲度及柄体截面是影响假体性能的主要因素。如假体柄面积小，假体承受力就小，加之不适当的弯曲度，假体强度也就差，假体植入体内，机体环境代谢的酸性物质腐蚀假体使得假体强度变弱，假体更容易变形。手术者或器械护士术中操作不当，造成假体柄划伤、磨损，成为日后假体断裂的隐患。手术者术中植入假体柄的方向与股骨干长轴不一致，尤其呈内翻位植入，假体柄外侧承受的弯曲力矩加大，易致假体断裂。术中股骨距骨组织切除不当，行非生物型假体置换近端髓腔骨水泥填充不充分，股骨近端骨溶解导致假体松动，极易导致假体柄失败。

股骨柄假体失败患者多表现为外伤或活动后的突发性假体置换侧髋关节疼痛，不能负重或负重后疼痛加重。完全断裂行X线检查，生物型假体柄不连续，见"骨折线"或柄体与骨水泥之间出现亮线，是诊断较可行的依据。股骨柄假体完全断裂，只要发现应立即翻修，以防假体周围出现进行性骨破坏。

预防股骨假体柄断裂，手术中在选择假体时除应考虑假体本身质量，同时还须考虑患者体重、受力状态及活动强度。术者在手术中进行假体选择要求个体化，要根据患者体重和活动强度判断。体重大、活动多的年轻人，针对此类患者应选择股骨颈短、股骨柄相对粗的假体，否则易出现假体柄失败。如选用股骨颈长的假体，假体弯曲力矩增大，而假体柄横截面越小，强度越小，长期承重容易导致股骨柄假体变形和断裂。

患者在THA术后可能出现多种并发症，其临床表现可能以一种并发症为突出表现。THA术后患者出现不适时，要全盘考虑各种并发症的可能性。预防术后并发症，是THA术后获得良好髋关节功能的前提。THA手术应综合考虑多方面因素，根据患者个体化情况，给予最恰当的规范治疗才是最重要的。术前、术中及术后应根据患者的具体情况，行个体化治疗策略，选择合适的假体，有效预防并发症，对提高患者术后生存质量有着非常重要的意义。

第二节　髋关节表面置换并发症

髋关节表面置换的并发症分两大类，一类是普通并发症，任何关节置换术均可发生，如松动、脱位、深静脉栓塞、异位骨化、神经麻痹、血管损伤等。另一类为表面置换术特有的并发症，包括股骨颈骨折、术后假体松动、金属离子体内蓄积引起的一系列问题等。目前尚无新一代髋关节表面置换假体的长期随访结果，对Conserve Plus、McMinn和Birminghan假体随访3年的成功率均＞97%，这一结果优于前一代表面置换假体，如Wanger、ICLH、THARIES、Furuya等。效果改善的同时，并发症的发生明显减少，各种并发症发生的比率也发生变化。股骨颈骨折虽然仍是主要并发症之一，但比率已有所降低；金属离子水平上升则由于金属对金属假体的应用而逐渐为人们所重视。

一、髋关节表面置换存在的特有并发症

1.股骨颈骨折　表面置换术保留了股骨颈，也因此保留了近期和远期股骨颈骨折的

可能性。股骨颈骨折是髋关节表面置换的早期并发症，通常发生在术后数周至数月内，约占翻修原因的66%。近年来，随着新一代金属对金属界面假体的应用，以及手术技术的提高，骨折率逐渐下降。Buergi和Walter报道澳大利亚3500例髋关节表面置换术的股骨颈骨折率为1.5%；Marker等的研究中总骨折率为2.5%；Mont等的研究在加强了患者选择和手术技术的优化后，股骨颈骨折率由13.4%下降为0.8%。

2.假体松动　假体松动为表面置换术的又一主要失败原因，约占翻修原因的9%，Amstutz等报道12例翻修病例中的7例是由于股骨假体松动。松动失败患者在统计学上与其他患者无明显差异，但其失败标本在股骨头横截面存在巨大囊性退变，其中3例假体未完全置入。作者后续的研究报道，通过进一步优化手术技术，股骨假体松动率由5.7%下降为0.3%。

3.股骨颈缩窄　术后股骨颈缩窄是指股骨颈直径与股骨假体杯口直径的比值变化超过10%，其发生的确切原因仍不清楚。在Hing等的研究中，77%的患者存在术后股骨颈缩窄，其中缩窄程度大于10%的占27.6%。Spencer等获得了相似的研究结果，术后2年有15%的患者缩窄程度大于10%。股骨颈缩窄患者通常不伴有其他异常临床表现，但不排除其增加股骨颈骨折概率的可能性。

4.材料相关并发症　新一代的金属对金属关节界面不仅厚度薄、强度大、耐磨损，而且拥有自身修复能力。但与此同时，金属对金属界面存在不少问题，大多是由于长期暴露在高浓度的金属离子中产生的毒性、致癌、过敏作用，以及其他与金属离子相关的问题。

（1）金属离子或金属颗粒的生物学效应或致癌效应：人体长期暴露于高浓度金属离子中，可能因金属离子的毒性而产生一些问题，如免疫抑制和致癌效应。Hart等对钴、铬离子浓度与体内T细胞计数的关系进行了观测，结果显示钴、铬离子浓度的上升会导致体内$CD8^+T$细胞的减少。并且钴、铬离子的总浓度超过5ng/ml时，$CD8^+T$细胞会明显减少。但目前还没有文献证实金属离子与癌症发生的确切关系。

（2）金属离子过敏：金属离子会引发迟发性过敏反应。在普通人群中，金属过敏率为10%～15%。在全髋关节置换患者中，过敏常表现为假体附近的皮肤发生过敏性皮炎和假体松动，以及部分患者出现的腹股沟疼痛现象。虽然因金属过敏而翻修的病例并不多见，但在过敏筛选方法出现之前，它仍是临床上需要面对的问题之一。

5.活动度减小及假体撞击　髋关节表面置换术后出现的活动度减小及假体撞击现象也困扰着不少临床医生。表面置换术重建了髋关节的解剖结构，但髋关节的病理解剖、假体设计、假体放置角度等因素都可能影响术后关节活动度。术后患者可出现伴随疼痛的髋关节活动度减小和假体撞击，撞击包括股骨颈与金属臼杯的撞击和股骨颈与髋臼前方骨骼的撞击。

6.患者选择　很多病例失败的原因在于患者选择的失误。目前认为髋关节表面置换术主要适用于年轻、骨质良好、活动量大的终末期关节疾病患者。手术时应考虑的因素有：年龄、性别、体重、骨密度和骨质量、关节活动度、金属过敏、怀孕等。由于不同的医生选择患者的标准存在差异，所以寻求统一的患者选择标准，对于提高手术治疗效果有重要作用。对于AS患者，如果患者股骨头和髋臼已经完全骨性融合，该类患者在手术时存在股骨头脱位困难，因此，不适合进行髋关节表面置换手术。

7.手术技术　目前关于手术技术的争议还很多。手术入路包括前入路、后入路等；假体固定方式主要包括骨水泥固定和非骨水泥固定，两种固定方式各有优缺点；另外，近期关于计算机辅助的导航技术的应用方面有很多的进展，但其效果还有待长期的随访证实。

二、髋关节表面置换特有并发症的对策

1.股骨颈骨折的对策　股骨颈骨折可分为两类，即股骨颈边缘骨折和损伤到股骨头的股骨颈骨折。前者的骨折原因包括股骨颈切迹、植入力量过大及骨囊肿。其中股骨颈切迹占总骨折原因的30%左右。后者的骨折原因为早期的骨表面下微骨折及其周围的骨坏死。在Marker等调查中，14例股骨颈骨折中的12例发生在前69例中，而在其后的手术中骨折率降低为0.4%。Mont等的研究关注了两组患者，其中第二组优化了手术技术，并对患者进行了严格的筛选。2年随访显示，并发症发生率由13.4%下降为2.1%，特别是股骨颈骨折率由7.2%下降为0.8%。

另外，有研究认为股骨颈骨折与股骨假体放置的角度有关。Richards等通过对20例新鲜冷冻切片标本的观察发现，在股骨假体外翻位放置组和生理位放置组中骨密度无明显差别，而外翻组能够承受的最大负荷比正常组大，提示外翻位放置假体可降低股骨颈骨折的发生率。但仍需进一步研究，以确定合适的外翻角度，降低骨折的发生率。

2.假体松动的对策　Amstutz等的研究证实，在不断改进手术技术的600例患者中，假体松动的发生率明显降低。手术技术的改进包括：增加假体与骨质之间的固定孔的数量，在采用骨水泥固定前清洁和干燥固定表面等。经过不断地改进技术，后300例患者比前300例患者获得的临床评分更高，而且股骨假体松动率由5.7%下降为0.3%，股骨侧假体周围放射性透亮带的发生率由3.7%下降为0.7%。另外，股骨头囊肿清除不彻底也可导致假体松动，而假体外翻位放置对结果没有影响。此外，由于假体发生松动时可使血清金属离子浓度上升，因此可以考虑把金属离子浓度作为检测假体松动发生的指标。

3.股骨颈缩窄的对策　在Hing等的研究中，女性股骨颈缩窄的发生率明显高于男性，而与活动度、假体位置和股骨侧假体周围放射性透亮带的出现关系不明显。Spencer等认为股骨颈缩窄的原因主要有：应力遮挡，骨准备导致的骨坏死和磨损颗粒的作用等。此外，假体的固定方式也可能影响缩窄的发生，因为非骨水泥固定可能导致骨质长入不均，从而影响应力的正常传导，增加了应力遮挡作用，导致股骨颈缩窄。但由于缺乏长期的随访，固定方式对股骨颈缩窄的影响还有待进一步研究。

4.新型假体材料的研究　金属对金属界面存在的问题主要是人体暴露于高浓度的金属离子中及金属置入物相关的问题。陶瓷界面可能是将来的一种选择，其主要优点是耐磨损，易润滑，而主要缺点是容易碎裂。D'Antonio等调查328例髋关节表面置换术的结果显示，氧化铝陶瓷界面在临床评分上与金属对金属界面没有差异，并且可获得更低的翻修率和骨溶解率，同时在平均5年的随访期内没有一例碎裂的发生。一种新的硅化合物陶瓷材料已经处于试验阶段，初期的试验证实其拥有良好的机械力学特性和更低的磨损率，可能在不久的将来得到广泛应用。此外，早期陶瓷对聚乙烯界面由于聚乙烯的磨损而失败，然而随着更加耐磨的新一代超高分子聚氯乙烯材料的出现，又使这种设计

成为可能。

5.金属离子效应的研究

（1）金属离子的生物学效应：金属铬离子可在假体周围引起炎症反应，严重时可引发假性肿瘤。假体周围病变包括异物肉芽肿滑膜炎和黄色肉芽肿滑膜炎，即在假体周围出现的增生滑膜组织，组织中有淋巴细胞、浆细胞、单核细胞等聚集的现象。

（2）金属离子过敏的研究：多数过敏者出现外周血和假体周围组织中活化T、B淋巴细胞增多及IL-2受体的表达，说明这种免疫反应为Ⅳ型变态反应。Witzleb等在怀疑因金属过敏而翻修的假体周围组织中发现广泛B、T淋巴细胞浸润，并伴有大面积坏死，因而提出了非感染性淋巴细胞血管炎相关损伤（aseptic lymphocytic vasulitis-associated lesions，ALVAL）来描述这类组织的特征。Campbell等在其出现腹股沟疼痛的病例报道中指出，患者假体周围组织出现大量的淋巴细胞渗出，排除其他可能因素应怀疑为金属离子过敏。由于对金属离子过敏的诊断目前仍存在困难，因而无法确认其发生率。关于金属离子过敏机制，过敏的术前检测和预防等方面将是以后研究的热点。

（3）假体的放置角度对体内金属离子浓度的影响：最近的研究发现体内金属离子浓度与假体的放置角度有关。Langton等的研究将患者分成两组，一组接受较小直径的股骨头假体表面置换，其患者体内金属离子浓度与髋臼假体的外展角和前倾角存在明显的关系。在另外一组接受较大直径的股骨头假体中没有发现这一关系。因而，术中准确放置髋臼假体对于降低术后血液中金属离子浓度有重要作用。

（4）假体关节面直径的选择与金属离子浓度的关系：大直径的关节面可降低磨损率，但同时也可能增加体内金属离子的浓度，因而需要在这两方面进行平衡。Affatato等对三种直径的钴铬合金关节面进行磨损试验，发现直径28mm的关节面磨损率为直径56mm关节面的2倍，而并未发现直径36mm与56mm的关节面磨损率存在差异。因而，存在最大关节面阈值，超过这一阈值，直径的增加将不再导致磨损率的下降。今后的试验将会致力于寻找最佳的关节面直径，并对不同患者进行个性化的假体选择。

6.防止假体撞击及增加活动度的研究　防止假体撞击及增加关节活动度的首要问题是重建髋关节的生理解剖，使关节获得生理股骨头偏心距。Vendittoli等通过计算机3D模拟实验得出结论，认为适当地增大股骨假体的直径有助于增加关节活动度。但在考虑到活动度增加的同时，医生应考虑到由于增大股骨假体直径所导致的髋臼保留骨量减少。Vendittoli认为髋臼假体放置角度对关节活动度的影响很小，而Williams等进行了体外模拟髋关节表面置换的实验，得出髋臼假体倾斜角为50°，前倾角为25°时关节活动度最大的结论。因此，将股骨假体向特定的区域轻微移动及行股骨颈成形术，可在易发生假体撞击的患者中重建生理股骨头偏心距，从而避免假体撞击。关节活动度是患者术后康复的重要指标，当遇到生理股骨头偏心距重建困难的患者时应特别注意这一问题。

7.患者的选择和医生的手术技术也是手术成功与否的关键　表面置换风险因素指数（surface arthroplasty risk index，SARI）是用来评价患者施行表面置换术的风险大小的标准。其满分6分，包括三个方面，即病史（术前施行过髋部手术积1分，UCLA活动指数大于6分积1分），临床特点（体重小于82kg积2分）和影像学分析（股骨头囊肿直径大于1cm积2分）。Nunley等通过对现有文献的检索和总结，认为施行手术的男性应小于65岁，女性应小于55岁。而肥胖并不导致并发症的增多，笔者考虑是由于其活动量小、骨密度高及假体直径较大的原因。骨矿物质密度（bone mineral density，BMD）是衡量骨骼质量的标准之一，可通过双能X线吸收测量法测量。有学者认为骨矿物质密度小于0.65g/cm^{2}的患者不宜施行髋关节表面置换术。并且建议对钴、铬离子过敏的患者尽量避免施行本手术。另外，由于目前关于金属离子在孕妇体内的分布情况及其对胎儿生长的影响仍不清楚，因而建议可能怀孕的妇女在施行本手术时应慎重考虑。

8.手术方法的研究

（1）手术入路的选择：关于手术入路的选择目前还没有统一的结论。Steffen等认为前外侧入路比后侧入路明显减少了对股骨头血供的破坏，可降低股骨颈骨折和缺血性坏死的发生率。使用后侧入路可能会导致股骨头附近血管网的损伤，从而降低股骨头的氧饱和度。目前不同手术入路在临床疗效、固定效果、并发症发生率等方面没有明显差异，需要更多的研究来明确最佳入路。同时，随着微创技术的逐渐发展和完善，其损伤小、恢复快的优势被广泛认同，表面置换术也将有可能通过微创化的手术入路来完成。

（2）假体固定方式：虽然股骨侧假体骨水泥固定已经广泛应用，但其仍存在不少问题。Gross和Liu对20例接受非骨水泥固定股骨侧假体的髋关节表面置换术患者进行了7年左右的随访，虽然其中4例患者进行了翻修，但没有1例是因股骨侧假体松动所致；术后平均Harris评分为94分，没有1例出现股骨侧假体周围放射性透亮带。因此，股骨侧假体做非骨水泥固定是一种可行的方法。

（3）计算机辅助的导航技术：髋关节表面置换术比全髋关节置换术对手术技术要求更高，通过常规方法取得精准的假体植入存在一定难度。Kruger等的一项研究显示，计算机导航技术在股骨侧假体定位上的作用不明显，而在髋臼侧假体的定位上有较大优势。另外，导航技术的使用可以在一定程度上缩短关节外科医生的学习曲线，相信其在髋臼前倾的判断、畸形严重患者，及微创手术中有更大的作用。

（李　甲　徐卫东）

参 考 文 献

［1］Lindeque B，Hartman Z，Noshchenko A，et al. Infection after primary total hip arthroplasty［J］. Orthopedics，2014，37（4）：257-265.

［2］Sonohata M，Kitajima M，Kawano S，et al. Acute hematogenous infection of revision total hip arthroplasty by oral bacteria in a patient without a history of dental procedures：case report［J］. Open Orthop J，2014，8：56-59.

［3］Kane P，Chen C，Post Z，et al. Seasonality of infection rates after total joint arthroplasty［J］. Orthopedics，2014，37（2）：e182-186.

［4］Reina N，Delaunay C，Chiron P，et al. Infection as a cause of primary total hip arthroplasty revision and its predictive factors［J］. Orthop Traumatol Surg Res，2013，99（5）：555-561.

［5］Choi HR，Kwon YM，Freiberg AA，et al. Comparison of one-stage revision with antibiotic cement versus two-stage revision results for infected total hip arthroplasty［J］. J Arthroplasty，2013，28（8）：66-70.

［6］Leonard HA，Liddle AD，Burke O，et al. single- or two-stage revision for infected total hip arthroplasty? A systematic review of the literature［J］. Clin Orthop Relat Res，2014，472（3）：

1036-1042.

［7］Fritzsche H，Kirschner S，Hartmann A，et al. Femoral nerve palsy as delayed complication after total hip replacement：delayed hematoma formation in unexpected screw malpositioning［J］. Orthopade，2013，42（8）：651-653.

［8］Gallo J，Vaculova J，Goodman SB. et al. Contributions of human tissue analysis to understanding the mechanisms of loosening and osteolysis in total hip replacement［J］. Acta Biomater，2014，10（6）：2354-2366.

第17章 髋关节置换术后康复计划

尽管目前THA是解决AS患者髋关节受累的有效手术方法，可在很大程度上帮助患者改善髋关节功能，重返社会。但也有研究表明AS患者的THA术后关节活动度往往不够理想，这与患者术前关节畸形、挛缩程度、疾病活动度及术后异位骨化有关。AS患者往往由于术前伴有长期的髋关节周围软组织挛缩及肌肉的失用性萎缩，如不进行严格、有效的康复锻炼，其术后的关节活动度及功能恢复往往达不到理想状态。

正确、有效的康复指导是AS患者行THA成功的重要因素，应结合患者的具体情况制订患者个体化康复时间与内容，严格按要求进行训练。早期功能锻炼是患者术后功能康复最终能达到何种水平的关键，可以预防术后多种并发症，促进置换后关节功能更大程度的恢复。影响术后早期康复因素主要是术后疼痛引起的一系列连锁反应。对疼痛的恐惧和疼痛引发的不适导致患者早期不敢活动关节，从而造成肌肉僵硬、萎缩，下肢肌力不能得到恢复，下肢血液和淋巴循环减慢，血液淤滞，增加血栓栓塞的风险；早期不敢活动关节，术后不能尽快恢复关节内液体的循环，关节液吸收减慢，出血吸收缓慢，纤维蛋白沉积，滑膜组织粘连，增加关节僵硬的危险，从而造成术后关节活动度受限。合理的术后康复必须遵循早期开始、循序渐进、被动和主动结合、等长和等张结合的原则，预防各类并发症的发生，保证髋关节恢复良好的功能，并能长期保持置换的髋关节处于良好功能状态，减少磨损，从而提高患者的生活质量。

一、疼痛管理

1.围术期疼痛的分类和评估　根据疼痛发生的方式和持续时间的长短，可分为急性疼痛和慢性疼痛；根据疼痛的病理学机制，可分为伤害感受性疼痛、神经病理性疼痛和混合性疼痛。

疼痛的评估有两种常用方法：数字评价量表法（numerical rating scale，NRS）和视觉模拟评分（VAS）。数字评价量表法用0～10代表不同程度的疼痛：0为无痛，1～3为轻度疼痛（疼痛尚不影响睡眠），4～6为中度疼痛，7～9为重度疼痛（不能入睡或睡眠中痛醒），10为剧烈疼痛。视觉模拟评分采用一条10cm长线，一端代表无痛，另外一端代表剧烈疼痛。患者在线上画叉，评价自己疼痛程度的位置。医生测量标记的位置，得出患者的疼痛评分。患者围术期康复过程中疼痛管理尤其重要，可将VAS评分或NRS评估方法作为患者术后常规查房和护理记录的检测指标。

2.术后疼痛管理的目的　关节置换术围术期疼痛主要包括两个方面，即术前由原发关节疾病引起的疼痛和术后由于手术创伤引起的疼痛。疼痛处理的目的在于：①术前缓解由原发性关节疾病带来的疼痛，增加患者手术耐受力；②减轻术后疼痛，更早地开展康复训练，改善关节功能；③降低术后并发症，缩短住院时间；④提高患者对手术质量的满意度，加速康复。

3. 术后疼痛管理的原则

（1）重视健康宣教：患者术前常伴有焦虑、紧张情绪，因此需要给患者介绍手术过程、可能发生的疼痛和对疼痛采取的预防措施，消除患者的焦虑，以得到患者的配合，达到理想的减轻疼痛的效果。

（2）预防性镇痛：预防性镇痛是在疼痛发生之前采取有效的措施，并在围术期全程给予适当的预防性措施，以减轻围术期有害刺激造成的外周和中枢敏化，降低术后疼痛强度，减少镇痛药物的需求。预防和抑制中枢敏化是预防性镇痛的核心。推荐在伤害性刺激（手术刺激）发生前使用快速通过血脑屏障抑制中枢敏化的药物，有利于打断疼痛链，降低术后疼痛程度。

（3）多模式镇痛：将作用机制不同的镇痛药物和镇痛方法组合在一起，发挥镇痛的协同或相加作用，降低单一用药的剂量和不良反应，同时可以提高对药物的耐受性，加快起效时间和延长镇痛时间。目前，关节置换术围术期多模式镇痛一般包括药物口服或注射＋神经阻滞＋关节切口周围注射，必要时联合椎管内麻醉和患者自控镇痛。应注意避免重复使用同类药物。

（4）个体化镇痛：不同患者对疼痛和镇痛药物的反应存在个体差异，因此镇痛方法应因人而异，应在患者应用预防性镇痛药物后，按时评估疗效，调整药物。个体化镇痛的最终目标是应用最小的剂量达到最佳的镇痛效果。

4. 围术期疼痛管理的常用方法

（1）非药物治疗：患者教育、物理治疗（冷敷、热敷、针灸）、分散注意力、放松疗法及自我行为疗法等是基本的疼痛处理方法。

（2）药物治疗：主要分为全身作用类药物和局部作用类药物。镇痛药物的应用分为治疗性镇痛和预防性镇痛。常用的镇痛药物包括NSAIDs类药物、阿片类镇痛药物、外用药物和催眠抗焦虑药物。

①NSAIDs类药物：包括对乙酰氨基酚、传统NSAIDs类药物和选择性COX-2抑制剂，其中传统NSAIDs类药物主要包括双氯芬酸、布洛芬、洛索洛芬钠、氟比洛芬酯等；选择性COX-2抑制剂主要包括塞来昔布、帕瑞昔布等。术前预防性镇痛应选择对乙酰氨基酚或选择性COX-2抑制剂，避免影响血小板功能。有研究表明，关节置换术前使用选择性COX-2抑制剂具有预防性镇痛作用，较单纯术后镇痛可明显减轻术后疼痛、减少镇痛药用量、加快康复。选择性COX-2抑制剂及传统NSAIDs均可用于关节置换术后预防性镇痛或疼痛的治疗。传统NSAIDs会抑制血小板的功能，增加术后出血风险，并存在较高的胃肠道副作用，在既往有消化性溃疡史，长期服用糖皮质激素、阿司匹林的患者中，慎用传统NSAIDs类药物，建议选用选择性COX-2抑制剂。对于心脑血管疾病高危患者及肝肾功能损害患者应权衡疗效及安全性谨慎选择选择性COX-2抑制剂或传统NSAIDs。

②阿片类镇痛药物：主要通过作用于中枢或外周的阿片类受体发挥镇痛作用，包括可待因、曲马多、羟考酮、吗啡、芬太尼、地佐辛等，给药方式以口服和注射为主。主要用于术后急性疼痛，最常见的不良反应主要涉及消化道和中枢系统，包括恶心、呕吐、便秘、嗜睡及过度镇静、呼吸抑制等。阿片类镇痛药用于治疗术后慢性疼痛时，应及时监测患者疼痛程度，以调整其剂量，避免药物依赖。

③外用药物：主要包括各种局部作用的NSAIDs乳胶剂、贴剂和全身作用的阿片类贴剂等。局部起效的外用药物主要用于治疗术后软组织炎症反应引起的局部疼痛，可降低口服药物的全身不良反应。而全身起效的外用药物主要用于有需要阿片类镇痛药治疗的中度到重度慢性疼痛。

④催眠抗焦虑药物：虽然不具备直接的镇痛作用，但可以发挥抗焦虑、帮助睡眠、缓解肌肉张力等作用，间接地提高镇痛效果。

（3）切口周围注射"鸡尾酒"疗法：切口周围注射多种药物混合制剂，以达到术后预防性镇痛的目的，类似于含有多种成分的鸡尾酒，故又称为"鸡尾酒"疗法。"鸡尾酒"主要以罗哌卡因为主，可联合肾上腺素和糖皮质激素。罗哌卡因由于其产生感觉和运动神经阻滞的分离程度强于布比卡因，小剂量时主要阻滞感觉神经，而不阻滞运动神经。肾上腺素主要起到收缩血管、延长药物达峰时间的作用。糖皮质激素主要提供强大的局部抗感染作用，可以减轻手术创伤引起的局部炎性反应，起到间接镇痛的效果。对于髋关节置换术，可以在假体置入后于深筋膜的深层、浅层、皮下组织进行注射。

（4）患者自控镇痛：患者自控镇痛（patient controlled analgesia，PCA）主要分为静脉PCA（patient controlled intravenous analgesia，PCIA）、硬膜外PCA（patient controlled epidural analgesia，PCEA）和皮下PCA（patient controlled subcutaneous analgesia，PCSA）三大类。PCA的主要优势在于镇痛药物的剂量由患者控制，患者可根据自身疼痛耐受情况调整药物剂量。PCA使用方法简便，起效快，尤其适用于四肢关节的术后镇痛。PCA的药物选择一般以不同作用强度的阿片类药物为主，包括吗啡和芬太尼的联合使用。PCA的缺点在于阿片类药物所带来的胃肠道反应和中枢神经系统抑制。

5. 围术期镇痛的流程选择 依据预防性镇痛、多模式镇痛和个体化镇痛的理念，在关节置换术前、术中和术后三个阶段，根据术前疼痛评估做出预防性镇痛和治疗性镇痛方案，并同时进行疼痛评估和调整镇痛方案，尽可能地降低关节置换术患者围术期疼痛。

（1）术前疼痛评估：根据患者病史、手术创伤的程度和患者对疼痛的耐受程度，结合患者既往药物使用史，对患者的关节疼痛程度及患者对疼痛的耐受度进行评估。

（2）制订围术期镇痛方案：根据术前患者疼痛程度、患者对疼痛的耐受程度、手术方式及复杂程度，以及心血管、胃肠道、肝肾并存疾病的风险等参考因素，并综合考虑各种镇痛方式的利益风险，制订合理的围术期镇痛方案。镇痛方案需要遵循预防性镇痛和治疗性镇痛、多模式镇痛、个体化镇痛的原则。

（3）术前疼痛管理：术前镇痛的目的在于治疗术前由关节疾病引起的疼痛；同时也降低术中和术后由手术刺激引起的疼痛，达到预防性镇痛作用。主要包括：①选择可快速透过血脑屏障抑制中枢敏化，同时不影响凝血功能的镇痛药物，如对乙酰氨基酚、塞来昔布、帕瑞昔布。②催眠或抗焦虑药物，催眠药物可采用苯二氮䓬类药物氯硝西泮、地西泮或阿普唑仑、艾司唑仑等，或非苯二氮䓬类药物唑吡坦、扎来普隆等；抗焦虑药物可采用帕罗西汀、舍曲林、西肽普兰。③对患者及其家属进行健康教育，包括行为疼痛控制技巧等。

（4）术中疼痛管理：患者在手术中虽然因麻醉状态感知不到疼痛，但仍应采取预防性镇痛措施，以减轻术后疼痛。术中预防性镇痛包括：①根据手术创伤程度和患者对疼痛的敏感程度，决定是否选择椎管内麻醉及术后是否采用持续性椎管内镇痛；②外周神经阻滞：膝关节置换可选择股神经或隐神经阻滞，现多选择内收肌管阻滞；③切口周围注射"鸡尾酒"法；④尽量缩短手术时间，减少术后由创伤引起的炎症反应；⑤手术结束后，根据麻醉清醒后患者疼痛情况，可予以阿片类镇痛药或选择性COX-2抑制剂或NSAIDs类静脉注射或肌内注射镇痛。

（5）术后疼痛管理：术后疼痛管理包括术后预防性镇痛和术后疼痛治疗两部分，首先应采取预防性镇痛，若术后疼痛VAS评分≥3分，则立刻转为疼痛治疗。术后疼痛管理的具体措施包括：①冰敷、抬高患肢、减轻炎症反应。②传统NSAIDs类药物或选择性COX-2抑制剂药物镇痛，包括口服给药（双氯芬酸钠、塞来昔布、洛索洛芬钠等）、静脉或肌内注射（帕瑞昔布、氟比洛芬酯等）。③根据情况选择PCA镇痛。④催眠或抗焦虑药物：催眠药如氯硝西泮、地西泮、阿普唑仑、艾司唑仑或唑吡坦；抗焦虑药在精神科医生指导下应用如帕罗西汀、舍曲林、西肽普兰、复方制剂黛力新等。⑤疼痛重时联合阿片类药物镇痛，包括曲马多、羟考酮口服或吗啡肌内注射。⑥其他围术期处理：加强肌力锻炼，早期下地活动，减轻患者心理负担等。

（6）出院后疼痛管理：出院以后应继续予以镇痛治疗，直至功能康复良好，避免出现关节慢性疼痛。镇痛主要以口服药物为主，主要应用选择性COX-2抑制剂，或NSAIDs类药物，或联合阿片类药物和催眠或抗焦虑药。须知THA手术并非AS的病因治疗，术后应在内科医生的协助下尽快恢复AS药物治疗，避免疾病的进一步进展。

二、引流管理

引流在骨科中的应用可追溯到1961年，有学者研究指出引流可减少伤口血肿的形成并降低因此而继发的感染风险，并提出在骨科大手术中常规放置引流的理念。此后，术后引流一直是髋关节置换术和膝关节置换术的常规方法。大量研究指出，术后有效的引流可预防伤口及关节腔内血肿、降低伤口并发症、减轻患肢肿胀、有利于术后早期康复。髋关节周围神经血管等软组织丰富，无论采用哪一种手术入路，THA都需要较大的肌肉组织暴露，手术创面较大，术中需磨锉松质骨丰富的髋臼及进行股骨扩髓，势必造成大量的术中出血及术后的隐性出血。有研究指出，关节置换术后引流液中的血液中除了含有红细胞成分之外，还包含了大量的炎性介质如前列腺素、花生四烯酸、白细胞三烯等。术后有效的引流不仅可以减少隐性失血，还可以将各类炎性因子及组织分解的坏死产物排出，降低局部的炎性反应。如不能有效引流，很容易形成关节腔内血肿，血肿及坏死物质的吸收会产生吸收热，进而诱发感染，如因血肿机化而造成瘢痕形成，还会影响关节功能的恢复。

但安置引流管会加重患者的心理负担，造成患者行动不便及增加意外脱落的风险，不利于患者的早期功能锻炼，降低患者的舒适度及满意度。不安置引流或于手术当天拔除引流管明显有利于术后的加速康复。有学者研究结果显示，THA和TKA术后安置引流管并不能缓解疼痛和减少局部炎症反应，还会影响关节早期功能锻炼和增加感染风险。

对于AS患者的THA手术来说，其手术难度较大，手术时间相对较长，术中广泛的软组织松解及截骨均会在术后导致大量的渗血，术后应常规放置引流管。引流可以将这些渗出的血液引流出关节腔及组织间隙，从而避免形成关节周围血肿及感染的潜在风险，同时减轻肢体的肿胀程度，这对患者的主观感受也非常重要。

此外，全髋关节置换术后早期夹闭引流管的方法也被广泛认可。有研究表明，大部分THA术后出血集中在手术后最初的几小时内（2小时内37%，4小时内55%），术后4小时内夹闭引流管实质上起到封闭关节腔，使得关节腔内压力增高，利用其"填塞效应"压迫止血的作用，可有效减少术后出血量，且不会增加其他术后并发症的风险。有效的引流可减少伤口内血肿形成，降低隐性失血带来的损害，但是引流管留置时间过长会增加感染的风险。有学者指出，THA术后引流量绝大部分集中在术后24小时内（约占91%），术后放置引流管48小时以上对减少伤口血肿的作用不大，但是将会增加细菌逆行性感染的风险。国内学者建议放置引流管后应于24～48小时内拔除，以降低逆行性感染的风险。

三、饮食管理

随着快速康复理念在骨科的普及，为了提高患者围术期的舒适感与满意度，对患者饮食管理的理念也逐步更新。目前对于髋关节置换比较推荐的饮食管理方案为：①麻醉前6小时禁食蛋白质类流质（牛奶、肉汤）；麻醉前4小时禁食糖类（稀饭、馒头）；麻醉前2小时禁饮清亮液体。②采用全身麻醉患者，清醒后先进饮再进食。③采用细针腰椎麻醉或硬膜外麻醉者，返回病房后可进饮和进食。④尽量控制输液。术后应鼓励患者多吃高蛋白、高热量、高维生素、易消化的食物；多饮水，多食含纤维素食物，以预防便秘、泌尿系结石及感染的发生。

四、功能锻炼

1.术后护理　手术结束返回病房后应指导患者保持正确体位，目的是减轻患者疼痛，保持舒适，防止髋关节脱位和皮肤压疮。全身麻醉未醒的患者注意将头转向一侧，如因颈部强直导致头部活动困难，可在患者一侧腰背部垫一枕头，预防因呕吐导致的误吸。术后1天内平卧位，根据脊柱后凸程度决定枕头的高度，将头垫高至患者感到舒适为止；两腿间用三角枕固定，患肢保持外展15°～30°中立位，防止膝关节屈曲、内收、内旋造成髋关节脱位。术后1天后取半卧位，但床头抬高不超过90°。术后2周内以平卧为主。对单侧THA或分期双侧THA的患者，也可向健侧卧位。向健侧翻身时，为避免患侧髋关节处于伸直、内收、内旋位，建议使用三角枕来维持患肢外展体位，帮助患者向健侧翻滚，这一装置可在一定程度上限制患肢独立的活动，同时背部用软枕固定，患者上肢拉住床栏，护士或家属在旁看护，防止身体因失去平衡而造成髋关节的突然旋转。注意要避免患侧卧位，预防髋关节脱位。平卧位时经常检查背部后凸部位皮肤情况，定时翻身、按摩受压处皮肤，防止压疮的产生。

术后当天注意对患者持续心电监护，主要关注患者的体温、脉搏、呼吸、血压、血氧饱和度，每隔30分钟监测记录1次，如在正常范围内，2小时后改为1小时监测1次，持续14～24小时。如有异常立即通知医生，及时处理。同时观察患者意识、面色、皮肤黏膜的变化。术后48小时内应密切观察患肢末梢血液循环、运动、感觉。注意患肢皮肤有无发绀、皮温高低、足背动脉搏动的强弱等。AS患者血管脆性大，术后要密切观察伤口渗液的颜色、量等，如渗液较多应及时更换敷料。注意保持引流管通畅，需要更换负压引流装置时严格无菌操作，注意观察引流液的量、颜色和性状，发现异常及时处理。术后持续低流量给氧，AS患者由于胸廓的病理改变，须注意有无呼吸困难、口唇发绀和胸闷等症状，指导患者有效咳嗽、咳痰、深呼吸，维持血氧饱和度在95%以上。鼓励患者多喝水，以稀释痰液，痰液黏稠者应雾化吸入。并按术前训练方法指导有效咳嗽，翻身叩背，促进心肺功能康复，预防肺部感染。

2. 下肢康复　早期、有效的下肢肌力及活动度锻炼是THA术后功能恢复的关键。一般对于普通疾病的THA手术，如无特殊情况（术中发生假体周围骨折、术后贫血等）均可鼓励患者在术后1～2天内下床活动。但是AS患者肌肉萎缩明显并伴有骨质疏松，因此在训练中不可操之过急，要注意幅度、强度和整体协调性，防止强硬牵拉，避免引起患者的疼痛和骨折，以免影响手术治疗和术后康复。

术后1～3天的功能锻炼以肌肉收缩和远端关节运动为主。①股四头肌锻炼：仰卧位，伸直下肢，外展15°～30°中立位，收缩大腿肌肉尽量将膝关节下压，每次维持5～10秒，10分钟内做10次，直到感到疲劳为止。②踝关节屈伸、旋转运动：每一动作保持5～10秒，5～10分钟为1个疗程，可术后马上做，直到完全恢复。③臀肌锻炼：两侧臀部肌肉收缩，使髋部稍上升，逐渐维持至5秒，再放松，每天3次或4次，每次10下。

术后4～7天的功能锻炼主要目的是加强肌肉等张收缩和关节活动。①直腿抬高锻炼：仰卧位，背靠枕头，屈起健侧下肢，患侧下肢伸直并保持肌肉绷紧，慢慢抬高20～30cm，足跟离床20～30cm，维持5秒，逐渐增至10秒，慢放至床上，在保持肌肉紧张2秒后放松。②抬臀运动锻炼：仰卧位，双手支撑身体，抬高臀部10cm，维持5～10秒，以不疲劳为宜。关节活动锻炼：患者主动关节活动可保持仰卧位，15°～30°外展中立位，患侧足跟紧贴床面，逐步由远端至近端滑动，促使髋关节屈曲。注意髋关节置换术后主动或被动屈髋不要超过90°，以防术后早期后脱位的发生。需要指出的是，多数术前伴有髋关节屈曲挛缩畸形的患者，尽管术中进行了广泛的松解，术后患侧髋关节仍会残留一定程度的髋关节屈曲挛缩畸形，且随着时间的延长，其纠正难度越来越大。因此，对于术后残留屈曲挛缩较为严重的患者（＞30°），建议于术后第1天起在患者忍受范围内进行患侧下肢主动或被动伸直训练，可在患肢膝关节上方置一合适重量的沙袋以促使髋关节伸直。

患者下床时间并无具体限制，应根据患者早期康复锻炼情况决定是否下床锻炼。如患者术后1～3天内下肢肌肉力量恢复较为理想，可在术后4～7天锻炼髋关节活动度的同时，使患肢在不负重或部分负重的情况下借助步行器开始站立和行走。具体方法：① 平衡能力训练：因AS患者身体的平衡性和肢体的协调性比一般患者差，在行走前让患者在床尾或用两手扶步行器站立，两腿分开与肩同宽，护士在患者身后左右摇晃其腰部，以了解患者的平衡能力，然后借助步行器行走。②下肢本体感觉和步态训练：为了患者的安全，建议使用步行器。行走时健肢在前先行，患肢跟上，再移动步行器向前。此阶段一般THA患者步态的改善可延续至术后2年，而AS患者的步态改善时间会更长。

术后15天至3个月的重点是加强患肢的负重能力，改善步态和日常生活的自理能力，延长髋关节的使用寿命。注意仍需进一步加强患肢负重能力训练，负重力量逐渐递增，从开始的20～30kg（不超过自身体重的50%）直到可以完全负重。术后第1个月使用助行器或双拐，第2个月使用单拐，第3个月可弃拐或用手杖行走。此阶段许多患者术侧膝关节在站立位时始终处于伸直状态，随着步态的熟练和步伐的加快，术侧膝关节的活动多能自然过渡到正常，但步态的改善程度多取决于AS患者受累关节的多少及严重程度。上下楼梯借助拐杖行走时，注意上楼梯时健肢先上，拐杖和患肢留在原阶；下楼梯时患肢和拐杖先下，健肢后下，但不宜登高。患者家属应指导患者独立完成日常生活中必须完成的动作，包括穿、脱衣裤和鞋袜，上、下床等，增强患者日常生活自理能力。其他注意事项：① 平时保持正确的姿势，避免长期弯腰活动，尽量减少对脊柱的负重和创伤，站立时应尽可能挺胸、收腹和双眼平视。夜间休息以平卧为主。也可俯卧，睡硬板床。尽量减少侧身弓腰睡觉。②加强营养，多进食富含蛋白质、维生素C、钙、铁和高热量的食物，增加自身抵抗力，及时医治全身的隐匿性病灶，防止骨质疏松和髋关节的远期感染。③ 出院后仍应坚持训练，与医生保持联系，定期检查髋关节的功能及AS的病情进展情况，及时调整训练方案。

五、并发症预防

1.深静脉血栓的预防 下肢深静脉血栓是人工全髋关节置换术后常见的严重并发症，可造成下肢血供障碍，引起患肢肿胀、疼痛、静脉曲张等，严重者可引起肺栓塞而危及患者生命。术后早期规律的锻炼及预防性用药能有效预防深静脉血栓形成。麻醉清醒后，即鼓励和指导患者进行股四头肌、小腿肌肉的等长收缩练习及踝关节屈伸锻炼，促进静脉回流。于术后第1～3天起按标准使用抗凝药物如低分子肝素或Ⅹa因子抑制剂至术后35天，使用过程中注意监测患者凝血功能。术后患者应穿有压力阶层的弹力袜，或应用下肢静脉泵使下肢脉冲式受压，增加静脉回流，减少血液淤滞。卧床时患肢抬高，以促进静脉及淋巴回流。注意观察患者皮肤有无红肿、疼痛、触及条索感等，皮肤温度是否正常，足背动脉搏动是否减弱等症状。

2.术后髋关节脱位的预防 术后髋关节脱位是THA严重而常见的并发症之一。AS患者髋关节周围肌肉萎缩，关节囊松弛，容易引起脱位。髋关节脱位的发生与手术入路、术中假体的放置、体位护理不当、早期功能锻炼不得当或不正确翻身有关。术后应注意防止双下肢过度内收或外旋，两腿之间放置一梯形枕。术后应保持患肢外展中立位，注意观察双下肢是否等长，取物、下床的动作应遵循避免内收屈髋的原则。翻身时应朝向健侧。为避免患侧髋关节处于伸直、内收、内旋位，可使用三角枕来维持患肢外展体位，帮助患者向健侧翻滚，可在一定程度上限制患肢独立的活动；同时背部用软枕固定，患者上肢拉住床栏，护士或家属在旁看护，防止身体失去平衡而造成髋关节的突然旋转。注意要避免患侧卧位，以预防髋关节脱位。应及早向患者宣教预防的重要性及注意事项，重视术后体位的要求，取得患者的配合，加强防范意识。

3.术后感染的预防 术后深部感染是THA后较为严重的并发症，是造成THA失败的主要原因，其发生率为0.5%～1.0%。因此，术后应定时测量体温，观察体温变化。患者主诉关节疼痛逐渐加重或体温波动明显，应怀疑THA术后感染。AS患者长期应用激素或免疫抑制剂等原因使全身抗感染能力差，免疫力低下。要保持切口敷料清洁、干燥，负压引流通畅，防止引流液倒流。伤口换药时要严格遵守无菌操作原则。留置导尿期间，保持导尿管通畅及会阴部清洁，做好尿道口的护理，会阴擦洗每日2次。鼓励患者多饮水，合理应用抗菌药物。鼓励患者深呼吸、咳嗽、咳痰，做扩胸运动及心肺功能训练，保持床铺平整，定期按摩受压部位，避免术后肺部感染、尿路感染、压疮等并发症的发生。

（刘德琳　方凡夫）

参 考 文 献

［1］Liu JZ，Frisch NB，Barden RM，et al. Heterotopic ossification prophylaxis after total hip arthroplasty：randomized trial of 400 vs 700 cGy［J］. J Arthroplasty，2017，32（4）：1328-1334.

［2］He C，He X，Tong W，et al. The effect of total hip replacement on employment in patients with ankylosing spondylitis［J］. Clin Rheumatol，2016，35（12）：2975-2981.

［3］Saglam Y，Ozturk I，Cakmak MF，et al. Total hip arthroplasty in patients with ankylosing spondylitis：midterm radiologic and functional results［J］. Acta Orthop Traumatol Turc，2016，50（4）：443-447.

［4］Jeong H，Eun YH，Kim IY，et al. Characteristics of hip involvement in patients with ankylosing spondylitis in Korea［J］. Korean J Intern Med，2017，32（1）：158-164.

［5］Putnis SE，Wartemberg GK，Khan WS，et al. A literature review of total hip arthroplasty in patients with ankylosing spondylitis：perioperative considerations and outcome［J］. Open Orthop J，2015，9：483-488.

［6］Thilak J，Panakkal JJ，Kim TY，et al. Risk factors of heterotopic ossification following total hip arthroplasty in patients with ankylosing spondylitis［J］. J Arthroplasty，2015，30（12）：2304-2307.

附　　录

附录A　强直性脊柱炎的诊断与治疗骨科专家共识

引自《中华骨科杂志》2012年9月第32卷第9期

一、概述

强直性脊柱炎（ankylosing spondylitis，AS）是一种结缔组织疾病，主要侵犯骶髂关节、脊柱关节、椎旁软组织及外周关节，可伴发关节外表现，严重者可发生脊柱畸形和关节强直。据初步调查，我国AS的患病率约为0.3%，男女之比为（2～3）：1，女性发病较缓慢且病情较轻。发病年龄通常在13～31岁，高峰发病年龄为20～30岁，40岁以后及8岁以前发病者少见。

AS是一种血清阴性脊柱关节病。病变特点是从骶髂关节开始，沿脊椎缓慢向上进展，或同时向下蔓延，累及双侧髋关节和膝关节，累及上肢关节少见。早期病理性标志为骶髂关节炎，脊柱受累晚期的典型表现为"竹节样改变"。AS从初次出现慢性症状到确诊一般要经过5～10年。控制病情进展、降低致残率的关键在于早期诊断及合理、及时的治疗。

二、AS的诊断标准

近年来，AS的诊断较多采用1984年修订的纽约标准（附表A-1）。但随着对AS研究的不断深入，特别是一些更为有效的治疗药物［如肿瘤坏死因子（tumour necrosis factor，TNF）抑制剂］出现后，修订的纽约标准日益显现出其局限性。2009年国际脊柱关节炎评估协会（Assessment in Spondyloarthritis international Society，ASAS）制订的脊柱关节病诊断标准中的中轴型脊柱关节病诊断标准（附图A-1）有助于早期AS的确诊和后期治疗方案的确定。

附表A-1　1984年修订的纽约标准

临床标准
1.腰背痛持续3个月以上，疼痛随活动改善，休息后不缓解
2.腰椎前后和侧屈方向活动受限
3.胸廓扩张度低，小于同年龄同性别的正常值
放射学标准
单侧骶髂关节炎3～4级，或双侧骶髂关节炎2～4级

确诊 AS：满足放射学标准加上临床标准 1～3 条中的任意一条。骶髂关节炎 X 线分级：0 级，正常；Ⅰ级，可疑或极轻微的骶髂关节病变；Ⅱ级，轻度异常，可见局限性侵蚀、硬化，但关节间隙无改变；Ⅲ级，明显异常，至少伴有以下一项改变，即近关节区硬化、关节间隙变窄或增宽、部分强直；Ⅳ级，严重异常，完全性关节强直。

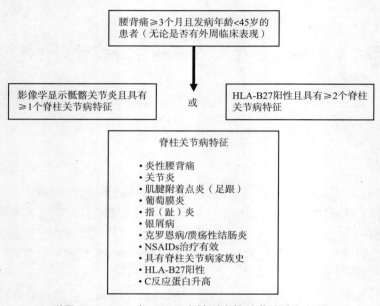

附图 A-1　2009 年 ASAS 中轴型脊柱关节病诊断标准

三、AS 的治疗方案

治疗目标：①缓解症状和体征：消除或减轻症状，如背痛、关节痛、晨僵和疲劳；②预防和矫正畸形：减缓脊柱和关节破坏进程，对脊柱或髋、膝等大关节强直或严重畸形者通过手术矫正；③改善功能：最大程度地恢复患者身体和心理功能，如脊柱活动度、社会活动能力及工作能力。

治疗原则：早期以药物治疗为主，晚期脊柱或髋、膝等大关节发生强直或严重畸形时以外科手术治疗为主。

（一）非手术治疗

1.非药物治疗

（1）患者教育：对患者及其家属进行定期的疾病知识宣教，使其建立对疾病的充分认知。长期治疗计划还应包括患者的社会心理和康复辅导。

（2）姿势与体位：日常活动中保持最大功能位姿势，以防出现脊柱和关节畸形。包括站立时挺胸、收腹和双眼平视前方；坐位时胸部直立；睡硬板床，多取仰卧位，避免促进屈曲畸形的体位；睡矮枕，出现上胸椎或颈椎受累时停用枕头，四肢大关节应保持功能位以避免非功能位强直。

（3）功能锻炼：规律地进行体育锻炼是 AS 治疗成功的基础。每周至少 5 天，每天至少锻炼30分钟。深呼吸及用力咳嗽可增加胸廓扩张度，增强椎旁肌肉和增加肺活量，保持关节活动度，预防或减轻残疾。

（4）对疼痛、炎性关节或软组织给予必要的物理治疗。

（5）活动期间注意休息，摄入富含钙、维生素及营养的膳食，多吃水果。须戒烟、戒酒。

2. 药物治疗

（1）非甾体抗炎药（NSAIDs）：NSAIDs可迅速改善AS患者的腰背部疼痛和晨僵、减轻关节肿胀和疼痛及增加活动范围，可作为早期或晚期症状治疗的一线药物。与按需应用相比，长期持续应用NSAIDs可预防和阻止AS新骨形成，尤其是选择性COX-2抑制剂不仅具有较强的抗炎作用，还可预防和阻止AS影像学进展。

处方NSAIDs时，须权衡心血管、胃肠道及肾功能损伤的风险。相比非选择性NSAIDs，长期应用选择性COX-2抑制剂对胃肠道损伤较小，具有较好的全胃肠道安全性。

（2）柳氮磺吡啶：可改善AS外周关节的疼痛、肿胀、晨僵，并可降低血清IgA水平和其他活动性实验室指标，但对中轴症状疗效欠佳。推荐剂量为每日2.0g，分2～3次口服。柳氮磺吡啶起效较慢，最大药效通常出现在用药4～6周。为弥补其起效较慢及抗炎作用较弱的缺点，可选用一种起效快的NSAIDs联合应用。

（3）糖皮质激素：糖皮质激素不能阻止AS进展，且不良反应大。一般不主张口服或静脉应用糖皮质激素治疗AS。顽固性肌腱端病和持续性滑膜炎可能对局部糖皮质激素反应好。对全身用药效果不佳的顽固性外周关节炎（如膝关节）可行关节腔内糖皮质激素注射，一般每年不超过2～3次。

（4）生物制剂：生物制剂是一种新型的控制AS药物，具有良好的抗感染和阻止疾病进展的作用。经研究证实能有效治疗AS的生物制剂只有TNF-α抑制剂。TNF-α抑制剂主要包括依那西普（etanercept，25mg/支，辉瑞，美国）、英夫利西单抗（infliximab，100mg/支，西安杨森，美国）及阿达木单抗（adalimumab，40mg/支，雅培，美国），治疗AS的总有效率达50%～75%。TNF-α抑制剂的特点是起效快，抑制骨破坏的作用明显，对中轴及外周症状均有显著疗效，患者总体耐受性好。TNF-α抑制剂治疗12周有效者建议继续使用。一种TNF-α抑制剂疗效不满意或不能耐受的患者可选择另一种制剂。

生物制剂有可能发生注射部位反应或输液反应，有增加结核感染、肝炎病毒激活和肿瘤的风险。依那西普不会引起表达跨膜TNF的免疫细胞裂解，使其诱发结核感染和肿瘤的风险降低。用药前应进行结核、肝炎筛查，除外活动性感染和肿瘤，用药期间定期复查血常规及肝肾功能。

（二）手术治疗

1. 手术治疗的目的

AS手术治疗的目的是矫正畸形，改善功能，缓解疼痛。

2. 手术适应证

AS患者出现导致明显功能障碍的脊柱后凸畸形，髋、膝关节强直，髋、膝关节疼痛及活动受限，伴有结构破坏的X线征象，应考虑采用脊柱矫形手术或关节置换手术。手术效果是长期的、稳定的、可靠的，但术前应告知患者手术治疗的目的是治疗AS导致的严重脊柱畸形和关节功能障碍，而不是治疗AS疾病本身。

3.术前准备

（1）红细胞沉降率和C反应蛋白：AS患者的红细胞沉降率和C反应蛋白一般较正常人群高，是病情活动的指标，不是判断能否手术的依据。但如果AS患者术前C反应蛋白超过正常值数倍以上，则关节置换术后感染的风险增加。

（2）骨质疏松：脊柱强直后椎体缺乏应力刺激，导致骨质疏松在AS患者中非常普遍。术前应充分考虑骨质疏松给牢固内固定可能造成的困难。关节强直后也常并发骨质疏松，采用关节置换时应警惕假体周围骨折的发生。

（3）呼吸功能：AS患者的胸廓扩张受到限制，呼吸储备功能降低。术前除咳嗽、咳痰训练外，应常规行肺功能监测。对采用全身麻醉的患者，如果第一秒用力呼气容积（forced expiratory volume in one second，FEV1）小于预计值的40%、最大分钟通气量（maximum ventilatory volume/minute，MVV）小于预计值的50%、肺功能<35%，则不能立即接受手术，必须通过训练等待肺功能改善。

（4）麻醉：术前应与麻醉师共同协商麻醉方式。颈椎强直患者可能造成麻醉插管困难，术前应准备纤维支气管镜气管插管等工具。

（5）内科药物：AS患者在围术期常需要服用一些内科治疗药物，是否需要停药应根据不同的药物区别对待（附表A-2）。应在减少手术并发症和维持药物疗效之间找到一个平衡点，以利AS患者的术后康复。

附表A-2　围术期内科治疗药物使用方法

药物种类	围术期使用方法
NSAIDs	传统NSAIDs应在术前停用5个半衰期，术后48小时可恢复使用。阿司匹林应在术前7～10天停用，术后48小时可恢复使用。选择性COX-2抑制剂在围术期无须停用
柳氮磺吡啶	继续使用
糖皮质激素	继续使用，手术当天可静脉给予氢化可的松100～150mg，1～2天内按每天50mg递减，逐渐减量至术前口服剂量
TNF-α抑制剂	参照相应药品的半衰期，建议无菌手术前停用2个半衰期，术后伤口愈合且无感染时可开始使用[a]

[a]药物半衰期：依那西普70小时，英夫利西单抗7.7～9.5天，阿达木单抗14天

4.手术方式

目前常用的手术方式有脊柱截骨术、髋关节置换术、膝关节置换术等。腰段脊柱截骨术可矫正腰椎畸形。对髋、膝关节强直，髋、膝关节疼痛及活动受限，伴有影像学上的结构破坏者，可行髋关节置换术或膝关节置换术。

手术顺序：脊柱与关节手术顺序，原则上应选择畸形最重和对患者功能影响最大的部位进行手术，同时考虑术中体位摆放的因素。髋、膝关节置换的手术顺序，原则上应先行髋关节置换术，先确定髋关节旋转中心。双侧髋、膝同时强直的患者，应先行双侧全髋关节置换术，再行双侧全膝关节置换术；也可一期行同侧髋、膝关节置换术，二期行对侧髋、膝关节置换术，便于术后功能锻炼。

（1）脊柱截骨术：常用的脊柱截骨术有Smith-Peterson附件楔形截骨术、多节段椎弓楔形截骨术和经椎间孔楔形截骨术。由于脊柱强直、椎管内径狭窄，造成截骨处应力集中和脊髓避让空间小，矫形手术中应注意避免脊髓、神经根、大血管损伤及脊柱不稳滑脱。在畸形矫正过程中应密切观察术野内的脊髓，血压、呼吸、脉搏和下肢感觉及运动功能。

（2）髋关节置换术：髋关节强直后早期接受全髋关节置换术者疗效优于延迟手术者。年龄不应成为AS髋关节屈曲强直畸形患者接受全髋关节置换术的限制，对高度屈曲强直畸形患者更应鼓励早期接受手术治疗。早期手术有利于改善关节功能，提高患者生存质量。早期施行全髋关节置换术出现的远期并发症，诸如假体松动，可随着假体设计与技术的改进及完善而逐渐减少。

（3）膝关节置换术：AS患者常存在骨质疏松，因此术中应警惕安装假体时发生骨折。对于超过60°的严重屈曲畸形患者，术中应注意腘血管和腓总神经牵拉损伤。

5.术后管理

（1）功能康复：康复重点在于提高肌肉力量、改善关节活动、控制疼痛、提高运动感觉的协调能力。提倡早期、积极的主动训练。

（2）镇痛、预防DVT：可参见中华医学会骨科分会制定的相关指南。

（3）术后用药：手术并非病因治疗，术后应在内科医生的协助下尽快恢复AS药物治疗。

附录 B　中国脊柱手术加速康复
——围术期管理策略专家共识

引自《中华骨与关节外科杂志》2017年8月第10卷第4期

加速康复外科（enhanced recovery after surgery，ERAS），又称快速康复，最早是由 Henrik Kehlet 在1997年提出的。它是基于循证医学证据而采用的一系列围术期优化措施，以减少围术期的生理及心理创伤应激，减少并发症，达到加速康复的目的。目前，ERAS已在胃肠外科、肝胆胰外科、心胸外科、妇产科及骨科关节置换手术等多个领域开展。为进一步推动ERAS在脊柱外科的应用，使更多的脊柱外科医生了解ERAS的理念及具体措施，邀请了国内68位专家反复讨论，根据现有的临床经验和公开发表的相关资料，总结形成了以下共识，供广大脊柱外科医生在临床工作中参考和应用。

1. 术前宣教

术前宣教是加速康复外科的重要组成部分，脊柱外科术前宣教须注意以下问题：疼痛、畸形、功能障碍是脊柱疾病最常见的表现，互为因果。神经源性疼痛是脊柱疾病疼痛最重要的类型。术前进行疼痛的神经生理学知识宣教能使脊柱手术患者获得更好的术后疗效。

脊柱患者由于长期疼痛、畸形及功能障碍，会影响患者心理健康，而心理疾病又会影响患者疼痛缓解。研究表明，腰痛与抑郁存在明显相关性。心理状态对患者生活质量的影响甚至超过躯体疾病本身，同时，抑郁症本身也可表现为躯体疼痛、麻木、无力等不适，诊疗过程中应注意与之鉴别。

脊柱患者常伴有呼吸功能减退，术前进行呼吸功能练习可改善患者肺功能。颈椎前路手术由于术中牵拉，患者常出现术后咽部不适或吞咽困难。术前进行气管推移练习可减少术后吞咽困难的发生。

吸烟可导致腰椎术后融合率下降，增加切口感染、术中出血及输血、硬膜外血肿、脑脊液漏、螺钉松动及全身并发症发生率，影响神经功能及疼痛恢复，从而延长住院时间，增加术后死亡率，降低患者满意率。术前戒烟4周可降低49%的术后并发症发生风险。

2. 术前评估和管理

2.1 术前手术风险评估

生理能力与手术应激评分系统（the estimation of physiological ability and surgical stress，E-PASS）和死亡率及并发症发病率的生理学和手术严重程度评分系统（the physiological and operative severity score for the enumeration of mortality and morbidity，POSSUM）均能较好地预测脊柱手术患者术后并发症的发生率和死亡率，建议参考相关指标进行风险评估，必要时可对部分指标进行干预，如补充铁剂纠正贫血、纠正电解质紊乱等（附表B-1）。

附表 B-1　E-PASS 评分和 POSSUM 评分

参数	E-PASS 评分	POSSUM 评分
术前生理指标	年龄、是否有严重的心脏疾病、是否有严重的肺部病变、是否有糖尿病、体能状态指数和美国麻醉师协会分级	年龄、心脏体征、呼吸系统病史、收缩压、脉搏、格拉斯哥昏迷量表评分、血色素、白细胞计数、血尿素氮、血钠、血钾和心电图
手术指标	预计失血量、体重、手术时间和切口长度	手术等级、是否二次手术、预计失血量、是否有腹腔污染、是否为恶性肿瘤、是否急诊手术

2.2 糖尿病的评估和管理

围术期高血糖会导致术后并发症发生率增高，椎间盘突出复发率增加，神经功能改善受到影响，糖尿病患者术前血糖＞6.9 mmol/L 和术后血糖＞11.1 mmol/L 是脊柱术后感染独立危险因素。糖尿病会降低脊柱术后患者的远期疗效，围术期的血糖控制不好会影响患者的远期疗效。因此，建议将空腹血糖控制在 5.56 ～ 10.00 mmol/L 之间。中国围术期血糖管理专家共识认为空腹血糖应控制在 10 mmol/L 以内，随机血糖应控制在 12 mmol/L 以内。

2.3 心、脑血管疾病的评估和管理

脊柱患者常合并有心、脑血管疾病，须长期口服抗血小板药物，对此须权衡停药导致心、脑血管意外的风险和不停药导致围术期出血的风险。抗血小板药物作为一级预防用药时，围术期停药不增加血栓性并发症风险，而作为二级预防用药时，围术期停药会导致血栓性并发症的发生风险增加 1.82 倍；因此，建议抗血小板药物作为一级预防用药时可停药，作为二级预防用药时不停药。停用抗血小板药物须考虑它的半衰期，例如阿司匹林停药 7 ～ 10 天才可减少脊柱术后引流量和引流管留置时间，所以建议术前至少停药 7 天以上。

2.4 营养状况的评估和管理

脊柱术后由于患者机体需要较高的基础能量，即使一些术前营养状况良好的患者，术后营养指标（血清白蛋白、血淋巴细胞总数等）仍有可能出现明显的下降，这可能会增加术后并发症的发生率、延迟伤口的愈合和延长住院时间。对于中高危患者，术前口服补充营养素和微量营养素有利于改善患者的营养状况；对分期脊柱重建患者给予全胃肠外营养（total parenteral nutrition，TPN）有利于改善患者术后的营养指标，减少并发症的发生。

3. 抗菌药物使用与皮肤准备

手术部位感染（surgical site infection，SSI）尤其是深部组织感染，是脊柱外科手术的严重并发症之一，同时也是导致手术失败及术后脊柱内植物翻修的重要原因之一。

根据《抗菌药物临床应用指导原则（2015 年版）》，脊柱手术推荐切皮前 0.5 ～ 1 小时或麻醉开始时常规使用第一/二代头孢菌素，手术时间超过 3 小时或超过所使用药物半衰期 2 倍以上，或成人术中出血量超过 1500ml，术中应追加一次。术前单次应用抗菌药物者与术前术后多次应用抗菌药物者比较，术后感染的发生率无明显区别。一般无需联合用药，总的预防用药时间不超过 24 小时。抗菌药物疗程的不当延长不仅不会降低感染的概率，反而会增加耐药菌的产生。

对于皮肤准备，术前可使用香皂沐浴以降低体表固有的菌落水平；使用碘酒进行切

皮前术区消毒，与使用洗必泰、碘伏相比可以明显降低术后感染的发生率。

4. 麻醉

全身麻醉患者体验好，易于接受，术后即刻可判断患者神经功能状态，并且适用于时间较长的手术，但也存在着反流和误吸、呼吸和心脏功能抑制、恶性高热等并发症；椎管内麻醉与全身麻醉相比，具有术后肺部并发症更少，术中可以调整姿势等优点，同时其在术后恶心呕吐、镇痛药的使用及高血压的发生率等方面也要优于全身麻醉，但其存在着可加重已有神经症状的风险。局部麻醉与全身麻醉相比，其操作简便、并发症少，对患者生理功能影响小，还可起到一定程度术后镇痛的作用，适用于中、小手术，但患者体验往往不如全身麻醉。

脊柱外科手术大多采用全身麻醉，传统的术前禁食、禁水时间为 6 ~ 8 小时，可能会导致患者不适，同时增加胰岛素抵抗，增加蛋白质分解。目前，已有多个国家的麻醉协会已经修改为术前 2 小时可进食不含固体的清洁流食，术前 2 小时饮用 400ml 含 12.5% 糖类的饮料，以减轻术前饥饿及干渴感，降低术后胰岛素抵抗，维持糖原水平，减少蛋白质分解和增加术后肌力恢复，提高患者满意率。

5. 手术技术

脊柱外科手术需要将微创、精准的操作理念贯穿于手术全程。从体位摆放开始，由于脊柱手术多采用俯卧位，且手术时间长，可导致眼压升高造成视神经缺血，同时腹部受压可导致下腔静脉回流不畅，椎旁静脉回流增加，因此，摆放体位时须注意避免眼部受压，并使腹部悬空，减轻腹部受压，以减少术区出血。术中应该规范操作，对于有椎管内操作的须常规使用双极电凝，以减少损伤和出血；酌情使用显微镜辅助技术或佩戴头戴式手术放大镜，以利于放大手术视野、增强术区光源及减少神经血管损伤。对于脊柱外科手术，术中使用神经电生理监测有利于提高手术的安全性。

6. 激素应用

糖皮质激素可以抑制炎症反应、减轻脊髓和神经根水肿、改善局部血液循环，广泛应用于脊柱外科围术期。研究显示，麻醉前应用糖皮质激素可有效减少气道痉挛、喉头水肿等插管所致的并发症。在椎间盘切除术中硬膜外应用激素可以减轻神经根水肿，减少术后早期的疼痛，但不能减少后期的疼痛和缩短住院时间。尽管 2013 CNS/AANS 急性颈椎和脊髓损伤管理指南中指出，脊髓损伤 8 小时内应用大剂量甲泼尼龙冲击治疗有效，但是由于急性脊髓损伤研究（national acute spinal cord injury study，NASCIS）多期临床试验研究的实验设计和统计学方法受到质疑，激素用于治疗急性脊髓损伤目前仍存在争议。对于术中及术后出现脊髓损伤的可以将其作为一种治疗选择，但是需要注意可能引起的并发症。

7. 围术期血液管理

7.1 术前血液管理

术前贫血是外科术后并发症发生、死亡的独立危险因素。尤其对于择期手术，术前须进行贫血筛查并及时治疗贫血，具体方法请参照《中国骨科手术加速康复——围术期血液管理专家共识》。

7.2 自体血回输

对于术中预计出血量达到总血容量 10% 或＞400ml 时，建议采用自体血回输。此技术可以有效节约血源，并能避免感染经血传播疾病及输血不良反应。但是，由于回输过程中血浆成分丢失较多，出血量大时须注意补充血浆成分。对于脊柱感染和脊柱肿瘤等相对禁忌的患者，在使用自体血回输时可联合白细胞过滤器，初步研究表明它是安全有效的。

7.3 控制性降压

尽管控制性降压的效果仍存在一定争议，但是相关研究仍然肯定了控制性降压的作用。其可以减少术中出血，保证手术视野清晰，缩短手术时间，降低输血需求。一般来说，控制性降压需要将收缩压降至 80 ～ 90mmHg 或平均动脉压降至 50 ～ 65mmHg（合并高血压的须降至原平均动脉压的 70%），术中监测并根据情况及时调整。对于严重脊柱畸形矫正、肿瘤切除等脊髓缺血损伤高风险手术及急性脊髓损伤患者，不建议控制性降压，并且术中须维持平均动脉压高于 80 ～ 90mmHg。

7.4 止血药物

氨甲环酸通过竞争性抑制纤溶酶原激活因子，使血浆中的纤溶酶原不能转变为纤溶酶，进而抑制纤维蛋白的溶解。脊柱大手术静脉使用氨甲环酸能够显著降低术中、术后出血及输血量，并且不增加 DVT 的发生率。2013 ESA 围术期严重出血管理指南推荐在脊柱手术中应用氨甲环酸，在儿童及成人脊柱侧凸或脊柱手术使用 10 ～ 20mg/kg 的氨甲环酸负荷剂量接着 1mg/（kg·h）的持续静脉滴注可有效减少失血且耐受性较好。

7.5 术后血液管理

术后应密切观察患者切口及引流管引流量，监测血红蛋白水平和红细胞压积的变化趋势，酌情进行输血治疗，术后单独口服/静脉补充铁剂和促红细胞生成素（erythropoietin，EPO）及两者的联合使用可使患者获益，但其循证医学证据的质量均不高。

8. 围术期输液管理

围术期液体管理存在"自由""限制""标准"等方案争议。由于术中自由输液方法容易引起稀释性凝血功能障碍，减少组织氧供，增加出血量，导致并发症发生率和死亡率升高，因此目前一般认为围术期限制性输液有利于患者术后康复，减少术后并发症，改善患者预后。采用每搏变异量（stroke volume variation，SVV）为目标导向的术中限制性输液可减少脊柱大手术患者术后出血及输血，肺炎、胃肠道功能紊乱的发生率，缩短 ICU 及住院时间，在呼吸道管理方面可降低喉头水肿及再插管率，均有利于促进术后康复进程。

仅输大量晶体液并不能很好地维持微循环血流灌注，且它会向组织间隙渗透，加重术后的水钠潴留。因此，合理应用胶体及晶胶结合的输液方案，对脊柱外科术后加速康复具有重要意义。

在全身麻醉已清醒，患者开始进食并且血压平稳时就可以停止输液治疗。

9. 疼痛管理

控制术后疼痛是减少患者卧床及住院时间，加速康复的重要方法。脊柱术后疼痛包括切口周围疼痛与神经根性疼痛，与其他类型手术相比疼痛程度更严重，因此须制定更加完善的围术期疼痛控制方案。

在脊柱外科应用较广泛的是围术期使用以非甾体抗炎药物为基础的镇痛方案，提倡超前及多模式镇痛。近年来，切口内、硬膜外使用局部麻醉镇痛药物浸润、泵入等方式越来越受到重视。在口服药物有禁忌或困难的情况下，患者自控镇痛（patient controlled analgesia，PCA）可获得良好的镇痛效果。但对于无阿片类药物用药史的患者，阿片类药物的持续基础输注并不会提高镇痛效果，反而增加术后恶心、呕吐发生的概率。通过联合应用多种药物的方法达到减少阿片类药物的用量及其不良反应的目的，可以有效促进术后康复。

对于围术期神经根性疼痛的管理，在足量规律使用非甾体类抗炎药的基础上，加用神经修复剂、肌松剂及抗惊厥药，可提高总体疗效及患者满意度。

10.血栓预防

脊柱手术术后深静脉血栓发生率为2.8%～12.5%。截瘫、恶性肿瘤、高龄、肥胖、静脉曲张、脑梗死、血栓病史及家族史、D二聚体增高、手术时间长、急诊手术等是脊柱手术术后深静脉血栓及肺栓塞高危因素。

血栓预防主要包括基础预防、物理预防和药物预防三个方面。研究表明，术后肢体主动及被动活动、弹力袜及充气加压装置等物理措施可明显降低脊柱手术术后深静脉血栓发生率。

硬膜外血肿是脊柱术后一种较为严重的并发症，可以导致轻瘫，因此，对于术后是否行药物预防目前仍存在争议。对截瘫及恶性肿瘤等高危患者，在无出血风险情况下应联合药物预防措施，药物预防（主要为低分子肝素）于术后24～36小时内开始应用，截瘫患者预防时间应持续到伤后3个月。

11.术后消化道管理

女性、不吸烟、既往有术后恶心和呕吐（postoperative nausea and vomiting，PONV）病史、晕动症、术前焦虑、偏头痛及术后应用阿片类药物等高危患者，PONV的发生率可达70%～80%。PONV会加重患者的不适感和降低治疗的满意度，而且因延长住院时间导致增加患者住院费用；因此对高危患者应预防性使用止吐药物，并减少阿片类药物用量，以降低PONV的发生率。

腹胀是脊柱手术术后常见并发症，腰椎后路融合术术后腹胀发生率约2.6%，前路融合发生率约7.5%，而前后联合入路发生率约8.4%。腹胀的原因为结肠麻痹性梗阻。研究表明，咀嚼动作可作为术后腹胀的预防措施，胃肠动力药物是腹胀的主要治疗措施。

12.切口引流管管理

脊柱术后留置切口引流管可以减轻术区肿胀，但也可能会导致术后血红蛋白丢失增加，增加输血的风险，且是否放置引流管对切口感染、血肿、裂开或再次手术没有明显影响。目前对于脊柱后路手术是否需要放置引流管暂无高级别的证据支持。脑脊液漏是脊柱外科手术最常见的、有时是不可避免的并发症之一，通过术后放置引流管可有效处理脊柱术后脑脊液漏，但是对于早期还是延迟拔除引流管尚无定论。

13.尿管管理

术后留置尿管可以缓解脊柱术后尿潴留，促进膀胱功能恢复，但是术后尿管留置时间过长明显增加尿路感染的发生率，也不利于患者早期功能锻炼，降低了患者的满意度，延长了住院时间，所以应该尽早拔管。对男性、高龄、麻醉时间超过200分钟等尿潴留高危患者，可适当延长拔管时间。对于脊髓损伤并导致排尿功能障碍的患者，当血流动力学稳定、出入量平衡时，可停止留置导尿，尽早进行间歇导尿。

14. 术后康复锻炼

术后早期进行功能锻炼有利于减轻术后疼痛，促进功能恢复，减少并发症，缩短住院时间，提高患者的满意度。在遵循"提高患者自信""尽早离床""安全而不加重疼痛""主动运动为主被动为辅""适应性起步逐渐增量"的原则下，制订相对个体化的康复锻炼方案，其具体项目主要包含：术后早期适应性训练（如足趾屈伸、踝泵运动、直抬腿等）、脊柱稳定性训练（腹横肌、多裂肌锻炼）、心血管功能训练（吹气球）、步行训练、脊柱交界区（颈胸段、胸腰段）和邻近肢体关节的牵拉训练。

15. 出院后管理

术后定期随访监测有利于了解患者的恢复情况并及时处理并发症。脊柱外科的随访除常规功能指数及疼痛评价外，应注意指导患者正确使用康复器具，服用镇痛药物及进行正确的康复锻炼。

附录C 中国髋、膝关节置换术加速康复
——围术期管理策略专家共识

引自《中华骨与关节外科杂志》2018年2月第9卷第1期

加速康复外科（enhanced recovery after surgery，ERAS）是采用有循证医学证据证明有效的围术期处理措施、降低手术创伤的应激反应、减少并发症、提高手术安全性和患者满意度，从而达到加速康复的目的。ERAS在髋、膝关节置换术（total hip/knee arthroplasty，THA/TKA）中的重点在于提高手术操作技术和优化围术期管理，包括减少创伤和出血、优化疼痛与睡眠管理、预防感染、预防静脉血栓栓塞症（venous thromboembolism，VTE），以及优化引流管、尿管和止血带的应用等，以降低手术风险、提高手术安全性和患者满意度。

国家卫生计生委公益性行业科研专项《关节置换术安全性与效果评价》项目组（以下简称"项目组"，项目编号：201302007）和《中华骨与关节外科杂志》联合中华医学会骨科学分会关节外科学组和中国医疗保健国际交流促进会骨科分会关节外科委员会共同邀请国内共78位专家，复习国内外24篇Meta分析，350多篇论著，结合26家项目组医院和50家推广医院数据库共20 308例THA、TKA和股骨头置换术病例数据，遵循循证医学原则，编辑整理完成本共识，供广大骨科医生在临床工作中根据医院条件和患者情况参考和应用。

1.患者教育

患者教育可以缩短住院时间，降低手术并发症，同时缓解患者的术前焦虑和抑郁症状，增强信心，并提高患者满意度。

推荐：①向患者及其家属介绍手术方案和加速康复措施，达到良好沟通，取得患者及其家属的积极合作；②强调主动功能锻炼的重要性，增强肌力和增加关节活动度；③鼓励吹气球、咳嗽或行走锻炼，提升心肺功能。

2.营养支持

低蛋白血症易导致切口延迟愈合，增加感染风险。Berend等证实白蛋白水平低是延长术后住院时间的独立危险因素。THA和TKA患者中27%存在不同程度的低蛋白血症，其程度与年龄呈正相关（＞60岁）。围术期给予高蛋白饮食，提高白蛋白水平，可明显降低手术风险、减少并发症。

推荐：①纠正低蛋白血症，鼓励患者进食高蛋白食物（鸡蛋、肉类），必要时输注白蛋白，以纠正低蛋白血症；②食欲缺乏者可使用胃肠动力药及助消化药。

3.麻醉管理

3.1 麻醉方式的选择

尽管THA和TKA的麻醉方法不是影响患者术后早期运动和并发症发生率的决定因素，但仍应根据每位患者的具体情况，拟定精准的麻醉管理和治疗方案。目前临床常用

于THA和TKA的麻醉方法有椎管内麻醉、神经丛（干）阻滞和全身麻醉等，单一或联合应用均安全有效，2种或2种以上麻醉方法联合应用可增加患者的舒适性，减少术中或术后的并发症，并可克服单一麻醉方法给术后康复锻炼带来的不便。如全身麻醉（喉罩或气管插管）联合局部浸润麻醉或椎管内麻醉（较低局部麻醉药浓度）使患者术中更为舒适，增加术后的镇痛效果，减少麻醉性镇痛药的用量和并发症，且对术后运动功能影响小。

3.2 手术日饮食及输液管理

术前2小时可饮用含糖的清亮液体，而不影响术后血糖及胰岛素敏感性，不增加麻醉风险。全身麻醉清醒后开始进饮和进食可以减少术后低钾血症的发生，加快肠道功能恢复，减少便秘，促进加速康复。Boldt报道限制性输液（＜1500ml）可以避免大量液体进入组织间隙，降低心肺并发症。

推荐：①麻醉前6小时禁食蛋白质类流质（牛奶、肉汤）；麻醉前4小时禁食糖类（稀饭、馒头），麻醉前2小时禁饮清亮液体。②采用全身麻醉者，清醒后先进饮再进食。③采用细针腰椎麻醉或硬膜外麻醉者，返病房后可进饮和进食。④尽量控制输液。

4. 微创操作理念

微创THA和TKA的组织损伤小、出血少、疼痛轻、康复快。微创操作理念贯穿手术全程，熟悉血管走向、从组织间隙入路、提高手术操作的精确性及缩短手术时间均可减少术中出血。THA和TKA具体使用何种微创切口、小切口或传统切口应根据实际情况而定，不应盲目过分追求形式上的小切口，而应坚持微创操作理念。

推荐：①微创不仅是小切口，应将微创操作理念贯穿于手术全过程，即使是常规手术入路也应做到微创操作；②根据术者习惯和熟练程度，以及患者具体情况选择合适的手术入路，坚持微创化操作技术，以缩短手术时间和减少术中出血。

5. 围术期血液管理

5.1 术前贫血处理

Spahn报道，THA和TKA术前有24%的患者存在贫血，术后贫血发生率为51%，术后45%的患者需要进行异体输血。本项目组数据库20 308例患者的术前贫血发生率THA为26.1%，TKA为25.5%，股骨头置换为43.9%。贫血状态容易发生并发症并影响患者预后。

若贫血患者有慢性出血性疾病，应先治疗原发性疾病，同时治疗贫血。大细胞性贫血补充叶酸及维生素B_{12}可以明显改善贫血症状。铁剂和促红细胞生成素（erythropoietin，EPO）是纠正THA和TKA术前缺铁性贫血和减少术后异体输血安全有效的治疗手段。

推荐：围术期贫血患者应参照《中国髋、膝关节置换术加速康复——围术期贫血诊治专家共识》进行贫血治疗。①有慢性出血性原发性疾病者应治疗原发性疾病。②均衡营养饮食：a.增加蛋白质摄入；b.进食富含铁、叶酸、维生素B_{12}、维生素C、维生素A的食物；c.避免食用妨碍铁吸收的食物。③药物治疗：a.巨细胞性贫血：叶酸，每次5～10mg，每日3次；维生素B_{12}，每次0.5mg，肌内注射，每周3次。b.缺铁性贫血：分为门诊治疗和住院治疗。门诊治疗：术前21天，14天，7天及手术当日EPO 40 000U/d，皮下注射；口服铁剂300mg/d，每日1次。住院治疗：术前5～7天至术后3～5天EPO

10 000U/d，连用8～12天，皮下注射；经门诊口服铁剂治疗未达正常值或入院后诊断为缺铁性贫血者，继续口服铁剂或静脉注射铁剂治疗。

5.2 术中血液管理

术中控制出血有利于改善预后，从而加快THA和TKA患者的术后康复进程。术中控制出血主要包括控制性降压、微创化手术操作技术、血液回输、药物控制出血等。

THA和TKA术中维持平均动脉压（mean arterial pressure，MAP）在60～70mmHg可明显减少术野出血，而不影响患者认知功能及脑氧代谢平衡，不造成重要器官的缺血缺氧损害。微创化操作技术、缩短手术时间无疑会减少术中出血。若手术时间长、术中出血量多，可采用术中血液回输，以降低异体输血率及术后贫血发生率。

氨甲环酸是一种抗纤溶药，其与纤溶酶原的赖氨酸结合位点具有高亲和性，封闭该位点可使纤溶酶原失去与纤维蛋白结合的能力，导致纤溶活性降低而发挥止血作用。氨甲环酸在THA和TKA围术期静脉滴注联合局部应用比单纯静脉滴注或局部应用能更有效减少出血及降低输血率。

推荐：①控制性降压：术中MAP降至基础血压的70%（60～70 mmHg），或收缩压控制在90～110mmHg可以减少术中出血。②微创化操作：将微创理念贯穿于手术全过程，以缩短手术时间、减少术中出血。③术中血液回输：预计术中出血量达全身血容量的10%或者400ml以上，或失血可能导致输血者建议采用术中血液回输。④应用抗纤溶药物减少出血：参照《中国髋、膝关节置换术围术期抗纤溶药序贯抗凝血药应用方案的专家共识》。a.THA：切开皮肤前5～10分钟氨甲环酸15～20mg/kg静脉滴注完毕，关闭切口时氨甲环酸1～2g局部应用；b.TKA：松止血带前或切开皮肤前（不用止血带者）5～10分钟氨甲环酸15～20mg/kg或1g静脉滴注完毕，关闭切口时以氨甲环酸1～2g局部应用。

5.3 术后贫血处理

THA和TKA手术创伤大、失血多，易导致术后贫血。本项目组数据库20 308例患者的术后贫血发生率THA为89.1%，TKA为83.9%，股骨头置换术为81.9%。术后贫血状态得不到纠正会严重影响患者预后。术后采用冰敷、加压包扎等多种形式可减少术后出血。临床应用EPO联合铁剂均可有效降低TKA和THA患者术后贫血发生率和输血率。

推荐：①减少出血：术后冰敷、加压包扎。②药物及输血治疗：针对于术前诊断为缺铁性贫血或术后急性失血性贫血者：a.铁剂治疗：Hb＜95g/L者可先选择铁剂静脉滴注，Hb≥95g/L者可口服铁剂；b.EPO治疗：Hb＜95g/L者EPO 10 000U/d，皮下注射，术后第1天开始连用5～7天；c.输血：按照《围术期输血的专家共识》掌握指征。

6.预防感染

感染是THA和TKA的灾难性并发症，假体周围感染增加患者痛苦和经济负担，造成患者肢体功能障碍，甚至威胁生命。Namba等报道56 216例THA和TKA患者术后深部感染率为0.72%。2篇Meta分析显示THA和TKA患者术后浅表感染及深部感染发生率分别为2.5%和0.9%，感染危险因素包括肥胖（BMI＞35）、糖尿病、高血压、激素治疗、类风湿关节炎及切口周围细菌定植。

推荐：①排除体内潜在感染灶及皮肤黏膜破损；②百级层流手术室进行手术；③控

制手术参观人数，避免人员走动；④严格消毒与铺巾；⑤缩短手术时间，减少手术创伤；⑥手术过程中反复冲洗术野；⑦按卫生部38号文件（2009）附抗菌药物临床应用指导原则和常见手术预防用抗菌药物表选择抗菌药物。

7. 预防VTE

THA和TKA术后血液高凝状态、血液淤滞及血管内膜损伤是术后VTE发生的高危风险。Januel等报道44 844例THA和TKA患者的术后症状性静脉血栓发生率为TKA（0.63%）和THA（0.26%），肺栓塞发生率分别为TKA（0.27%）和THA（0.14%）。VTE是THA和TKA术后严重并发症，影响关节功能恢复，甚至威胁生命。

目前，部分THA和TKA患者应用氨甲环酸之后及时、有效地序贯应用抗凝血药，使抗纤溶和抗凝血达到平衡，在不增加VTE形成的基础上最大限度地减少出血和降低输血比例。为了达到THA和TKA患者应用氨甲环酸后序贯应用抗凝血药的平衡，THA和TKA术后6小时以后根据患者引流量的变化来应用抗凝血药。

推荐：

THA和TKA患者不使用氨甲环酸的VTE预防措施：根据《中国骨科大手术预防静脉血栓栓塞指南》，抗凝血药的使用原则：①术前12小时内不使用低分子肝素，术后12～24小时（硬膜外腔导管拔除后4～6小时）皮下给予常规剂量低分子肝素；②术后6～10小时（硬膜外腔导管拔除后6～10小时）开始使用利伐沙班10mg/d，口服，每日1次；③术前或术后当晚开始应用维生素K拮抗剂（华法林），监测用药剂量，维持INR在2.0～2.5，切勿超过3.0。

THA和TKA患者应用氨甲环酸后的VTE预防措施：参照《中国髋、膝关节置换术围术期抗纤溶药序贯抗凝血药应用方案的专家共识》，THA和TKA术后6小时以后观察患者引流量的变化，引流管无明显出血或引流管血清已分离、伤口出血趋于停止时开始应用抗凝血药，大部分患者术后6～12小时出血趋于停止，应在术后6～12小时应用抗凝血药；若个别患者术后12小时以后仍有明显出血可酌情延后应用抗凝血药。

8. 优化镇痛方案

8.1 术前镇痛

患者教育对于术后疼痛控制尤为重要。THA和TKA患者常伴有焦虑、紧张情绪，需要重视对患者的术前教育，与患者充分沟通，同时配合物理治疗及自我行为疗法，以达到理想的疼痛控制。

推荐：①非药物治疗：a.疼痛宣教：介绍手术方法、可能发生的疼痛和疼痛评估方法及处理措施，消除患者对疼痛的恐惧；b.行为疗法：分散注意力、放松疗法及自我行为疗法。②药物治疗：术前关节疼痛者应给予镇痛治疗，选择不影响血小板功能的药物，如对乙酰氨基酚、塞来昔布等；对失眠或焦虑患者选择镇静催眠或抗焦虑药物，如苯二氮䓬类药物（地西泮或氯硝西泮），或非苯二氮䓬类药物（唑吡坦或扎来普隆）等。

8.2 术中镇痛

术中镇痛的目的在于预防术后疼痛，提高THA和TKA患者的术后舒适度，增加康复信心，加速康复进程。外周神经阻滞通过在神经鞘膜内注入局部麻醉药物，从而阻断疼痛信号传导，达到神经分布区域内的镇痛效果。TKA患者可选择股神经阻滞、隐神经阻滞，隐神经阻滞的关节功能恢复速度及疼痛控制优于股神经阻滞。

Busch等和Mullaji等报道采用罗哌卡因为主的混合制剂进行切口周围注射镇痛，显著降低术后疼痛程度，增加膝关节活动度，减少口服镇痛剂使用量。切口周围注射镇痛可以明显降低术后疼痛，且更易于实施。

推荐：术中预防性镇痛根据创伤程度和医院情况选择不同的麻醉镇痛方式。①椎管内镇痛。②TKA可选择股神经或收肌管隐神经阻滞。③术中切口周围注射镇痛，可选择下列方案：a. 罗哌卡因200mg＋80ml盐水，关节囊及皮下细针多点注射；b. 罗哌卡因200mg＋芬太尼、肾上腺素等药物注射。④选择性COX-2抑制剂静脉或肌内注射。根据创伤程度和患者对疼痛的耐受性，可选择多种模式。

8.3 术后镇痛

THA和TKA患者术后疼痛严重影响术后功能锻炼，镇痛管理对于关节功能的加速恢复尤为重要。THA和TKA术后采用冰敷、抬高患肢、早期下地活动等措施可以减轻术后关节肿胀，促进功能康复。术后选择起效快的NSAIDs类药物可以明显缓解患者疼痛。

自控式镇痛泵（patient controlled analgesia，PCA）联合塞来昔布缓解术后疼痛，加快早期关节功能恢复，缩短住院时间。镇静催眠药和抗焦虑药可改善睡眠、缓解焦虑，提高镇痛药的效果。

推荐：

住院期间预防性镇痛：①冰敷、抬高患肢以减轻关节肿胀和炎性反应，早期下地活动以减轻患者心理负担；②NSAIDs类药物，包括口服药物（塞来昔布、双氯芬酸钠、洛索洛芬钠等）或注射用药（帕瑞昔布、氟比洛芬酯等）；③根据情况选择PCA镇痛；④疼痛严重时应调整镇痛药物或加用弱阿片类药物，包括曲马多、羟考酮；⑤镇静催眠药物：如氯硝西泮、地西泮、唑吡坦等。在术中和术后预防性镇痛措施下，术后定时评估患者静息痛和运动痛的程度，及时给予镇痛药物控制疼痛，以达到耐受程度。

出院后镇痛：口服药物为主，主要选择包括NSAIDs类药物，或联合镇静催眠药，或联合弱阿片类药物。

9. 睡眠管理

失眠是围术期患者最主要的睡眠障碍，根据WHO制定的国际疾病分类（international classification of diseases，ICD）-10标准，按照失眠形成原因的不同分为境遇性失眠、慢性失眠、抑郁障碍性失眠、焦虑障碍性失眠、重性精神障碍性失眠等。

根据不同的失眠类型，参照《中国髋、膝关节置换术加速康复——围术期疼痛与睡眠管理专家共识》中围术期患者失眠用药原则进行治疗。失眠症状的改善可以明显缓解术后疼痛，促进早期下地活动及功能锻炼，提高患者舒适度及满意度，加速康复。

推荐：①环境因素导致的单纯性失眠者，推荐使用镇静催眠药物，如苯二氮䓬类药物（氯硝西泮或阿普唑仑）或非苯二氮䓬类药物（唑吡坦或扎来普隆）。②习惯性失眠或伴明显焦虑情绪者，推荐使用选择性5-羟色胺再摄取抑制剂（SSRIs）类药物（帕罗西汀、舍曲林、艾司西酞普兰）及苯二氮䓬类药物（地西泮、氯硝地泮、阿普唑仑）。③既往有其他精神疾病病史者，推荐按原专科方案用药或请专科会诊或转诊。

10. 优化止血带应用

TKA应用止血带可以有效止血、使术野清晰、方便术者操作等，但应用止血带引起的缺血再灌注损伤常引起肿胀、疼痛，不用止血带可以减少缺血再灌注损害。术中不用止血带可以减轻TKA术后大腿肌肉疼痛、加快膝关节功能恢复、缩短住院时间，且不会增加围术期总失血量和VTE。

推荐：

使用止血带指征：①关节畸形严重，需要清除大量骨赘及广泛软组织松解；②手术时间长，出血多；③有轻度凝血功能障碍。

不使用止血带指征：①手术时间＜1.5小时；②术中控制性降压稳定；③出血量＜200ml；④合并下肢动脉粥样硬化，尤其是狭窄、闭塞的患者。

11. 优化引流管应用

THA和TKA患者术后安置引流管可以减轻关节周围的肿胀及瘀斑，缓解疼痛。但安置引流管会加重患者的心理负担，造成患者行动不便及增加意外脱落的风险，不利于患者的早期功能锻炼，降低患者的舒适度及满意度。不安置引流或于手术当天拔除引流管明显有利于术后的加速康复。Meta分析表明，THA和TKA术后安置引流管并不能缓解疼痛和减少局部炎症反应，还会影响关节早期功能锻炼和增加感染风险。

推荐：

不安置引流管指征：①采用微创操作技术及关节囊内操作，无严重畸形矫正；②出血少。

安置引流管指征：①严重关节畸形矫正者；②创面渗血明显。

拔除引流管指征：出血趋于停止（引流管无明显出血或引流管血清分离）时尽早拔除引流管，可于手术当日或第2日拔除。

12. 伤口管理

伤口渗液、出血影响伤口愈合，易致术后伤口感染。TKA不使用止血带可以减轻缺血再灌注损伤引起的肿胀、疼痛。肥胖患者THA和TKA关闭切口前行皮下脂肪颗粒清创有利于伤口愈合和减少渗液。应用氨甲环酸可以减少伤口内出血，减少伤口周围瘀斑，抑制炎症反应，促进伤口愈合。

推荐：①清除皮下脂肪颗粒，使切口边缘呈渗血良好的纤维间隔，以利于伤口愈合；②使用氨甲环酸减少伤口内出血，同时抑制炎症反应。

13. 优化尿管应用

术后留置尿管可以缓解THA和TKA术后尿潴留等并发症，促进膀胱功能恢复。但术后留置尿管明显增加尿路感染的发生率、不利于早期功能锻炼、降低患者满意度、延长住院时间，因此不推荐常规安置尿管。手术时间长、术中出血量多、同期双侧THA和TKA术后发生尿潴留的风险高，应安置尿管预防尿潴留，但不应超过24小时。

推荐：

安置尿管指征：①手术时间＞1.5小时，手术失血超过5%或＞300ml；②同期双侧THA和TKA。

不安置尿管指征：手术时间短，术中出血少。

14. 预防术后恶心呕吐

全身麻醉患者术后恶心呕吐（postoperative nausea and vomiting，PONV）的发生率为20%～30%，高危患者发生率为70%～80%。PONV降低THA和TKA患者术后的舒适度和满意度，影响早期功能锻炼，减慢康复进程。

预防体位（垫高枕头、足抬高）可以减少PONV的发生。术中使用地塞米松、术后使用莫沙比利能有效降低PONV的发生率，且不增加消化道并发症及其他并发症。

推荐：①术后保持头高40°～50°、足高30°的预防体位；②术前2～3小时口服莫沙必利5mg，以及术后每次5mg，每日3次；③术中静脉注射地塞米松10mg，术后4～6小时及次日清晨8点再次给予地塞米松10mg或联合昂丹司琼。

15.功能锻炼

术前积极功能锻炼可以增加肌肉力量，减轻术后疼痛，缩短术后恢复时间，减少住院时间及费用。积极功能锻炼有利于关节功能的早期恢复，减少相关并发症。良好的疼痛控制有利于早期功能锻炼，增强肌肉力量和增加关节活动度。

推荐：①患者教育与功能锻炼，增加肌肉力量；②手术当天即可床上及下床功能锻炼；③良好的疼痛控制措施下，进行积极主动功能康复，尽早达到术前制定目标。

16.出院后管理

THA和TKA患者出院后继续进行有效的镇痛、VTE预防、功能锻炼可促进加速康复。THA和TKA患者术后可以选择到康复医院、社区医院或回家进行康复锻炼。研究表明，THA和TKA患者术后回家进行康复锻炼对关节功能的恢复尤为重要，且减少医疗费用。出院后的DVT发生率与住院期间相当，出院后继续应用抗凝血药对预防出院后DVT尤为重要。

推荐：根据患者情况选择到康复医院、社区医院或回家进行功能康复。①出院后继续应用抗凝血药预防VTE；②出院后有疼痛者应继续口服镇痛药，睡眠障碍者服用镇静催眠药；③继续功能锻炼。

17.随访管理

术后定期随访便于评价患者功能恢复程度，督促患者积极进行功能康复，及时发现并处理并发症。

推荐：①术后2～3周随访：检查切口，拆线，评价关节功能状况，治疗疼痛、睡眠障碍及预防VTE等。②定期随访、指导康复，进行效果评价。

附录D　中国髋、膝关节置换术加速康复
——围术期疼痛与睡眠管理专家共识

引自《中华骨与关节外科杂志》2016年4月第9卷第2期

世界卫生组织（WHO，1979年）和国际疼痛研究协会（IASP，1986年）将疼痛定义为：组织损伤或潜在组织损伤引起的不愉快感觉和情感体验。疼痛既是机体对创伤或疾病的反应机制，也是疾病的症状。1995年，美国疼痛学会（American Pain Society，APS）主席James Campell提出将疼痛列为除脉搏、呼吸、体温、血压以外的"第五大生命体征"，并认为疼痛是手术患者最原始的恐惧之一。加速康复外科（enhanced recovery after surgery，ERAS）理念的核心是在围术期应用已证实有效的方法减少手术应激，降低疼痛与并发症的发生率，加快功能康复，提高患者满意度，减少住院费用。疼痛是影响患者加速康复的重要因素之一，术后持续疼痛可引起中枢神经系统发生病理重构，进而影响患者关节功能的恢复、延长住院时间、增加医疗费用，甚至可能发展为难以控制的慢性疼痛，使患者无法参与正常的日常生活和社交活动。疼痛与睡眠相互影响，疼痛影响睡眠，而睡眠障碍加重疼痛，两者互为因果。

优化镇痛是指采用有效的方法对可能发生的或已发生的疼痛进行评估，根据评估结果采取相应的预防性镇痛和（或）多模式镇痛进行充分镇痛，达到预防疼痛或缓解疼痛的目的。由于疼痛与睡眠密切相关，在优化镇痛方案时应评估患者围术期的睡眠障碍，同时进行必要的催眠抗焦虑治疗，达到帮助睡眠和缓解疼痛的目的。因此，处理好关节置换术患者在围术期的疼痛与睡眠障碍是提高患者满意度和加速康复成功的基础，是骨科医生亟待解决的问题。

本共识所涉及的优化镇痛与催眠抗焦虑方案仅针对关节置换术患者围术期疼痛与睡眠的管理，且应首先明确原发疾病的诊断和处理方案，再对疼痛和睡眠进行优化管理。

1.围术期疼痛的管理

1.1 围术期疼痛的分类和评估

根据疼痛发生的方式和持续时间的长短，可分为急性疼痛和慢性疼痛；根据疼痛的病理学机制，可分为伤害感受性疼痛、神经病理性疼痛和混合性疼痛。

疼痛的评估有两种常用方法：数字评价量表法（numerical ratings scale，NRS）和视觉模拟评分（visual analogue scale，VAS）。数字评价量表法用0～10代表不同程度的疼痛：0为无痛，1～3为轻度疼痛（疼痛尚不影响睡眠），4～6为中度疼痛，7～9为重度疼痛（不能入睡或睡眠中痛醒),10为剧烈疼痛；视觉模拟评分采用一条10cm长线，一端代表无痛，另外一端代表剧烈疼痛。患者在线上画叉，评价自己疼痛程度的位置。医生测量标记的位置，得出患者的疼痛评分（具体参见骨科常见疼痛的处理专家建议）。关节置换术围术期加速康复中疼痛管理尤其重要，将VAS评分或NRS评估方法作为患者术后常规查房和护理记录的检测指标。

1.2 关节置换术后疼痛管理的目的

关节置换术围术期疼痛主要包括两个方面，即术前由原发关节疾病引起的疼痛和术后由于手术创伤引起的疼痛。疼痛处理的目的在于：①术前缓解由原发性关节疾病带来的疼痛，增加患者手术耐受力；②减轻术后疼痛，更早地开展康复训练，改善关节功能；③降低术后并发症，缩短住院时间；④提高患者对手术质量的满意度，加速康复。

1.3 关节置换术后疼痛管理的原则

1.3.1 重视健康宣教：患者术前常伴有焦虑、紧张情绪，因此需要给患者介绍手术过程、可能发生的疼痛和对疼痛采取的预防措施，消除患者的焦虑，以得到患者的配合，达到理想的减轻疼痛的效果。

1.3.2 选择合理的疼痛评估方法：对围术期疼痛评估，通常采用VAS或NRS评估方法。

1.3.3 预防性镇痛：预防性镇痛是在疼痛发生之前采取有效的措施，并在围术期全程给予适当的预防性措施，以减轻围术期有害刺激造成的外周和中枢敏化，降低术后疼痛强度，减少镇痛药物的需求。预防和抑制中枢敏化是预防性镇痛的核心。推荐在伤害性刺激（手术刺激）发生前使用快速通过血脑屏障抑制中枢敏化的药物，有利于打断疼痛链，降低术后疼痛程度。

1.3.4 多模式镇痛：将作用机制不同的镇痛药物和镇痛方法组合在一起，发挥镇痛的协同或相加作用，降低单一用药的剂量和不良反应，同时可以提高对药物的耐受性，加快起效时间和延长镇痛时间。目前，关节置换术围术期多模式镇痛一般包括药物口服或注射＋神经阻滞＋关节切口周围注射，必要时联合椎管内麻醉和患者自控镇痛。应注意避免重复使用同类药物。

1.3.5 个体化镇痛：不同患者对疼痛和镇痛药物的反应存在个体差异，因此镇痛方法应因人而异，应在患者应用预防性镇痛药物后，按时评估疗效，调整药物。个体化镇痛的最终目标是应用最小的剂量达到最佳的镇痛效果。

1.4 关节置换术围术期疼痛管理的常用方法

1.4.1 非药物治疗：患者教育、物理治疗（冷敷、热敷、针灸）、分散注意力、放松疗法及自我行为疗法等是基本的疼痛处理方法。

1.4.2 药物治疗：主要分为全身作用类药物和局部作用类药物。镇痛药物的应用分为治疗性镇痛和预防性镇痛。在使用任何药物之前，请参阅其使用说明书。

NSAIDs类药物：包括对乙酰氨基酚、传统NSAIDs类药物和选择性COX-2抑制剂，其中传统NSAIDs类药物主要包括双氯芬酸、布洛芬、洛索洛芬钠、氟比洛芬酯等，选择性COX-2抑制剂主要包括塞来昔布、帕瑞昔布等。术前预防性镇痛应选择对乙酰氨基酚或选择性COX-2抑制剂，避免影响血小板功能。Buvanendran、Huang、沈彬等的研究发现，关节置换术前使用选择性COX-2抑制剂具有预防性镇痛作用，较单纯术后镇痛可明显减轻术后疼痛、减少镇痛药用量、加快康复。选择性COX-2抑制剂及传统NSAIDs均可用于关节置换术后预防性镇痛或疼痛的治疗。传统NSAIDs会抑制血小板的功能，增加术后出血风险，并存在较高的胃肠道副作用，在既往有消化性溃疡史，长期服用糖皮质激素、阿司匹林的患者中，慎用传统NSAIDs类药物，建议选用选择性COX-2抑制剂。对于心、脑血管疾病高危患者及肝、肾功能损害患者应权衡疗效及安全性，谨慎选择选择性COX-2抑制剂或传统NSAIDs。

阿片类镇痛药物：主要通过作用于中枢或外周的阿片类受体发挥镇痛作用，包括可待因、曲马多、羟考酮、吗啡、芬太尼、地佐辛等，给药方式以口服和注射为主。主要用于术后急性疼痛，最常见的不良反应主要涉及消化道和中枢系统，包括恶心、呕吐、便秘、嗜睡及过度镇静、呼吸抑制等。阿片类镇痛药用于治疗术后慢性疼痛时，应及时监测患者疼痛程度，以调整其剂量，避免药物依赖。

催眠抗焦虑药物：虽然不具备直接的镇痛作用，但可以发挥抗焦虑、帮助睡眠、缓解肌肉张力等作用，间接地提高镇痛效果。

外用药物：主要包括各种局部作用的NSAIDs乳胶剂、贴剂和全身作用的阿片类贴剂等。局部起效的外用药物主要用于治疗术后软组织炎症反应引起的局部疼痛，可降低口服药物的全身不良反应。而全身起效的外用药物主要用于有需要阿片类镇痛药治疗的中度到重度慢性疼痛。

1.4.3　椎管内镇痛：通过麻醉导管一次性或持续性在椎管内给予阿片类药物和（或）麻醉药，使之作用于脊髓背侧胶质中的受体，阻止疼痛信号传导，可有效缓解术后疼痛，尤其是在术后4～6小时的早期阶段。椎管内镇痛药物的选择各家医院不一致，包括吗啡、芬太尼、利多卡因、罗哌卡因和布比卡因的单独使用或联合使用，持续时间可长达72小时。其不良反应主要包括皮肤瘙痒、尿潴留和低血压。

1.4.4　外周神经阻滞：通过外周神经鞘膜注入麻醉药物，阻断疼痛信号在外周神经的传导，达到镇痛效果。对于髋关节置换，可以选择腰丛神经阻滞。对于膝关节置换，可以选择股神经阻滞、隐神经阻滞或坐骨神经阻滞，现在多选择内收肌管阻滞。麻醉药物的注入可以是一次性，也可以是持续性。麻醉药物主要为罗哌卡因或布比卡因。Meta分析显示，神经阻滞在关节置换术围术期有良好镇痛效果，效果优于单纯口服药物镇痛，且降低药物的副作用。神经阻滞的不足之处在于局部麻醉药物可能会同时阻断支配关节活动的运动神经元，从而影响术后康复锻炼。

1.4.5　切口周围注射"鸡尾酒"疗法：切口周围注射多种药物混合制剂，以达到术后预防性镇痛的目的，类似于含有多种成分的鸡尾酒，故又称为"鸡尾酒"疗法。"鸡尾酒"主要以罗哌卡因为主，可联合肾上腺素和糖皮质激素。罗哌卡因由于其产生感觉和运动阻滞的分离程度强于布比卡因，小剂量时主要阻滞感觉神经，而不阻滞运动。肾上腺素主要起到收缩血管、延长药物达峰时间的作用。糖皮质激素主要提供强大的局部抗炎作用，可以减轻手术创伤引起的局部炎性反应，起到间接镇痛的效果。Busch、Mullaji、康鹏德等的随机对照研究均采用以罗哌卡因为主的混合制剂进行切口周围注射镇痛，术后镇痛效果优于对照组，且不增加伤口愈合和感染等并发症发生率。对于膝关节置换术"鸡尾酒"切口周围注射一般选择植入假体前后的时间，假体植入前于膝关节后方的关节囊和内外侧副韧带起止点进行注射，植入后于股四头肌伸膝装置、髌韧带、骨膜、关节周围皮下组织肌肉等进行区域注射。对于髋关节置换术，可以在假体植入后于深筋膜的深层、浅层、皮下组织进行注射。

1.4.6　患者自控镇痛：患者自控镇痛（patient controlled analgesia，PCA）主要分为静脉PCA（patient controlled intravenous analgesia，PCIA）、硬膜外PCA（patient controlled epidural analgesia，PCEA）和皮下PCA（patient controlled subcutaneous analgesia，PCSA）

三大类。PCA的主要优势在于镇痛药物的剂量由患者控制，患者可根据自身疼痛耐受情况调整药物剂量。PCA使用方法简便，起效快，尤其适用于四肢关节的术后镇痛。PCA的药物选择一般以不同作用强度的阿片类药物为主，包括吗啡和芬太尼的联合使用。PCA的缺点在于阿片类药物所带来的胃肠道反应和中枢神经系统抑制。

1.5 关节置换术围术期镇痛的流程选择

依据预防性镇痛、多模式镇痛和个体化镇痛的理念，在关节置换术前、术中和术后三个阶段，根据术前疼痛评估做出预防性镇痛和治疗性镇痛方案，并同时进行疼痛评估和调整镇痛方案。尽可能地降低关节置换术患者围术期疼痛。

1.5.1 术前疼痛评估：根据患者病史、手术创伤的程度和患者对疼痛的耐受程度，结合患者既往药物使用史，对患者的关节疼痛程度及患者对疼痛的耐受度进行评估。

1.5.2 制定围术期镇痛方案：根据术前患者疼痛程度、患者对疼痛的耐受程度、手术方式及复杂程度，以及心血管、胃肠道、肝肾并存疾病的风险等参考因素，并综合考虑各种镇痛方式的利益风险，制订合理的围术期镇痛方案。镇痛方案需要遵循预防性镇痛和治疗性镇痛、多模式镇痛、个体化镇痛的原则。

1.5.3 术前疼痛管理：术前镇痛的目的在于治疗术前由关节疾病引起的疼痛；同时也降低术中和术后由手术刺激引起的疼痛，达到预防性镇痛作用。主要包括：①选择可快速透过血脑屏障抑制中枢敏化，同时不影响凝血功能的镇痛药物，如对乙酰氨基酚、塞来昔布、帕瑞昔布。②催眠或抗焦虑药物，催眠药物可采用苯二氮䓬类药物氯硝西泮、地西泮或阿普唑仑、艾司唑仑等，或非苯二氮䓬类药物唑吡坦、扎来普隆等；抗焦虑药物可采用帕罗西汀、舍曲林、西肽普兰等。③对患者及其家属进行健康教育，包括行为疼痛控制技巧等。

1.5.4 术中疼痛管理：患者在手术中虽然因麻醉状态感知不到疼痛，但仍应采取预防性镇痛措施，以减轻术后疼痛。术中预防性镇痛包括：①根据手术创伤程度和患者对疼痛的敏感程度，决定是否选择椎管内麻醉及术后是否采用持续性椎管内镇痛；②外周神经阻滞：膝关节置换可选择股神经或隐神经阻滞，现多选择内收肌管阻滞；③切口周围注射"鸡尾酒"法；④尽量缩短手术时间，减少术后由创伤引起的炎症反应；⑤手术结束后，根据麻醉清醒后患者疼痛情况，可予以阿片类镇痛药或选择性COX-2抑制剂或NSAIDs类静脉注射或肌内注射镇痛。

1.5.5 术后疼痛管理：术后疼痛管理包括术后预防性镇痛和术后疼痛治疗两部分，首先应采取预防性镇痛，若术后疼痛VAS评分≥3分，则立刻转为疼痛治疗。术后疼痛管理的具体措施包括：①冰敷、抬高患肢、减轻炎症反应；②传统NSAIDs类药物或选择性COX-2抑制剂药物镇痛，包括口服给药（双氯芬酸钠、塞来昔布、洛索洛芬钠等）、静脉或肌内注射（帕瑞昔布、氟比洛芬酯等）；③根据情况选择PCA镇痛；④催眠、抗焦虑药物，催眠药如氯硝西泮、地西泮、阿普唑仑、艾司唑仑或唑吡坦；抗焦虑药在精神科医生指导下应用如帕罗西汀、舍曲林、西肽普兰、复方制剂黛力新等；⑤疼痛重时联合阿片类药物镇痛，包括曲马多、羟考酮口服或吗啡肌内注射；⑥其他围术期处理：加强肌力锻炼，早期下地活动，减轻患者心理负担等。

1.5.6 出院后疼痛管理：出院以后应继续予以镇痛治疗，直至功能康复良好，避免出现关节慢性疼痛。镇痛主要以口服药物为主，主要选择选择性COX-2抑制剂，或

NSAIDs类药物，或联合阿片类药物和催眠抗焦虑药。

2. 围术期睡眠障碍的诊断与处理

2.1 睡眠障碍的定义

根据睡眠障碍的国际分类标准（international classification of sleep disorders，ICSD），睡眠障碍主要包括睡眠的发动与维持障碍、过度睡眠障碍、睡眠节律障碍及特定睡眠阶段的睡眠障碍四大类型。临床上最常见的睡眠障碍为睡眠的发动与维持障碍，即"失眠"。失眠也是围术期患者最主要的睡眠障碍类型，它的实质是个体对睡眠需求量的相对/绝对增加及对睡眠状态的焦虑。失眠类型分为境遇性失眠、慢性失眠、焦虑障碍型失眠、抑郁障碍型失眠、重性精神障碍型失眠和精神活性物质型失眠。围术期失眠以境遇性失眠最为常见。

2.2 围术期患者失眠的常见原因

2.2.1 人文心理因素：①患者缺乏医学知识，对麻醉和手术过程及预后担心担忧。②家庭支持系统和社会支持系统的影响：如家庭生活是否和谐，亲属关注恰当与否，社保是否完善等。③医患关系和同病室病友关系是否和谐。

2.2.2 环境因素：住院环境的舒适度、安静度、拥挤程度等。

2.2.3 生物学因素：①术前原发疾病疼痛及术后伤口疼痛或手术后体位不舒适；②手术麻醉药物的使用导致术后头晕、口干、腹胀、尿潴留或饥饿等躯体不适；③合并有其他躯体疾病的患者；④既往或现在合并有焦虑、抑郁、精神活性物质有害使用病史等精神疾病的患者。

2.3 失眠的临床表现

失眠的常见临床表现主要有以下7种表现，但表现的最核心强调患者个体的主观感受及患者过去与现在睡眠状态的比较。

2.3.1 入睡困难：入睡时间延迟30分钟或以上；也可与过去常态相比较，个体主观感受有入睡困难，且伴有对此感受的担心或影响社会功能。

2.3.2 入睡后觉醒次数增加：平均每晚觉醒次数≥2次；也可与过去常态相比较，个体主观感受到夜里易醒，并且此体验给自身带来影响。

2.3.3 多梦：个体主观体验到梦境造成了对自身心情、精神状态影响。

2.3.4 早醒：觉醒时间提早60分钟或以上；也可与过去常态相比较，个体主观感受有早醒，且伴有对此感受的担心或影响社会功能。

2.3.5 睡眠浅：个体主观体验到睡眠不深，且对自己心情/精神状态影响。

2.3.6 缺乏睡眠感：个体体验到的睡眠时间和实际睡眠时间存在明显差异的情况。极端案例可表现为"自己感到一夜未眠，而其鼾声吵得别人整夜不能入睡"。

2.3.7 醒后不适感、疲乏或白天困倦。

2.4 常见的境遇性、慢性和焦虑型失眠的诊断

2.4.1 境遇性失眠

2.4.1.1 境遇性失眠的定义：指主要由环境因素所导致的失眠。这里的环境包括自然环境和社会人文环境。术前及术后医院环境、术前紧张、药物不良反应等均可成为"境遇"的因素。

2.4.1.2 境遇性失眠的诊断：①临床表现符合以上"失眠"症状的任意一条或多条；

②持续时间小于7天；③使患者苦恼或社会功能受到影响。

2.4.2 慢性失眠

2.4.2.1 慢性失眠的定义：主要指睡眠的质/量是患者的唯一或基本的主诉，且持续相当长的一段时间。此种情况可在患者手术应激时候加重或复发。

2.4.2.2 慢性失眠的诊断：①临床表现符合以上"失眠"症状的任意一条；②持续时间1个月以上；③明显引起患者苦恼和社会功能的影响；④症状再次出现或出现的频率更高，或对患者的日常生活影响更大，或导致患者生命体征异常（如血压增高、心率增快）。

2.4.3 焦虑障碍型失眠

2.4.3.1 焦虑障碍型失眠的定义：是以焦虑情绪为其主要临床特征的一种疾病。可分为慢性焦虑和发作性焦虑障碍。焦虑障碍的患者失眠症状以"入睡困难"和"易醒"为最常见表现。

2.4.3.2 焦虑障碍型失眠的诊断：①根据精神专科医生的诊断和既往焦虑病史。②既往未在精神专科就诊及被识别焦虑障碍的失眠患者，初步识别如下（符合以下条件之一，并由此影响患者的日常生活，应考虑为焦虑障碍型失眠）：灾难性思维；发作或持续出现心慌、坐立不安或烦躁等体验；发作或持续出现出汗、肢体振颤、肌紧张、尿频、夜尿增多、心悸、呼吸急促等症状。③关于疼痛的心身解读：疼痛是预警信号，所谓预警主要应解读为个体警觉性增高，这便是焦虑的另一种说法。疾病及手术创伤会是患者产生疼痛，即产生合理"预警"的重要原因，但患者对疾病损伤和手术创伤的差异性反应仍然与前面所提及的"境遇"因素关系密切。因此，消除疼痛症状除进行镇痛处理外，抗焦虑治疗对疼痛应是更重要的方法。

2.5 围术期失眠患者的处理原则

2.5.1 心理行为干预原则：失眠患者加强知情沟通，改善环境和服务，增加患者的安全感，提升患者的愉悦感。

2.5.2 境遇性失眠患者推荐使用催眠药物，如苯二氮䓬类药物氯硝西泮、地西泮、阿普唑仑、艾司唑仑片，或非苯二氮䓬类药物唑吡坦、扎来普隆等，推荐用药7天无效者应请专科会诊。

2.5.3 慢性失眠或焦虑障碍型失眠以抗焦虑治疗为主，催眠药物为辅。抗焦虑药物推荐使用5-羟色胺再摄取抑制剂（SSRIs），推荐使用帕罗西汀、西酞普兰、舍曲林或复方制剂黛力新，抗焦虑药物应用可遵照以下具体用药指导或在精神科医生指导下应用或会诊后应用；催眠药物推荐使用苯二氮䓬类药物，包括氯硝西泮、地西泮、阿普唑仑、艾司唑仑片。用药7天无效应请专科会诊。

2.5.4 既往诊断有抑郁障碍型失眠、重性精神障碍型失眠或精神活性物质型失眠的患者建议应用原有用药方案，若既往用药无效或此次用药无效，须请精神科会诊或转科治疗。

2.5.5 既往有其他重性精神疾病病史的患者，应请精神科会诊，先处理精神疾病后再进行手术。

2.6 具体用药指导

2.6.1 催眠药

2.6.1.1 长半衰期苯二氮䓬类药物：①具体药物和治疗剂量：氯硝西泮 1 ～ 2mg，睡前 30 分钟内服用或地西泮 5mg，睡前 30 分钟内服用；②术前 1 天开始使用，使用时间为 3 ～ 7 天；③药物特点为催眠作用强，持续较长，成瘾性低；④使用时应观察并避免呼吸抑制和过度镇静。

2.6.1.2 中长半衰期苯二氮䓬类药物：①具体药物和治疗剂量为：阿普唑仑 0.4 ～ 0.8mg，睡前 30 分钟内服用或艾司唑仑片 1 ～ 2mg，睡前 30 分钟内服用；②术前 1 天开始使用，使用 3 ～ 7 天；③药物成瘾性低；④呼吸抑制和过度镇静发生少于长半衰期苯二氮䓬类药物。

2.6.1.3 非苯二氮䓬类催眠药物：①具体药物和治疗剂量：酒石酸唑吡坦片，5 ～ 10mg，睡前 30 分钟内服用或扎来普隆 5 ～ 10mg，睡前 30 分钟内服用；②术前 3 天开始使用，使用 3 ～ 7 天；③镇静及呼吸抑制作用小于苯二氮䓬类药物，无依赖性。

2.6.2 抗焦虑药

2.6.2.1 SSRIs 类药物：①具体药物和治疗剂量：帕罗西汀 20mg，早上饭后服用或西酞普兰 10mg，早上饭后服用或舍曲林 50mg，早上饭后服用或氢溴酸西酞普兰 20mg，早上饭后服用；②术前 14 天至 1 个月开始使用，术后 7 ～ 14 天停止；③药物起效时间为服药后 7 天，初始服用会出现一过性头昏、胃肠道不适等，禁止与单胺氧化酶抑制剂、三环类抗抑郁药物合用；④推荐方案：上述任一种 SSRIs 类药物同时配伍一种长效苯二氮䓬类药物，苯二氮䓬类药物使用 7 ～ 14 天后可先于 SSRIs 类药物停止使用，如舍曲林 50mg ＋氯硝西泮 1mg，每日 1 次。

2.6.2.2 复方制剂黛力新：每片含 0.5mg 氟哌噻吨和 10mg 美利曲辛，药物优点是有抗焦虑和帮助睡眠的双重作用。①治疗剂量和用法：每次 1 片，每日 2 次（早、中饭后）；②术前 10 ～ 14 天开始使用，术后 7 ～ 14 天停止；③药物起效时间为 3 ～ 5 天，禁止与单胺氧化酶抑制剂同时使用；④必要时可加苯二氮䓬类药物。

本共识所涉及的优化镇痛和睡眠管理方案应根据患者具体情况进行评估，选择合适的方案。应用药物前应参考药物说明书，评估药物的效果和不良反应。如有不良反应，应及时停药或请相关科室会诊。

附录 E　中国髋、膝关节置换术围术期抗纤溶药序贯抗凝血药应用方案的专家共识

引自《中华骨与关节外科杂志》2015年8月第8卷第8期

髋、膝关节置换术常可伴随大量失血。根据文献报道，髋、膝关节置换术围术期总失血量多在1000ml以上，输血率高达30%～60%。大量失血可增加患者的围术期风险和经济负担。髋、膝关节置换术围术期失血除手术切口直接出血外，由手术创伤引起的纤溶反应增强所致的失血约占总失血量的60%。而且，膝关节置换术中应用止血带引起的组织缺血再灌注损伤可进一步增强纤溶反应，增加出血量。

氨甲环酸（tranexamic acid，TXA）是一种抗纤溶药，其与纤溶酶原的赖氨酸结合位点具有高亲和性，可封闭纤溶酶原的赖氨酸结合位点，使纤溶酶原失去与纤维蛋白结合的能力，导致纤溶活性降低，从而发挥止血作用。目前，大量研究均已证实氨甲环酸能有效减少髋、膝关节置换术围术期的失血量并降低输血率，且不增加术后静脉血栓栓塞症的发生风险。

髋、膝关节置换术患者是静脉血栓栓塞症的高发人群，应用抗凝血药物能有效降低静脉血栓栓塞症的发生率。为了在髋、膝关节置换术围术期更好地平衡抗纤溶药与抗凝血药的应用，既可减少患者的出血量、降低输血率，又不增加患者发生静脉血栓栓塞症的风险，保障医疗安全。国家卫生计生委公益性行业科研专项《关节置换术安全性与效果评价》项目组（项目编号：201302007）和《中华骨与关节外科杂志》编辑部邀请国内专家，复习国内外27篇Meta分析和260多篇论著，结合项目组26家大型医院数据库和50家推广医院数据库共13 300例髋、膝关节置换术病例中8426例氨甲环酸应用经验及全国12场氨甲环酸临床应用区域会议征求意见结果，遵循循证医学原则，达成髋、膝关节置换术围术期抗纤溶药序贯抗凝血药应用的专家共识，供广大骨科医生在临床工作中参考应用。但在应用氨甲环酸前应结合患者的全身情况，参照氨甲环酸药物说明书或《中国药典》，遇有不良反应及时处理。

1. 髋关节置换术围术期的氨甲环酸应用

1.1 静脉应用

11篇Meta分析及19篇前瞻性随机对照研究报道氨甲环酸给药方式主要为单次静脉滴注或二次间隔静脉滴注，二次给药间隔时间为3小时。单次给药剂量为15～20mg/kg或总量1 g；二次间隔给药剂量为每次10～20 mg/kg或每次总量1 g。

推荐：①单次给药法：髋关节置换术切开皮肤前5～10分钟氨甲环酸15～20mg/kg或总量1g静脉滴注完毕；②二次间隔给药法：首次给药同单次给药法，3小时后根据引流情况再次给药，剂量同前。

1.2 局部应用

研究表明，氨甲环酸局部应用能够提高局部药物浓度，减少全身吸收。1 篇Meta分

析及4篇前瞻性随机对照研究报道氨甲环酸2～3g局部应用可以有效减少出血、降低输血率。目前，有关氨甲环酸的局部应用尚无统一标准，特别是对于术后是否放置引流管及引流管夹闭后何时开放仍存在争议，各报道中术后引流管夹闭时间为30分钟至2小时不等。因此，氨甲环酸在髋关节置换术中局部应用的具体方法及术后引流管夹闭时间有待进一步研究。

推荐：氨甲环酸在髋关节置换术中局部应用的推荐剂量为2～3g。

1.3 静脉和局部联合应用

研究报道，氨甲环酸在髋关节置换术围术期静脉滴注联合局部应用相比单纯静脉滴注或局部应用能更有效减少出血、降低输血率。具体方法为髋关节置换术切开皮肤前5～10分钟氨甲环酸15～20mg/kg静脉滴注完毕，同时关闭切口前以总量1～2g氨甲环酸局部应用。

推荐：髋关节置换术切开皮肤前5～10分钟氨甲环酸15～20mg/kg静脉滴注完毕，同时关闭切口前氨甲环酸1～2g局部应用。

2. 膝关节置换术围术期的氨甲环酸应用

2.1 静脉应用

13篇Meta分析及16篇前瞻随机对照研究报道，氨甲环酸给药方式主要为单次静脉滴注或二次间隔静脉滴注，二次给药间隔为3小时。单次给药时间应在手术开始前（不用止血带者）或松止血带前5～10分钟，剂量为10～20mg/kg或总量1g；二次给药时间为首次给药后3小时再次给药，剂量为每次10～20mg/kg或每次总量1g。

推荐：①单次给药法：膝关节置换术切开皮肤前（不用止血带者）或松止血带前5～10分钟氨甲环酸10～20mg/kg或1g静脉滴注完毕；②二次间隔给药法：首次给药同单次给药法，3小时后根据引流情况再次给药，剂量相同。

2.2 局部应用

4篇Meta分析及12篇前瞻随机对照研究报道氨甲环酸局部应用的最低有效剂量≥2g、最低有效浓度≥20mg/ml，大剂量（≥2g）和高浓度（≥20mg/ml）氨甲环酸局部应用能有效减少膝关节置换术围术期出血、降低输血率。局部应用方法为关闭切口前关节腔灌注，或关闭切口后通过引流管逆行注入，或通过注射器关节腔内注射。各报道中术后引流管夹闭时间为30分钟至2小时不等，仍存在争议，有待进一步研究。

推荐：氨甲环酸在膝关节置换术中的局部应用应在关闭切口前后，局部应用的剂量≥2g或浓度≥20mg/ml。

2.3 静脉和局部联合应用

联合给药方法为松开止血带5～10分钟前氨甲环酸15～20mg/kg或1g静脉滴注，同时关闭切口前氨甲环酸1～2g局部注入。联合用药能有效减少膝关节置换术围术期出血、降低输血率。

推荐：膝关节置换术切开皮肤前（不用止血带者）或松止血带前5～10分钟氨甲环酸15～20mg/kg或1g静脉滴注完毕，同时关闭切口前氨甲环酸1～2g局部应用。

3. 髋、膝关节置换术围术期抗纤溶药序贯抗凝血药应用

髋、膝关节置换术围术期应用抗纤溶药氨甲环酸后序贯应用抗凝血药，既能减少出血，又不增加静脉血栓栓塞症发生风险。氨甲环酸的止血效果与其应用剂量和应用次数

有关，但随着剂量或次数的增加，静脉血栓栓塞症的发生风险也可能增大。理论上认为，抗凝血药物在术后应用越早、持续时间越长，患者发生静脉血栓栓塞症的风险越小，但发生出血的风险增大。为了达到抗纤溶药和抗凝血药的平衡，应在髋、膝关节置换术围术期应用氨甲环酸6小时后根据引流量的变化，选择抗凝血药应用时间。大部分患者术后6～12小时内伤口出血趋于停止，如引流管无明显出血或引流管血清已分离则表明伤口出血趋于停止，应在12小时内应用抗凝血药；若个别患者术后12小时仍有明显出血，可延后应用抗凝血药。

髋、膝关节置换术后抗凝血药物预防持续时间应根据《中国骨科大手术静脉血栓栓塞症预防指南》，推荐预防时间最短为10天，可延长至11～35天。在应用时应注意抗凝血药物的有效性和安全性，当患者出现凝血功能异常或出血事件时，应综合评价出血与血栓的风险，及时调整药物剂量或停用。

附录F　常用英文缩写

AIS	adolescent idiopathic scoliosis	青少年特发脊柱畸形
APP	anterior pelvic plane	骨盆前平面
AS	ankylosing spondylitis	强直性脊柱炎
ASAS	the Assessment of Spondyloarthritis International Society	国际脊柱关节炎评估协会
ASD	adult spinal deformity	成人脊柱畸形
BASDAI	bath ankylosing spondylitis disease activity index	强直性脊柱炎疾病活动指数
BASRI	bath ankylosing spondylitis radiology index	强直性脊柱炎放射学指数
BMD	bone mineral density	骨矿物质密度
BMP	bone morphogenic protein	骨形成蛋白
BMSC	bone mesenchymal stem cell	骨髓间充质干细胞
CAP	the cup anatomical position	髋臼假体解剖位
CFI	canal flare index	股骨髓腔张开指数
CFP	cup functional position	髋臼假体植入的功能位
CG	center of gravity of the trunk	躯干的重心中点
CK	cytokine	细胞因子
COWO	closing-opening wedge osteotomy	闭合-开张型截骨
COX	cyclooxygenase	环氧化酶
CRP	C-reactive protein	C反应蛋白
CT	computer tomography	计算机断层扫描
CWO	closing wedge osteotomy	闭合型截骨
DAH	degenerative arthrosis of hip	髋关节退行性关节病
DISH	diffuse idiopathic skeletal hyperostosis	弥漫性特发性骨肥厚
DVT	deep vein thrombosis	深静脉血栓
ECT	emission computed tomography	发射型计算机断层扫描仪
ERAP1	endoplasmic reticulum aminopeptidase 1	内质网氨肽酶1
ESR	erythrocyte sedimentation rate	红细胞沉降率
ESSG	European Spondylarthropathy Study Group	欧洲脊柱关节病研究组
FEV1	forced expiratory volume in one second	第一秒用力呼气容积
GWAS	genome-wide association study	全基因组关联分析
HA	hip axis	髋关节轴
HB	hip bursitis	髋关节滑膜炎
HLA-B27	human leukocyte antigen-B27	人体白细胞抗原-B27
HO	heterotopic ossification	异位骨化
HRQL	health-related quality of life	生活质量评分
HSP	heat shock protein	热休克蛋白
IBD	inflammatory bone disease	炎症性骨病
IBP	inflammatory back pain	炎性腰背痛
IL	interleukin	白介素
JAS	juvenile ankylosing spondylitis	幼年型强直性脊柱炎

LL	lumbar lordosis	腰椎前凸
LMP	large multifunctional protease	巨大多功能蛋白酶
LPS	lipopolysaccharide	脂多糖
MCS	mental composite summary	精神健康
MHC	major histocompatibity complex	主要组织相容性复合体
MICA	major histocompatibility complex class Ⅰ chain-related gene A	主要组织相容性复合物Ⅰ链相关基因A
MLBP	mechanical low back pain	机械性腰背痛
MOS	Medical Outcomes Survey	美国医学结局研究组
MRI	magnetic resonance imaging	磁共振成像
MSC	mesenchymal stem cell	间充质干细胞
MVV	maximum ventilatory volume/minute	最大分钟通气量
NK	natural killer	自然杀伤细胞
NRS	numerical rating scale	数字评价量表法
NSAIDs	nonsteroidal antiinflammatory drugs	非甾体抗炎药
ODI	oswestry disability index	功能障碍评分
ONFH	osteonecrosis of the femoral head	股骨头坏死
OP	osteoporosis	骨质疏松症
OWO	opening wedge osteotomy	开张型截骨
PBMCs	peripheral blood mononuclear cells	外周血液单核细胞
PCA	patient controlled analgesia	患者自控镇痛
PCEA	patient controlled epidural analgesia	硬膜外自控镇痛
PCIA	patient controlled intravenous analgesia	静脉自控镇痛
PCS	physical composite summary	躯体健康
PCSA	patient controlled subcutaneous analgesia	皮下自控镇痛
PI	pelvic incidence	骨盆入射角
PRA	pelvic rotation angle	骨盆选择角
PSO	pedicle subtraction osteotomy	椎弓椎体截骨
PT	pelvic tilt	骨盆倾斜
PTE	pulmonary thromboembolism	肺栓塞
RA	rheumatic arthritis	风湿性关节炎
RF	rheumatoid factor	类风湿因子
RNA	ribonucleic acid	核糖核酸
SARI	surface arthroplasty risk index	表面置换风险因素指数
SASP	salicylazosulfapyriding	柳氮磺吡啶
SASSS	stoke ankylosing spondylitis spine score	强直性脊柱炎脊柱评分系统
SIJ	sacroiliac joint	骶髂关节
SP	sacrum promontory	骶岬
SpA	spondylitis arthritis	脊柱关节炎
SPO	Smith-Peterson osteotomy	脊柱截骨术
ST	sagittal translation	矢状面移位
SVA	sagittal vertical axis	矢状面偏位
SVA	sagittal vertical axis	矢状位垂直轴
TAP	transporter associated with antigen processing	抗原相关转运蛋白

THR	total hip replacement	全髋关节置换术
TNF	tumor necrosis factor	肿瘤坏死因子
UPR	unfolded protein response	未折叠蛋白反应
VAS	the visual analog scale	视觉模拟评分
VCD	vertebral column decancellation	去松质骨截骨术
VCD	vertebral column decancellation	去松质骨截骨
VCR	vertebral column resection	全脊柱切除术
VEGF	vascular endothelial growth factor	血管内皮细胞生长因子
VTE	venous thromboembolism	静脉血栓栓塞症